香港首位全國名中醫：陳抗生教授 主編

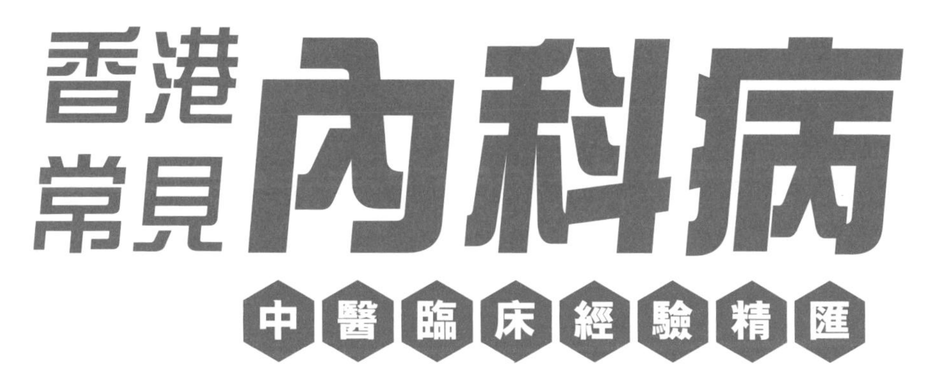

萬里機構

序一

醫案，是中醫臨床治療的珍貴記錄，承載着醫者對病人臨床徵狀的細緻觀察與深入分析，它不僅是四診資料、辨證治法及處方用藥的記錄，更是醫者在臨床實踐中，將中醫理論化為切實治療處方的思維過程的完整記錄。每個醫案、每張處方都是理論與實踐相互融合的範例，是中醫學術思想在臨床案例中的生動體現。

從古至今，醫案一直是中醫藥傳承中，學習與實踐的重要依據。《傷寒雜病論》正是漢代著名醫學張仲景的臨床案例記錄，書中不僅記錄了他的臨床治療的思維過程，更奠定了中醫藥學的理論框架基礎，成為後世的典範，對後世中醫藥學的發展產生了深遠的影響。

香港註冊中醫學會永久榮譽會長陳抗生教授是香港第一位全國名中醫，多年來在中醫臨床方面努力不懈，為人敬仰。陳教授在診療之餘，將其醫案匯集成冊，以益後學。其著作所展現的豐富經驗與深刻的臨床洞察力，是中醫臨床的寶貴財富。這些醫案不僅是對臨床各科疾病治療心得的總結，更是他對疾病病因病機深入思考的結晶。通過這些案例，可以看到陳教授在臨床實踐中所面對的挑戰，以及他如何通過中醫傳統理論和自身經驗的結合，制定出有效的治療方案，幫助病人走出疾病的困擾，重拾健康和活力。

這些醫案中所記錄的每一個病例，是理論與實踐相互結合的事例。這些醫案的展示，我們不僅可以了解到陳教授的中醫臨床治療的原則與方法，還可以深入理解中醫理論的實踐價值，以及在不同病情下的靈活應用。每個病例都是一份好的教學教材，展示如何在治療過程中，隨着病情的變化進行辨證論治，病情的好轉與變化，都是一個挑戰，醫案展示了陳教授由小至藥的份量的調整，大至治療原則的改變過程，由此實現治療的最終目標——幫助病人恢復健康。

對於後學和同道而言，這些醫案是寶貴的學習與交流的資源，能夠引導同道一起深入理解中醫臨床診治的精髓，拓展治療思路，提高臨床實踐能力。通過仔細研讀和分析這些病例，可以從中領悟到臨床治療技巧，為日後的臨床實踐奠定堅實的基礎。

香港正值發展中醫藥的大好時機，中醫臨床醫學的推廣與發展，是中醫藥傳承創新的重要任務。透過醫案的分享與交流，我們可以更廣泛地向公眾展示中醫藥的價值與療效，促進中醫藥在醫療體系中的應用與發展，更好地做到守正與創新，守中醫藥的傳統之正，創臨床醫療治療之新，更好地為公眾健康作出貢獻。

這本醫案是一本寶貴的學術資源，它不僅記錄了教授多年來的臨床經驗和治療心得，更承載了中醫臨床治療的智慧和技巧。我相信通過這本書能夠將這些寶貴的經驗和知識傳承給同道及後學，促進中醫臨床醫學的發展，為中醫藥的傳承與創新做出更大的貢獻。

感佩教授多年在香港中醫藥界的成就，附冀尾，為之序。

香港中醫醫院院長

卞兆祥 教授

2024 年 3 月 18 日

序二

我認識陳抗生老中醫師 20 多年，非常敬佩陳老中醫師的為人和學術水準。他不僅是香港註冊中醫學會創會註冊人和永遠會長，也是《香港中醫雜誌》總主編和國家科技核心期刊的編委，還是內地和香港多所大學的客座教授，在中醫界德高望重，2022 年當選全國名中醫，實至名歸，是對其卓越臨床成就的肯定。

陳抗生老中醫師學術造詣高深，曾參加多次「全國高等中醫藥院校統一教材」編寫，上世紀 60 年代起就在國內中醫藥大學從事臨床醫學教研工作，是國內中醫藥大學首批中西醫結合專業人才，行醫 60 餘載，特別在香港 40 多年的中醫臨床實踐中，善於總結經驗，已經主編和發表了多部學術著作和學術論文。本書《香港常見內科病 —— 中醫臨床經驗精匯》，是對陳老中醫的香港常見都市病豐富臨床經驗和體會的系統總結。

作為臨床大家，陳抗生老中醫深得中醫藥的精髓，臨證強調整體觀念，辨證論治，並且根據香港地處嶺南沿海，天人合一，三因制宜，同時學貫中西。在本書中，在診斷上辨病與辨證相結合，以西醫的病為經，以中醫的證為緯，在治療上經方與時方並用，並結合現代中藥藥理的新成果，形成了自己獨特的診療特色，在香港這樣一個東西方交匯的大都市裏，本書對中西醫溝通交流，融匯傳統與現代醫學，必將發揮重要的示範作用。

香港大學中醫藥學院院長

馮奕斌 教授

2024 年 1 月 21 日

序三

中醫學源遠流長，是一塊銘刻着華夏先哲的無窮智慧與光輝的永存豐碑。現代科學的發展，為這一悠久的文明注入了更加旺盛的活力，尤以 19 世紀中後期，祖國醫學從宏觀領域到微觀領域取得長足發展，以其卓越之成就，深受舉世醫家的讚頌。

香港地處嶺南沿海，由於自然環境的特色，促使中醫師在辨證施治中更顯得遵循三因制宜的必要性。陳抗生教授現年 86 歲，是香港歷史上首位「全國名中醫」，行醫 60 餘載，在香港 40 多年的中醫臨床實踐中，堅守四診合參，辨證施治，並把辨證與辨病相結合，治療效果卓著，深受患者的讚譽。

本書是陳老中醫師臨床經驗的總結，其內容蘊含着從四診到辨證施治；從治則到選方擇藥的考思，具有豐富的理論內涵和寶貴的經驗心得。本書內容切合香港臨床實際，既可啟迪讀者臨床思維，又可指導中醫師的臨床實踐。若購而藏之，閱而思之，學而用之，明而辨之，確能受益，值得推薦。

香港中文大學中醫學院院長

林志秀 教授

2024 年 1 月 12 日

於沙田

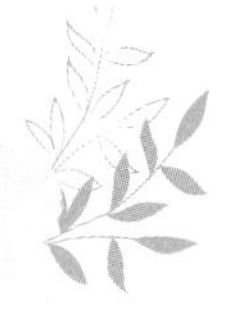

前言

中醫學博大精深，是一個偉大的寶庫，其瑰寶不僅蘊藏在浩瀚的書籍裏，也在歷代醫家臨床實踐積累的豐富經驗中。香港「全國名中醫」陳抗生教授從醫 60 餘載，博覽群書，既深研經典論著，也重視現代研究進展，在香港 40 多年的中醫臨床實踐中，頗具心得，特給予總結整理，以饗同道。

中醫之學，貴在實踐。本書特點，是匯集陳老中醫在香港臨床經驗的精粹，故本書名為《香港常見內科病——中醫臨床經驗精匯》。本書是陳老中醫精辟之論，內容豐富，結合香港地處嶺南特色，重視三因制宜，簡明扼要，啟迪思維，結合臨床，指導實踐，堅守四診合參，辨證施治，並把辨證與辨病相結合，既可作為高級醫師的業務參考書，又有助初學者擴大知識面，是提高臨床診療水平的教科書，值得推薦。

全國名中醫陳抗生學術經驗繼承人

陳雷 博士、吳婉婷 中醫師

2024 年 1 月 16 日

目錄

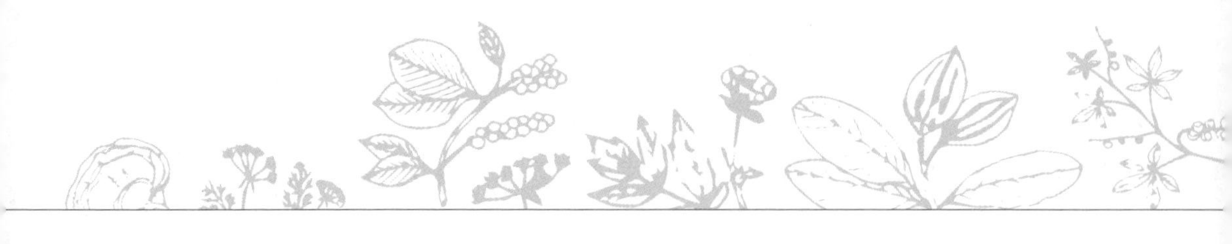

第四章

消化系統 |113

第五章

泌尿系統 |195

第六章

生殖系統 |233

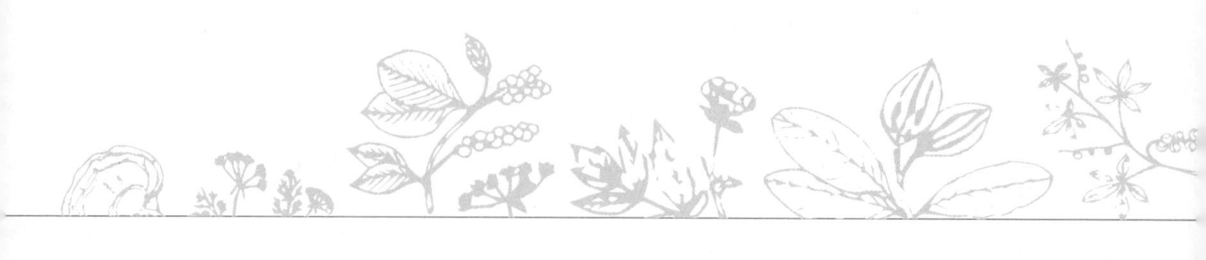

第一章 呼吸系統

流行性感冒

流行性感冒（Influenza），簡稱流感，屬於中醫的「時行感冒」、「時氣病」、「溫病」、「溫疫」等外感病範疇，由於時行邪毒侵襲人體，阻遏衛陽，使營衛失和，肺氣宣降失司而致病。流感雖與一般感冒證候多相類似，但流感較一般感冒發病快、病情重，傳染性強，流行性廣泛等特點，屬於現代西醫學的急性呼吸道傳染病。本病一年四季均可發生，以冬春季較多見。根據香港衛生防護中心報道，香港的流感高峰期通常在 1 至 3 月及 7 至 8 月期間。我們根據疾病發生的不同季節與臨床表現，常參照外感病證中的風溫、暑溫、秋燥等進行辨證論治；在臨床病例中，以風熱為多見。因香港地處嶺南沿海，患病常有夾濕之候，並多為實證。現結合臨證心得，整理分述，與同道分享。

一．辨證分型

1 風熱犯肺型

本方證因溫病初起，邪在衛分，故宜辛涼解表，透邪泄肺，使熱清毒解。

【主證】 因風熱時邪犯肺衛，患者可急起發熱惡寒，全身酸痛乏力，頭痛，鼻塞不通，鼻涕黃濁，噴嚏，咳嗽，口乾，咽痛，舌苔薄黃，脈浮數等。

【治則】 辛涼解表，疏風清熱。

【選方】 銀翹散（《溫病條辨》）加減

【處方】

<table>
<tr><th>藥材及份量</th><th colspan="2">方解</th></tr>
<tr><td>金銀花 10~15g，連翹 10~15g</td><td colspan="2">辛涼透邪清熱，芳香辟穢解毒，常可重用，共為君藥。</td></tr>
<tr><td>荊芥 12g，淡豆豉 15g，薄荷 3~6g（後下）</td><td colspan="2">辛散表邪，透熱外出，為臣藥。</td></tr>
<tr><td>蘆根 18~30g</td><td>清熱生津，除煩止渴。</td><td rowspan="3">共為佐藥。</td></tr>
<tr><td>淡竹葉 12g</td><td>利小便，導邪外出。</td></tr>
<tr><td>牛蒡子 15g，桔梗 10g</td><td>宣肺止咳，清利咽喉。</td></tr>
<tr><td>甘草 6g</td><td colspan="2">調和諸藥，為使藥。</td></tr>
</table>

【加減】

- 時行感冒往往高熱，常用大青葉、蒲公英、板藍根等清熱解毒之品。
- 頭痛劇烈，加野菊花，以清利頭目。
- 項背強，加葛根，以解肌舒輕。
- 便秘、身熱不退、苔膩、脈滑實而數，為表裏俱實之證，可改用防風通聖散，以達表裏雙解。
- 香港地區感受時邪多夾濕夾熱，加配藿香、佩蘭、薏苡仁、六一散等，使濕熱從汗外泄，濕自下行。
- 在夏日患病，易兼暑邪，除見上述風熱本證外，尚有暑熱夾濕，出現身熱汗出不解、胸膈滿悶、心煩舌灼、苔黃膩等，可用新加香薷飲（金銀花、連翹、香薷、白扁豆、厚朴）加減治之。

2 風寒犯肺型

【主證】 因風寒束表，衛陽被鬱，故表現為惡寒發熱，頭項強痛，無汗，鼻塞流清涕，口不渴，喉癢，咳嗽有痰，肢體酸痛，苔薄白，脈浮緊。

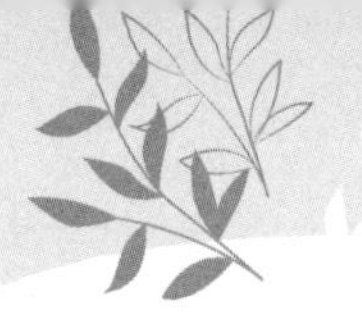

【治則】 辛溫解表，宣肺散寒。

【選方】 荊防敗毒散（《攝生眾妙方》）加減

【處方】 本方證乃風寒濕邪所致，治宜辛溫發汗解表，宣肺散寒。

<table>
<tr><th>藥材及份量</th><th colspan="2">方解</th></tr>
<tr><td>荊芥 10~12g，防風 10~12g，羌活 6~10g，獨活 6~10g</td><td colspan="2">辛溫發散，通治一身風寒濕邪，共為君藥。</td></tr>
<tr><td>柴胡 6~10g</td><td>疏散外邪，助荊芥、防風解表。</td><td rowspan="2">共為臣藥。</td></tr>
<tr><td>川芎 6~10g</td><td>活血散風，以治頭痛，助羌活、獨活祛濕止痛。</td></tr>
<tr><td>前胡 10~15g，桔梗 10g</td><td>宣肺祛痰。</td><td rowspan="6">共為佐藥。</td></tr>
<tr><td>枳殼 12~15g</td><td>理氣寬中。</td></tr>
<tr><td>茯苓 15g</td><td>滲濕化痰。</td></tr>
<tr><td>薄荷 3~6g（後下）</td><td>疏表解熱。</td></tr>
<tr><td>生薑 6~10g</td><td>發汗解表，下氣止咳。</td></tr>
<tr><td>甘草 3~6g</td><td colspan="2">調和諸藥，為使藥。</td></tr>
</table>

【加減】

- 嶺南沿海地區濕氣重，常有風寒挾濕，兼見頭重體倦，胸悶納呆，舌苔白膩者，可加厚朴、陳皮、蒼朮、法半夏；或根據證情，改用羌活勝濕湯加減，以達疏風散濕之效。

3 熱毒壅肺型

【主證】 時邪熱毒壅肺，肺氣宣降失常，出現高熱不退，喘逆氣急，或鼻翼煽動，口渴咽乾，咳嗽咯痰黃稠、甚或帶血，舌紅苔黃，脈滑數，相當於西醫學的流感合併肺炎的臨床表現。

【治則】 宣肺瀉熱，止咳平喘。

【選方】 麻杏石甘湯（《傷寒論》）加味

【處方】 本方證為表邪化熱犯肺所致，治宜辛涼宣泄，清泄肺熱，止咳平喘。

<table>
<tr><th>藥材及份量</th><th colspan="2">方解</th></tr>
<tr><td>麻黃 6g</td><td>宣暢肺氣，止咳平喘。</td><td rowspan="2">二藥一辛寒，一辛溫，相制為用，共為君藥。</td></tr>
<tr><td>生石膏 30g</td><td>辛甘大寒，清泄肺胃之熱。</td></tr>
<tr><td>苦杏仁 10g</td><td colspan="2">宣利肺氣，助麻黃止咳平喘。</td></tr>
<tr><td>桑白皮 12~15g</td><td colspan="2">清泄肺熱，下氣平咳喘。</td></tr>
<tr><td>蘆根 30g，知母 6~10g，金銀花 10~15g，連翹 10~12g</td><td colspan="2">清肺化痰，生津止渴，共為佐藥。</td></tr>
<tr><td>甘草 6g</td><td colspan="2">調和諸藥，為使藥。</td></tr>
</table>

【加減】
- 若裏熱重，肺絡傷而咯血者，加白茅根 30g，梔子炭 10g。
- 若無汗，且惡寒者，説明在表的風寒未盡，或風溫夾有風寒，可加荊芥 10g，淡豆豉 10g。
- 若便秘者，加瓜蔞仁 10~15g（打碎），大黃 10g。

4 邪陷心包型

本方證乃溫熱之邪陷入心營，逆傳心包所致。

【主證】 高熱譫語，心煩不眠，口渴或不渴，舌質紅絳而乾，脈細數。

【治則】 清營透熱，涼血息風。

【選方】 清營湯（《溫病條辨》）加減

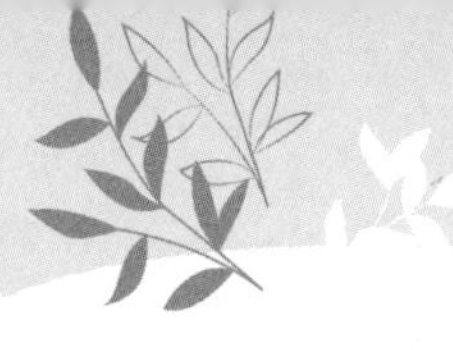

【處方】

藥材及份量	方解	
犀角（水牛角代替）30g	清解營分熱毒。	為君藥。
生地黃 15g	涼血滋陰。	三藥共用，既清熱養陰，又助清營涼血解毒，共為臣藥。
玄參 9g	滋陰降火解毒。	
麥冬 9g	清熱養陰生津。	
金銀花 9g，連翹 6g，竹葉心 3g	清熱解毒。	為佐藥。
黃連 5g	清心解毒。	
丹參 6g	清熱涼血，活血散瘀，防熱與血結。	
甘草 3g	益氣調中。	為使藥。

注意：本病相當於中毒型流感，病情危重，在現今的香港缺乏中醫院或中西醫結合醫院，應緊急轉送政府醫院救治。

二. 臨床經驗心得

1 中醫抗流感的防治應着眼整體，重視固護正氣，扶正祛邪

流行性感冒是由流感病毒引起的一種具有高度傳染性的急性呼吸道傳染病。由於流感病毒常易發生變異，現代藥理學研究證明，中藥對部分流感病毒某些株有抑制作用，而不是所有的流感病毒株。以板藍根為例，實驗證明：50% 板藍根注射液只對流感病毒 PR 株及京科 68-1 株有明顯的抑制作用，但對其他流感病毒株無效。中藥方劑組成比較複雜，而中藥方劑的作用機理更為複雜。中藥雖無直接殺滅病毒的證據，但其能夠提高細胞免疫功能，間接達到抑制、清除病毒和內毒素的目的，同時緩解了病毒及其毒素激發的機體超敏狀態。

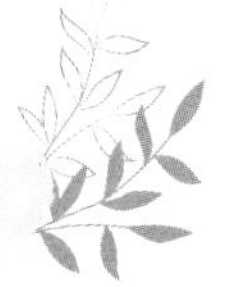

臨證體會

雖然中藥有一定的抗病毒作用，但中醫對於流感的防治應着眼於整體，是治療患流感病的「人」，而不是單純的「抗病毒」。所以，中醫治療常遵循整體觀念與辨證論治的原理，既要根據病徵選用不同中藥（包括清熱解毒、芳香化濕等藥），更要固護正氣，調理陰陽，使之達到扶正袪邪的功效。因為中醫並不是針對病原體治療，中藥組方不是直接「殺滅」病毒，而是着眼於病毒感染人體後出現的反應（症狀與病徵），結合患者的體質進行辨證施治，扶正袪邪。

2 明辨標本，治分緩急

中醫防治疾病，首先要求「治病必求於本」，這是幾千年來，中醫一直遵守的辨證施治根本原則。因為只有把疾病明辨標本後，才不致於被錯綜複雜、變化多端的各種臨床表現所迷惑，使治療有條不紊。正如《素問・標本病傳論》所說：「知標本者，萬舉萬當；不知標本，是謂妄行」。

流感的「標」與「本」，

從病因而論，引起流感的病因是「本」，臨床症狀是「標」；

從病變部位而論，原發部位是「本」，繼發部位是「標」；

從流感與其他舊病而論，舊病為「本」，流感為「標」。

【治本】

流感的治療，首先是治本。因為本質問題解決，標像也自然消失。以外感風熱為例，由於邪在肺衛，出現發熱惡風，頭痛咳嗽，痰黃咽燥，苔薄黃，脈浮數之證候。其發病原因是本，臨床證候是標。所以，治療時只要抓住病因「風熱」，選用疏風散熱，輕宣肺氣以治其本，作為標像的各種臨床表現，即可解除。

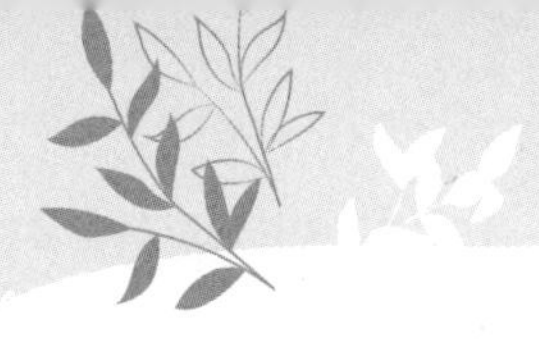

【急則治其標，緩則治其本】

在辨證施治中重視明辨病證的標本，並治分緩急，常能提高療效。因為中醫治病，強調「急則治其標，緩則治其本」。正如《素問・標本病傳論》云：「病發而不足，標而本之，先治其標，後治其本」。今年流感季節，有一位流感病例，經西醫診治3天後，病情加重，除寒熱身痛，尚有泄瀉腹痛，即自行轉中醫初診，辨為風寒犯肺衞，因誤下後傷及脾胃，以致表證未除，又見大便溏瀉、清穀不化之裏虛寒證。以標本而論，感冒是本，下利是標。分析病例，此時裏氣已虛，不但不能抗邪外出，病情若進一步發展，可出現亡陽虛脱之虞。因此，治療當捨本治標，先重點治裏虛寒證，待裏氣恢復，溏瀉已止，再重點治流感諸證候，即所謂「急則治其標，緩則治其本」。倘若先行解表，不但流感不癒，反因汗散而更虛其陽，可能導致上下兩脱之危候。

【標本同治】

另外，流感治療有時需要「標本同治」，因為病變之中，可出現標本相移，相互影響。若單治其標，則其本不解；若單顧其本，則其標不除。所以，治療時必須標本同治。有一位張姓女患者，平素有慢性咳喘，今年因流感風寒犯肺衞到本中醫診所就醫，由於風寒束肺，肺氣失宣，使患者咳喘加重；又因患者痰飲內伏，壅遏肺氣，必使感冒難癒。在辨證論治中，考慮到患者當此標本相互影響之時，治療就應解表散寒，化痰平喘，做到標本兼顧，方使疾病痊癒。

3 不宜濫用大量清熱寒涼藥

流感在粵港兩地主要是夾濕之候，並多為實證，若出現濕邪內伏，不宜濫用大量寒涼之藥，因內有伏邪，過用寒涼反而導致內閉直中。清熱解毒藥在溫病的防治中雖佔重要地位，但決不能濫用，因清熱藥的藥性寒涼，主要用於各種裏熱證候。若應用不當，易傷陽敗胃，損傷正氣。所以，在治療時勿濫

用寒涼藥，若寒涼過之，則影響宣閉。若風溫者，金銀花、連翹固當首選；若風寒者，濫投反使病情加重。

我們在臨證中，有部分流感患者，經西醫治療無顯效後，自行轉往中醫診治。我們在辨證中發現這些患者曾泛用西藥抗生素後虛寒太過，引邪入裏，病情加重。在辨證選方用藥中，注意到玉屏風散中的黃芪得防風，扶正兼祛邪；防風得黃芪，祛邪不傷正。患者經準確的辨證施治後，迅速治癒，充分顯示中醫藥的優勢。

由此可見，濫用清熱解表或清熱解毒藥是無益的。在治療用藥時，應重視扶正固本，辨證施治是必要的。

> **臨證體會**
>
> 總之，治療流感，要注意掌握天時，了解地域，熟悉體質特點，做到因時、因地、因人進行具體分析，辨證求因，抓住病機。證同法同，證變法異，知常達變，既遵原則，又不墨守成規，靈活運用，方能切中變化多端的病情，達到防治的預期果效。

4 老年患者常見正虛邪盛，應審慎辨治

老年人元氣虛衰，衛氣功能虛弱，患流感後病情較複雜，兼夾證多，常見正虛邪盛者，醫者必須細心觀察，審慎醫治。

❶ 氣虛流感較常見，主證常兼有氣短聲怯，神疲乏力，其惡風有汗者，用玉屏風散加味治之；其惡寒無汗者，用參蘇飲加減治之。

❷ 陰虛流感者，常有口乾口渴，舌紅苔少，脈象細數，用桑菊飲加北沙參、麥冬治之。

❸ 感冒夾濕者，嘔噁便溏，可用藿香正氣湯加減。

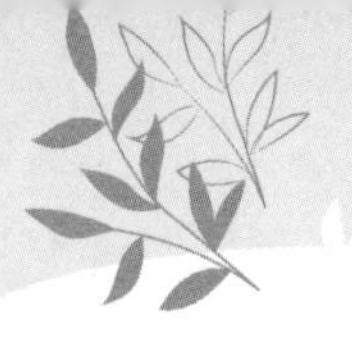

病例介紹

李姓男患者，68 歲，因風寒犯肺衛，頭痛，身痛，惡寒，無汗，鼻塞流清涕，咳嗽白痰，苔薄白，脈浮且弦。治以辛溫解表，宣肺散寒，選用荊防敗毒散加減治之，病已 12 天無佳效。余診治時，見患者年老體形瘦弱，氣短懶言，怠倦無力，屬虛人風寒犯肺衛，因氣虛體弱，無力祛邪，改以益氣解表，扶正祛邪法，選用參蘇飲加減：

人參 10g，紫蘇葉 10g，葛根 15g，陳皮 6g，法半夏 10g，茯苓 15g，大棗 10g，生薑 6g，桔梗 10g，蔓荊子 10g，防風 6g，甘草 6g。

本方具有益氣解表，理氣化痰之效。服藥一劑，病情大減，共服 3 劑，諸症悉去。

慢性咳喘

慢性咳喘屬呼吸系統常見疾病，多見於西醫學的慢性支氣管炎（Chronic Bronchitis），以老年人多見。本病以咳嗽、痰多、氣喘為主證，一般病程較長。中醫學認為，慢性咳喘多責於痰阻氣道，反覆發作，難於根治。我們在香港治療本病積累不少經驗，認識到慢性咳喘屬內生咳喘，在病機上主要反映為肺、脾、腎三臟虛損，以及他們的相互協調關係失衡。根據中醫學理論，脾為生痰之源，肺為儲痰之器，腎納氣平喘。所以在治療中強調遵循「咳不離肺，痰生於脾，喘必及腎」的理論，在辨證施治，立法處方中必須從肺、脾、腎入手，把止咳、化痰、平喘與調理肺、脾、腎功能結合起來，常能提高療效。特整理分述，供同道參考。

一．辨證分型

慢性咳喘根據臨床發作情況，在發展過程中可分為急性發作期、慢性遷延期和臨床緩解期。

急性發作期

慢性咳喘急性發作期與急性支氣管炎的外感咳嗽病徵有很多相似之處，但急性支氣管炎所致的肺氣不宣，因病勢輕淺，易於治療。慢性咳喘急性發作則因痰飲內伏，外邪與痰、火、瘀膠結不解，故病情較為錯綜複雜。本病急性期因風寒或風熱邪氣襲肺，治當以宣肺為主；通過宣肺，去其壅滯，使氣通邪去，咳嗽可改善。需注意的是，此類患者若肺氣不宣，強用鎮咳止嗽藥，愈止邪愈不解，咳愈不寧。所以，在急性發作期我們常應用的宣肺法有「溫宣」、「涼宣」兩種，根據寒、熱病性不同，辨證選用不同的宣肺法。通過宣肺，去其壅滯，使氣通、邪去、痰除。慢性咳喘的急性發作期主要臨床表現為咳、痰、喘症狀明顯加重，在短期內突然出現濃性或黏液性痰，痰量明顯

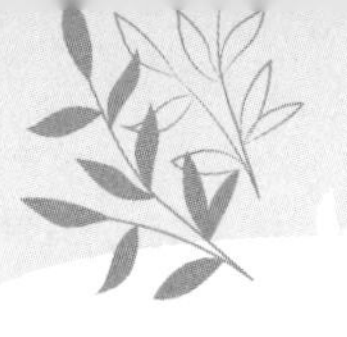

增加，可伴有發熱及其他炎症表現。依其臨床表現，可分寒證、熱證兩類，在治療上也應辨證選用「溫宣法」或「涼宣法」。

1 風寒襲肺型

風寒襲表閉肺證適合應用溫宣法，即辛溫解表，宣肺祛痰止咳法。

【主證】 發熱惡寒，頭痛無汗，鼻塞咽乾，咳嗽，痰稀而白、或為白色泡沫狀，舌質淡紅，苔薄白，脈浮或浮緊。

【治則】 散寒宣肺，祛痰止咳。

【選方】 杏蘇散（《溫病條辨》）加減

【處方】

藥材及份量	方解
紫蘇葉 10g	開宣肺氣，發散風寒。
前胡 12g，桔梗 10g，苦杏仁 10g	宣肺散邪，化痰止咳。
法半夏 6g，茯苓 10g	燥濕化痰止咳。
陳皮 6g，枳殼 10g	理氣寬胸。
大棗 2 枚	調營衛，和諸藥。
生薑 6g，甘草 6g	下氣和胃止咳。

全方運用，有開宣肺氣，宣肺散邪，發散風寒，化痰止咳之功效。

【加減】
- 若夜咳重，喉緊胸悶者，加紫菀 10g，百部 12g。
- 若痰鳴氣粗，咳逆不暢者，加牛蒡子 12g，浙貝母 12g。

加減研討

若患者咳喘胸悶明顯，喉中痰鳴，此為寒性咳喘，因寒痰阻閉肺之氣道，引致肺失宣降。

【治則】 溫肺平喘，降氣通腑祛痰瘀。

【處方】

<table>
<tr><th>藥材及份量</th><th colspan="2">方解</th></tr>
<tr><td>麻黃 6g</td><td>長於升散，宣通肺氣，止咳定喘。</td><td rowspan="2">二藥為伍，一宣一降，使止咳平喘益彰，乃當代名醫施今墨治咳喘喜用的佳效對藥。</td></tr>
<tr><td>苦杏仁 10g</td><td>宣通肺氣，助麻黃止咳平喘；又可苦泄降氣，潤腸通腑，下氣止咳。</td></tr>
<tr><td>紫菀 12g，款冬花 12g，白前 12g，生薑 6g</td><td colspan="2">溫肺下氣，止咳化痰，平喘。</td></tr>
<tr><td>法半夏 10g，製天南星 10g</td><td colspan="2">燥濕下氣，化痰。</td></tr>
<tr><td>白芥子 6g，紫蘇子 10g，萊菔子 10g</td><td>止咳平喘，降氣通腑，消痰。</td><td>為三子養親湯，乃化解寒痰鬱滯胸絡之名方。</td></tr>
<tr><td>地龍 10g，川芎 6g</td><td colspan="2">解痙平喘，活絡祛瘀。</td></tr>
</table>

在治療寒喘中既應注意燥濕下氣，化痰祛濁外，尚應注意解痙活絡，祛瘀平咳喘。故再加地龍、川芎解痙平喘，活絡祛瘀很有必要，可提高治咳喘的功效。方中的白芥子既有辛散溫通而利氣之功，也有祛寒痰壅滯胸膈之效；但本品升散易耗氣，性溫而動火傷陰，若肺虛久咳，陰虛火旺，胃火熾盛者應忌服。

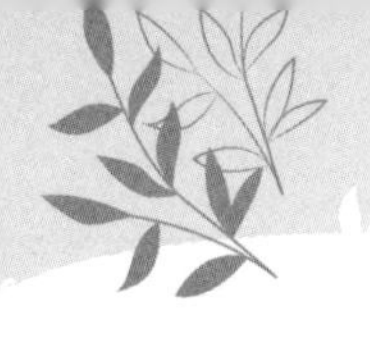

2 風熱犯肺型

風熱犯肺證宜用涼宣法，此為清潤溫燥，宣肺祛痰止咳法。

【主證】 頭痛身熱，痰黃黏稠，難於咯出，氣逆而喘，咽痛口乾，舌質紅，苔黃，脈滑數。

【治則】 清宣肺熱，祛痰止咳。

【選方】 桑杏湯（《溫病條辨》）加減

【處方】

藥材及份量	方解
桑葉 10g，淡豆豉 10g	宣肺散風熱之邪。
苦杏仁 10g，桔梗 10g	宣肺和咽，止咳平喘。
枇杷葉 10g，浙貝母 12g，陳皮 6g，蘆根 15g	清肺化痰止咳。
瓜蔞皮 12g，黃芩 10g	加強化解黃痰量多，咳嗽氣逆。

在此強調，肺氣不宣者，切忌泛用訶子、白礬、烏梅、海蛤殼、罌粟殼、款冬花、五味子、五倍子等斂肺止咳藥。對久咳不已，邪退肺氣虛者，也當理肺養肺兼施，若要酌加斂肺止咳藥，也應把握病機，不可早用或泛用。

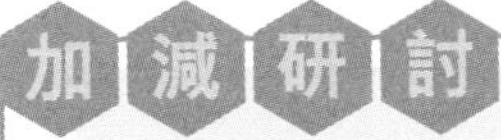

若患者以熱性咳喘發作為主，出現喘促氣急，喉中哮鳴，痰黃黏稠，口渴喜飲，大便秘結，舌紅苔黃膩，脈滑數者。

【治則】 清肺平喘，降氣通腑祛痰瘀。

【處方】

藥材及份量	方解
麻黃 6g，苦杏仁 10g	開宣肺氣，止咳平喘。
桔梗 10g	宣肺利咽，清化熱痰。
桑白皮 12g，紫蘇子 10g	清降肺氣，止咳平喘。
浙貝母 12g，全瓜蔞 12g，黃芩 10g，萊菔子 12g，薏苡仁 15g	清肺利濕，降氣通腑祛痰，以增強療效。
地龍 12g，川芎 6g	熱性咳喘常因熱邪壅滯，助化解痰熱、痰濁、痰瘀，二藥可通絡祛瘀，清肺平喘。

熱性咳喘之發作，多因濕痰鬱久化熱，痰受熱蒸，導致痰熱阻肺，腸腑傳導失司，大便秘結難下，腑氣不通，濁氣不降而上逆，又加重肺氣壅滯，使咳喘更甚。上述各藥合用，可清肺平喘，降氣通腑祛痰瘀。余對熱性咳喘的治療，常根據朱丹溪的治療經驗，注意到治痰熱咳嗽用寒涼之品，必加生薑汁數滴，有辛散宣肺之意，大可提高療效。

【加減】 若黃痰腥臭、咽乾痰鳴者，重用蘆根 30g，魚腥草 15~20g，可加強療效。

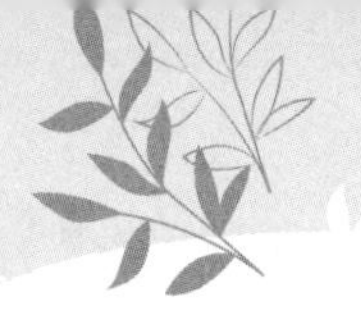

慢性遷延期

慢性遷延期指患者咳嗽、咯痰、喘息等症狀遷延不癒，或急性期咳喘症狀超過一個月均未恢復到發作前水準。此期的病機和治療最為複雜，在病機上常表現為虛實夾雜，正虛邪戀。在臨床上可觀察到肺—脾—腎的演變過程，我們在香港常可見肺氣虛、肺脾兩虛、肺脾腎虛等證型。因此在治療上應審因論治，標本兼顧，扶正祛邪。若邪重時，則以祛邪與扶正並用；若邪去大半，則以扶正為主，兼以祛邪。慢性遷延期主要通過調理，扶助正氣，使機體產生抗邪能力，患者病情逐漸緩解。

1 肺氣虛型

本證患者因氣虛不能固表，腠理不密，以致外邪容易乘虛而入，產生肺氣虛證。

【主證】 慢性咳嗽，氣短，自汗，畏風，平素容易感冒，舌質淡紅，苔薄白，脈緩無力。

【治則】 益氣固表，宣肺止咳。

【選方】 玉屏風散（《丹溪心法》）加味

【處方】

藥材及份量	方解	
黃芪 30g	益氣固表，為君藥。	兩藥合用，則氣旺表實，汗不能外泄，邪不易內侵。
白朮 12g	健脾益氣，助黃芪加強益氣固表之功，為臣藥。	

藥材及份量	方解	
防風 10g	走表祛風，抗禦風邪；與黃芪相配，使黃芪得防風則固表不留邪，防風得黃芪則祛邪不傷正。	共為佐藥。
紫菀 12g，款冬花 12g	止咳化痰。	
苦杏仁 10g	止咳定喘。	
陳皮 6g	下氣止咳。	
甘草 6g	益氣調中。	為使藥。

【加減】
- 若肺氣虛甚，可加冬蟲夏草，以增強補益肺氣之力。
- 若自汗不止，加煅牡蠣、浮小麥，以養陰潛陽，收澀斂汗。

2 肺脾兩虛型

慢性咳喘遷延不癒，反覆發作，本證由肺及脾，或肺脾同病，使脾失健運，氣不化水，聚濕成痰，痰滯濕阻，氣機不暢，以痰多色白為特色。祛痰必須健脾，以治痰之本。因脾主運化，為生痰之源。在治療上，宣肺理氣除痰乃治痰之標，健脾化痰以截痰源乃治痰之本，故治療當以健脾燥濕為主，佐以理肺化痰為治則。選用苓桂朮甘湯合二陳湯加味，因苓桂朮甘湯為溫運和中除痰濕的代表方；二陳湯乃理氣健脾化痰的代表方，兩方合用，相得益彰。

【主證】 咳嗽氣喘，痰白而稀，胸悶氣短，疲倦乏力，食慾不振，大便溏瀉，舌苔白膩或白滑，脈弦滑或沉緊。

【治則】 健脾燥濕，理肺化痰。

【選方】 苓桂朮甘湯（《金匱要略》）合二陳湯（《太平惠民和劑局方》）加味

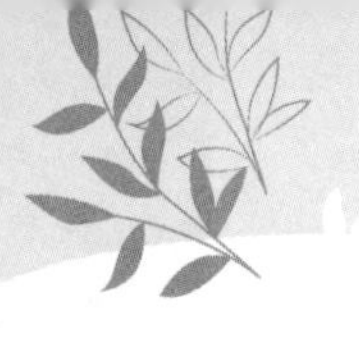

【處方】

藥材及份量	方解
黨參 15g，茯苓 12g，山藥 12g，白朮 12g	益氣健脾以絕生痰之源。
桂枝 6g，法半夏 6g，陳皮 6g，生薑 6g，旋覆花 10g，桔梗 10g，白前 6g	溫化燥濕祛寒痰，使氣順痰降。
甘草 6g	益氣和中。

【加減】
- 若脾虛氣短，神倦便溏者，可重加黨參、白朮之用量。
- 若症情緩和，可用參苓白朮丸健脾化痰，理氣保肺，緩圖固本，有利防止復發。

3 肺脾腎虛型

久咳喘患者，可致肺、脾、腎虛，使肺氣大損，脾失健運，腎氣攝納無權，引至頑痰伏肺，肺氣不利，並損傷肺絡，痰瘀互結而變生「久咳喘頑痰」，難以根治。

【主證】咳喘痰多，氣短胸悶，上實下虛，面色晦暗，口唇紫暗，舌質紫紅，舌體有瘀斑或瘀點等瘀血徵象，脈細弱。

【治則】益腎健脾，宣肺下氣，痰瘀同治。

【選方】腎氣丸（《金匱要略》）合桂枝加厚朴杏子湯（《傷寒論》）加減

【處方】

藥材及份量	方解
製附子 3g（先煎，久煎），熟地黃 15g，山茱萸 12g，山藥 15g，茯苓 15g	溫腎納氣，益氣健脾。
桂枝 3g，白芍 10g	溫經通陽，斂陰和營。

藥材及份量	方解
生薑 6g	溫肺止咳。
陳皮 6g，桔梗 10g，苦杏仁 10g	宣降肺氣，止咳化痰。
地龍 12g，川芎 6g	通絡祛瘀止痙，清肺平咳喘。
甘草 6g	益氣調中。

臨床體會

因肺為氣之主，腎為氣之根，脾為生痰之源。此類患者常因肺氣先損，再累及腎；或患者腎之本虛而致咳喘，兩者均可導致腎氣不納，痰瘀互結而出現咳喘頑痰。因為痰是咳喘的宿根，頑痰伏肺，肺氣不利，並損傷肺絡，痰瘀互結而變生頑痰。正如朱丹溪說：「若無瘀血，何致氣道如此阻塞，以致咳逆倚息不得卧哉」。因此，治療應以益腎健脾，宣肺下氣，痰瘀同治。故選用金匱腎氣丸合桂枝加厚朴杏子湯加減。

在此着重指出，本處方製附子與桂枝的用量均為 3g，提示以少量溫補腎陽，意在微微生火，有助鼓舞腎氣，取少火生氣之意，全方合用，有益腎固氣，止咳平喘，痰瘀同治的功效。

【加減】
- 若痰多清稀，加白芥子、紫蘇子、法半夏。
- 若痰黏稠不利，加海蛤殼粉。
- 若咳甚，加紫菀、款冬花、川貝母。

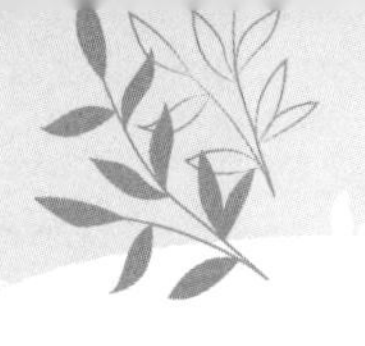

臨床緩解期

臨床緩解期的患者，是經過治療後病情處於相對穩定狀態，或諸症自然緩解。本病與肺、脾、腎三臟有關，其標在肺，其本在脾腎。由於肺的病理變化導致脾腎受損，而脾腎的功能受損，又加重肺的病理變化。所以，本病緩解期應以改善脾腎功能為主。在組方中注意以益氣健脾，補腎納氣平喘，宣肺化痰止咳，痰瘀同治為治則。緩解期治療時，扶正固本藥固然重要，但劑量不宜過重。因為久病必致脾胃虛弱，過重補益藥有礙滯脾胃，影響消化吸收功能，易產生腹脹、食慾不振等。

【主證】 臨床症狀不明顯，或僅有輕微的咳、痰、喘症狀。在香港臨證所見，此期病程一般可維持 2 個月以上。舌質淡紅，脈緩滑或細緩。

【治則】 益氣健脾，補腎納氣平喘，宣肺化痰止咳。

【選方】 益氣健脾腎湯（自擬方）

【處方】

藥材及份量	方解
黃芪 12g，黨參 10g，茯苓 12g，山藥 15g	益氣健脾。
補骨脂 12g，核桃仁 12g	補腎助陽，達到補腎而納氣，斂肺而定喘。
紫菀 10g，款冬花 10g，苦杏仁 10g	宣肺化痰。
地龍 12g，川芎 6g	化瘀解痙。
甘草 6g	調和諸藥。

二. 臨床經驗心得

余治療本病積累不少經驗，本病以長期咳嗽、痰多、喘息為主要臨床表現，常遷延不癒。根據個人在香港數十年的臨床經驗，為了提高療效，特整理與總結如下。

1 治咳治喘應以治痰為先，治虛治本不忘「標」與「實」

慢性支氣管炎主要臨床表現是咳、痰、喘，在大多數患者中，咳是一個主要矛盾。在此指出，慢性咳喘的病機是以虛為本，以痰為標，本虛標實是本病的主要特點。所以，在治療上要注意治咳治喘，應以治痰為先；治虛治本不忘「標」與「實」。

在此強調，因痰而致咳嗽，不可首先急於重用鎮咳止嗽的藥物。因為人體通過咳嗽反射清除病理的痰液，此為保護性的反射動作。若泛用鎮咳藥可使這種反射動作受到抑制，不能及時把積儲的痰液清除出去，結果使咳嗽加甚。所以，見咳止咳，雖不能稱為誤治，但在某種情況下，也可能不見其功，反致其害。因為歷代醫家都有論著告誡：對痰嗽患者，切忌早用五味子、烏梅、訶子、罌粟殼、款冬花等酸澀止嗽之藥。根據我的臨床經驗，凡屬痰多而引起的咳嗽，當以化痰為先。

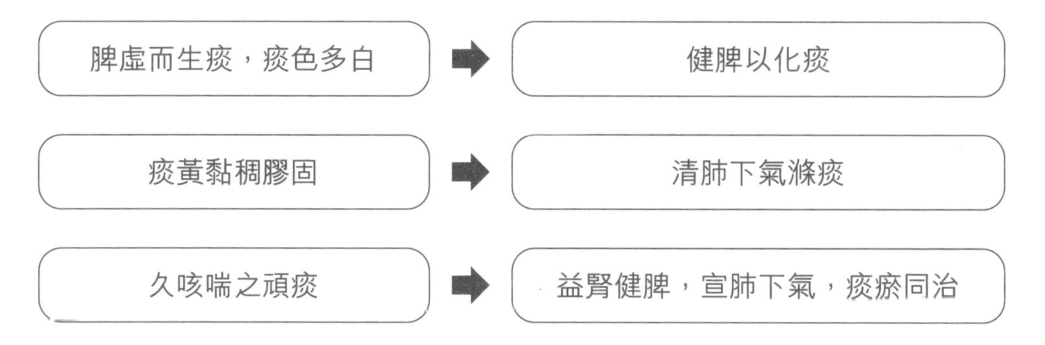

(1) 痰多色白，應健脾燥濕，理肺化痰

祛痰必須健脾，以治痰之「本」。因脾主運化，為生痰之源，而肺為儲痰之器。肺脾兩虛，使脾失健運，氣不化水，聚濕成痰，在臨床上常表現為咳嗽，痰多色白。在治療上，宣肺理氣除痰乃治痰之標，健脾化痰以截痰源乃治痰之本，故治療當以健脾燥濕為主，佐以理肺化痰為治則。選用溫運和中，除痰濕的苓桂朮甘湯合理氣健脾化痰的二陳湯加味，相得益彰。詳細處方及加減可參見本節【慢性遷延期——肺脾兩虛型】一段。

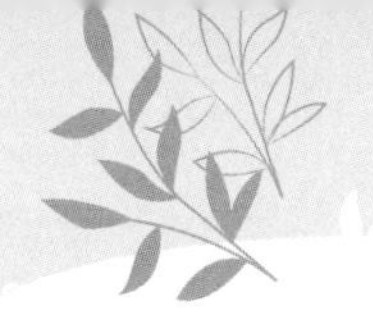

（2）痰黃黏稠膠固，應清肺下氣滌痰

風熱襲肺引起之慢性咳喘，表現為咳痰黃稠膠固，咽喉腫痛，咳喘氣急，口渴喜飲，大便秘結，舌質紅苔黃膩，脈滑數。面對一系列熱性證候，臨床常選用寒涼之劑，以清肺中之邪熱。但是，若單純應用大劑量寒涼之品，可使肺氣受抑，邪熱不得宣散，導致痰液更難咳出，使咳喘劇增而難癒。

余根據長期的臨床經驗，指出凡咳喘出現膠固之痰，非為脾虛所泛溢的濕痰。在治療大法中，一般不宜健脾燥濕化痰，因為以燥治燥反使痰膠加重。應以清肺瀉火，化稠祛滯，下氣逐邪之法，上宣臟，下通腑，把膠固頑痰化解，下氣散結滌除。

【治則】 清肺下氣，散結滌稠痰。

【處方】 自擬方

藥材及份量	方解
桑白皮 10g，苦杏仁 10g	宣肺泄熱，下氣平咳喘。
浙貝母 10g，葶藶子 10g	清泄肺熱，下氣定喘，散結滌稠痰。
旋覆花 10g	清痰降氣平喘，善治痰壅肺熱。
枳實 12g，全瓜蔞 15g，萊菔子 12g，黃芩 10g	清肺利濕，通腑化痰，冀其通腑與安臟。
甘草 6g	益氣和中。

臨證體會

根據經驗，在熱性咳喘中，若稠痰咳喘出現痰鳴如似「拉鋸聲」者，可加用桑白皮 10g，浙貝母 12g，葶藶子 10g，旋覆花 10g，常有清肺利濕消腫，下氣定喘消痰鳴的佳效。

- 桑白皮瀉肺熱而下氣平喘，行水消腫治肺熱咳嗽；
- 浙貝母清熱散結，善治痰火鬱結之咳嗽，更善化黃稠黏固的風痰、伏痰；

- 旋覆花清痰降氣平喘，適用於「痰壅氣逆」與「痰飲蓄結」所致的咳喘痰多之症；
- 葶藶子瀉肺下氣定喘，行水化痰消腫。

四藥合用，適用於痰涎壅肺，咳嗽痰喘，喉中痰聲如拉鋸之證候。

（3）祛痰必須健脾，伏痰應清肺下氣滌痰

中醫學常把「痰」分為濕痰、風痰、伏痰三種。

濕痰：表現為清稀量多，痰涎壅滯；

風痰：以痰鳴氣粗，咳逆不暢為特色；

伏痰：為膠固頑痰。

治療濕痰當以健脾燥濕為主，佐以理肺化痰，若在慢性咳喘中出現膠固之痰，此為伏痰，非為脾虛所泛溢之濕痰。應選用清肺下氣滌痰之品，才可使患者伏藏痼結之痰化解。我們在香港對熱性膠固黃稠伏痰，根據北京董建華教授的經驗，應用浙貝母 / 葶藶子作為有效對藥，使之達到清肺下氣化滌黃稠熱痰的功效。

（4）難治性咳喘頑痰，應益腎固氣，痰瘀同治

久咳喘頑痰難化者，常因肺氣先損，再累及腎；或患者腎之本虛而致腎氣不納，加重咳喘。又因久咳必瘀，導致瘀血內阻，因為久咳喘患者多有面色晦暗，口唇紫暗，舌質紫紅，舌體有瘀斑或瘀點等瘀血徵象。正如朱丹溪說：「若無瘀血，何致氣道如此阻塞，以致咳逆倚息不得臥哉」。所以，我們經驗認為，治療頑痰喘咳，常需要在益氣固腎基礎上，酌加地龍、水蛭、丹參、赤芍、川芎、紅花、桃仁等活血化瘀藥，使之通絡開閉止痙，方可收到較好療效。若單用一般活血祛瘀的草本藥尚欠不足，必要時可考慮加用地龍、全蠍、蜈蚣、僵蠶、水蛭、蟬蛻等蟲類藥，以搜剔肺經伏邪，增強平喘降逆之功，方獲顯效。根據經驗，對難治性咳喘頑痰者，可應用益腎固氣，痰瘀同治的治則。

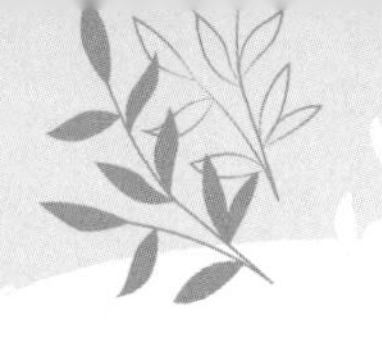

【治則】 益腎固氣，痰瘀同治，止咳平喘。

【選方】 腎氣丸（《金匱要略》）加味

【處方】

藥材及份量	方解
熟地黃 15g，山藥 15g，茯苓 15g，山茱萸 12g，澤瀉 12g，牡丹皮 10g，桂枝 10g，製附子 6g（先煎，久煎）	溫補腎陽，益腎固氣。
陳皮 6g，桔梗 10g，苦杏仁 10g	平喘，止咳化痰。
地龍 10g，川芎 6g	通絡祛瘀止痙，清肺平咳喘。
膽南星 10g	化痰鎮風定痙。

2 治咳喘不忘肅降肺氣，把肅降論貫穿全過程

慢性咳喘屬難治之病，其主要病理病機是內有壅塞之氣，外有非時之感，肺有膠固之痰，導致氣道閉滯。以實喘為例，其發作的關鍵，多因肺失肅降，不能通調水道，引起水液運行障礙，內聚而成痰濕；或素體痰濕偏盛，日漸積累，痰濁壅肺，肺氣失降而喘逆咳嗽，胸滿窒悶，痰多色白而黏，咯吐不爽。肺居上焦，以清肅下降為順，壅阻為逆。咳喘一病，無論虛實，總因肺失肅降，致使肺氣上逆所致。故治療應注意肅降肺氣，通腑平喘，把肅降肺氣貫穿治療全過程作為治療的基本大法很有必要。

3 治咳喘既要肅降肺氣，也不忘通腑

因為肺與大腸相表裏，咳喘之發作，多因肺氣壅滯而致腑氣不通，要提高治咳喘療效，必須注意肅肺通腑，做到通腑化痰，使邪有出路，從而增強宣肺定喘之療效。所以，我們在慢性咳喘的急性期，對寒性咳喘因咳喘胸悶明顯，喉中痰鳴者，選用溫肺平喘，降氣通腑祛痰瘀的治則；對熱性咳喘出現

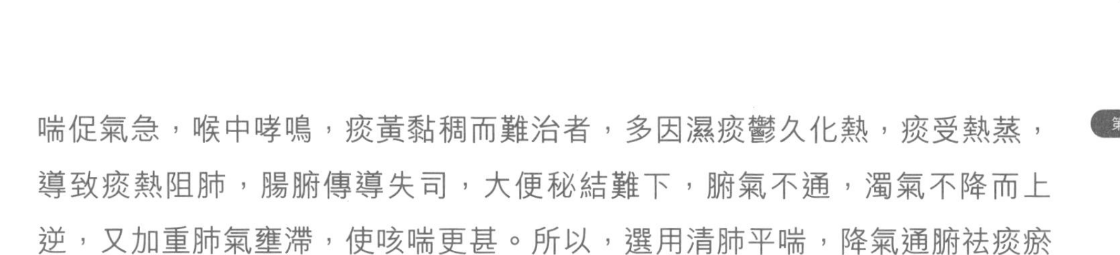

喘促氣急，喉中哮鳴，痰黃黏稠而難治者，多因濕痰鬱久化熱，痰受熱蒸，導致痰熱阻肺，腸腑傳導失司，大便秘結難下，腑氣不通，濁氣不降而上逆，又加重肺氣壅滯，使咳喘更甚。所以，選用清肺平喘，降氣通腑祛痰瘀為治則，均能顯著提高療效。

三. 慢性咳喘有效對藥

「對藥」又稱「藥對」，是選用兩藥配伍，使之相互依賴，相互制約，互相協同，互消副作用，以達到增強療效的作用。慢性咳喘以長期咳嗽、痰多、喘息為主要臨床表現，纏綿難治。若為久病遷延不癒者，可發展為肺氣腫、肺心病。病重時可出現呼吸衰竭、心力衰竭。余尤喜用止咳化痰的有效對藥，常可提高療效，值得推薦，供同道參考。

1「濕痰清稀量多，痰涎壅滯難咳出」的有效對藥

法半夏 6~10g / 旋覆花 6~10g（布包煎服）：濕痰者，清稀量多之寒痰。法半夏有燥濕祛痰之功，又有降逆下氣祛痰之效，是歷代名醫治濕痰之要藥；旋覆花消痰降氣而平喘，適用於痰壅氣逆及痰飲蓄結所致的咳喘痰多之症。法半夏突出一個燥字，旋覆花側重一個宣字，一燥一宣，相互促進，降逆止咳，祛吐稀痰甚妙，其效更捷。

2「頑痰咳喘，風痰氣逆痰壅」的有效對藥

膽南星 3~6g / 旋覆花 6~10g（布包煎服）：風痰者，痰鳴氣粗，咳逆不暢。膽南星燥濕祛痰，祛風解痙，善化頑痰咳喘、痰濕壅滯之症。根據當代名醫施今墨云：「膽星善走經絡，若風痰急閉，壅塞氣道，非膽星不能開」；旋覆花消痰行水，降氣止咳，宣肺平喘，善解痰壅氣逆。二藥伍用，宣燥和化，風可息，痰可去，嗽可寧，氣粗痰鳴與咳逆不暢可癒。根據經驗，此對藥加入牛蒡子 12g，疏散風熱，宣肺通腑，內泄滑利，使邪有出路，其效更佳。

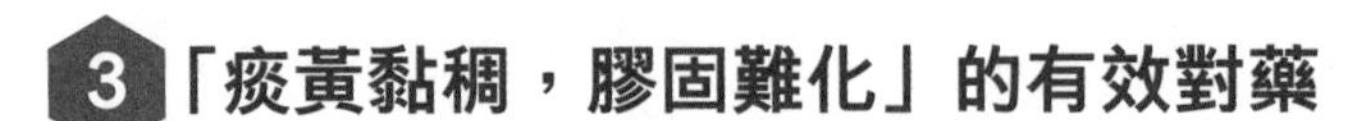

3「痰黃黏稠，膠固難化」的有效對藥

浙貝母 10g / 葶藶子 10g：伏藏膠固的黃稠痰稱之伏痰，根據北京名醫董建華教授的經驗，治當清肺泄火，化稠袪滯，下氣逐邪之法。因浙貝母清肺下氣，滌痰散結，善治痰火鬱結之咳喘，善化黃稠黏固之伏痰；葶藶子清瀉肺火，下氣行水消滯，消癥散痰聚，適用於痰涎壅肺，咳嗽痰喘，喉中痰聲如拉鋸。兩藥為伍，對咳喘痰膠固，尤對難化解咳出的黃稠伏痰，有佳效。根據我們在香港長期臨證體會，本對藥加上枳實 10g 配全瓜蔞 12g，萊菔子 12g，通腑化痰，冀其通腑與安臟。上宣臟，下通腑，有助清肺下氣滌稠痰，使療效更佳。

4「袪除腥臭濃痰」的有效對藥

蘆根 15~30g / 魚腥草 15~30g：蘆根既能清肺熱而袪腥臭濃痰，又能清胃熱而下氣生津，並可除惡臭口氣。本品尚有解毒消肺癰之效，是善治肺癰咳嗽痰多帶腥臭味之要藥（如葦莖湯《千金方》）；魚腥草清熱解毒，消癰排膿，善治痰熱壅肺之證。兩藥合用，確有清肺胃熱邪，袪除腥臭膿痰之效。

5「肺虛久咳，痰中帶血」的有效對藥

阿膠 6~10g（烊化）/ 紫菀 6~10g：阿膠補肝血，滋腎水，潤肺燥，凝固血絡而止血，有補血與止血的佳效；紫菀是潤肺下氣，化痰止咳的要藥，尤以袪痰的作用較強。二藥為伍，相互促進，育陰潤燥，袪痰止咳、補血止血之力增強。尤對肺虛久咳，痰中帶血或咯血有佳效。

6「久咳宣肺無效」的有效對藥

柴胡 6g / 前胡 10~12g：久咳常為表邪內鬱，少陽樞機不利，以致肺失宣肅，氣血津液流通輸佈受阻，此屬肝經之咳喘（痰少、脅痛、易怒），投常規宣肺止咳之品往往無效，應以疏肝潤肺以達之。本對藥以柴胡疏散少陰鬱

熱，轉動少陽樞機；配前胡宣達肺氣，潤肺化痰，並可防柴胡燥烈傷津。若把本對藥再結合臨床病徵選藥，靈活化裁，常可奏效。

四. 激素依賴型哮喘的中醫療法

香港是一個以西醫為主流醫學的社會，許多慢性咳喘病人長期應用西藥，尤以應用大量激素後才轉中醫治療。因激素是類似中醫的純陽壯火之品，最易劫陰傷津食氣，導致機體陰陽失衡，氣血失調，氣機升降失司。若辨證或處理不當，常可出現激素依賴綜合症和病情「反跳」。

1 激素依賴型哮喘的中醫初診用藥

經現代藥理學研究證明：長期應用激素可致下丘腦 —— 垂體 —— 腎上腺（HPA）軸功能紊亂，出現腎陰虛和陰虛火旺。加上慢性咳喘反覆發作，導致正氣虧虛，痰瘀內阻，臨床表現為氣機升降失司和痰、瘀、火（熱）之症。

【治則】 滋陰降火，清熱化痰，活血祛瘀，降逆平喘。

【處方】

藥材及份量	方解
生地黃 30g，山茱萸 12g，山藥 15g，茯苓 15g，澤瀉 12g，牡丹皮 12g，知母 10g，黃柏 10g	滋陰降火。
浙貝母 12g，枇杷葉 10g，苦杏仁 10g，全瓜蔞 12g	清熱化痰，降氣平喘。
桃仁 10g	通腑滑腸，降逆平喘。
當歸 10g	活血祛瘀，降逆滑腸。

全方合用，有滋陰降火，清熱化痰，活血祛瘀，降逆平喘及減輕激素毒副反應，恢復 HPA 軸功能之療效。

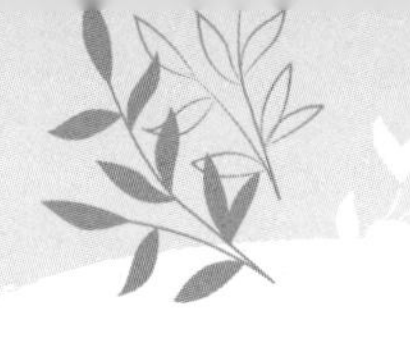

2 激素依賴型哮喘撤減激素後

激素撤減後，患者腎陽虧虛之證候漸露，腎陰虛火旺之象持續，導致陰陽失衡，腎陰陽兩虛。加上慢性咳喘反覆出現寒熱錯雜，痰瘀互結。

【治則】 調補陰陽平衡，活血化瘀，降逆平喘。

【處方】

藥材及份量	方解
烏梅 6g，白芍 20g	滋陰養血，柔肝息風。
當歸 10g，地龍 10g	活血通絡。
紫蘇子 10g，麻黃 6g	降逆平喘，止咳消痰。
黨參 15g，製附子 6g（先煎，久煎），細辛 3g，桂枝 10g	益氣健脾，溫陽化飲。
黃芩 10g，黃柏 10g	清肺堅陰。

- 以肝腎陰虛為主者，重用烏梅、白芍，加山茱萸。
- 以腎陽虛為主者，重用製附子、細辛、桂枝。
- 以痰熱證為主者，重用黃芩，加浙貝母。
- 以痰濕證為主者，重用細辛、桂枝，酌加乾薑。

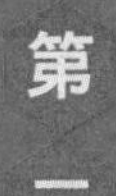

第二章

循環系統

冠心病

冠心病是冠狀動脈粥樣硬化性心臟病（Coronary Atherosclerotic Heart Disease）的簡稱，以心絞痛症狀最為多見，屬中醫學的「真心痛」、「胸痺」、「心悸」、「怔忡」等範疇。因冠狀動脈是心肌供血最主要的血管，由於動脈壁呈粥樣硬化，致使管腔狹窄痙攣或閉塞，導致心肌缺血、缺氧而發生的心臟病。因為雌激素有抗動脈粥樣硬化作用，故本病男性較多見，男女發病率的比例約為 2：1，女性在絕經期後因雌激素變化，發病率迅速增加。經香港政府衞生防護中心報道，心臟病是香港男士的頭號殺手之一，2020 年本港有 3,591 名男性登記死於心臟病個案中，其中死於心臟病的男性，約有 65% 是死於冠心病。

冠心病的病位在心，其病機主要是心脈不通，這一點中西醫的認識頗為接近。正如《靈樞・經脈篇》説：「手少陰（心）氣絕則脈不通，脈不通則血不流。」中醫學認為，由於心脈不通，導致瘀血、痰濁、氣滯交相為患，阻閉心脈，使臟腑失調虛損，氣血不通則痛。所以，本病既存在不通的一面，又存在氣虛、血虛失於充養的一面，在辨證施治中尤應關注。

一. 辨證分型

冠心病是現代醫學病名，根據國內中醫藥文獻報道，在 70 年代以前，中醫治療「冠心病」的臨床研究報道尚不多見。自 1971 年起，北京中醫協作組率先報道用冠心 II 號方（丹參、赤芍、川芎、降香、紅花）治療冠心病心絞痛 600 例，有效率 80~86%。其後，有關此病的報道、論著漸多，認識不斷深化，中醫辨治方案、處方漸日增多與充實。70 年代，中醫臨床家多認為冠心病主要由於氣滯血瘀，不通則痛所致的實證，治療應以理氣活血為主。經過數十年的臨床實踐與總結，多數學者認識到冠心病的基本病機不單純是瘀

血內阻的標實之證，而是本虛標實之證。「本虛」即臟腑虧虛，主要表現為心氣不足，亦可見心陰虧損和陽虛等。

綜上所述，結合我們在香港數十年治療冠心病的經驗，根據冠心病的病理發展，因本病以心絞痛為主要病徵，我們在治療中常把冠心病分為絞痛發作期、緩解期與穩定期進行相應辨治分述。

發作期

冠心病的病機在於心脈不通，當冠狀動脈的血流不暢或阻塞，不能滿足心肌代謝的需要時，即可引起急劇的、暫時的缺血、缺氧，從而引起心絞痛發作。在臨床實踐中，根據香港政府現今的法律，心絞痛突然發作，必須急救並送醫院處理。

本期主要臨床病徵是心前區疼痛（以胸骨後為主），可放射到左肩、左上肢以及頸部、下頜、小手指或上腹部等部位，是陣發性壓榨樣疼痛，或呈悶痛、隱痛，伴沉重、窒息或瀕死感；可伴有面色蒼白，肢冷汗出等病徵。中醫學認為，冠心病心絞痛的發作治療，應按「急則治其標」的原則。國內中醫常在此期緊急選擇速效止痛劑，以迅速緩解症狀，防止變生危證。常選擇芳香溫通類藥及益氣活血類藥，並配合針灸療法。因芳香溫通類藥具有較強的辛香走竄、通脈宣閉之力，可快速止痛；所以，國內常用的驗效藥物有速效救心丸、蘇心丸、心痛氣霧劑等。益氣活血類藥因無芳香宣散之性，加之止痛效果也不如芳香溫通藥迅速，若兩者共用可有協同作用。國內常應用黃芪、人參、當歸組成的氣血注射液、複方丹參注射液、川芎嗪注射液等，因上述藥物未經香港政府註冊，故在香港禁用。

總之，發作期患者多疼痛劇烈，肢冷汗出，煩躁不安，此為心絞痛的危急重症，必須急救處理，我們必須按香港法律規定，盡快轉送醫院急診治療，以便迅速改善心肌缺血，挽救瀕死的心肌。

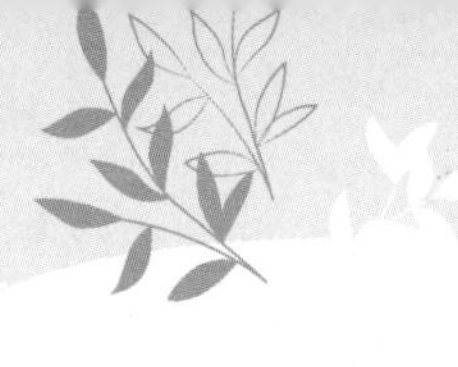

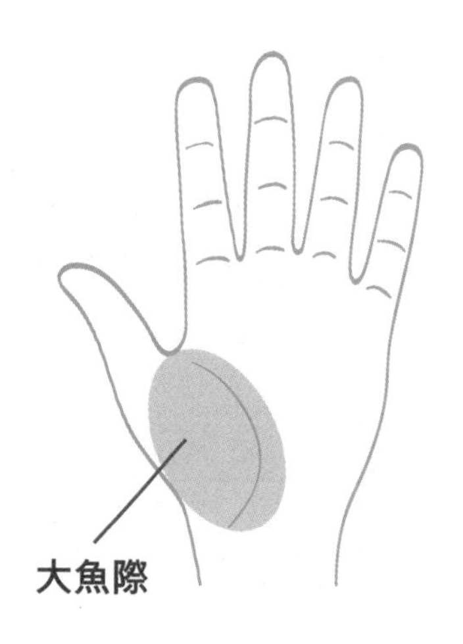

針灸療法：常用主穴位膻中，先直刺進針，待達胸骨的骨膜後，再沿胸骨柄向下直刺，以強刺激，得氣後疼痛可漸緩解，留針 20~25 分鐘。也可加配內關、間使、足三里等穴，以提高療效。

手法按摩——緩解心絞痛：左手大魚際是隨身攜帶的救心丸，如果突然心絞痛、胸口憋悶，心悸，特別不舒服，立即用右手大拇指的指尖揉按左手的大魚際肌。力度由中度逐漸加重，順時鐘方向揉按，一般 10~20 分鐘可緩解心絞痛。有一位郭姓女患者，自行用手法揉按大魚際肌，5 分鐘即緩解心絞痛。我們在香港臨床中觀察，此揉按法很受患者接受和歡迎，並有預防心絞痛發作的功效。

緩解期

冠心病之心絞痛的辨證分型，各地醫家觀點頗不一致。我們在香港根據常見病例分析，發現心絞痛的緩解期，由於供養心肌血液循環的冠狀動脈硬化，管腔狹窄這一基本病理因素繼續存在。雖然此期急劇的心肌缺血已得到緩解，但冠狀動脈與心肌需血量之間仍存在矛盾，所表現出來的中醫基本病機以虛為主，虛實夾雜，故治療宜標本兼顧。

1 心氣虛衰，夾瘀夾痰型

【主證】 心胸鬱悶，心悸，咯痰，氣短乏力，活動後更嚴重，兼見胸悶不適，容易疲勞，面色蒼白，四肢冷感及酸軟，舌苔白膩，舌邊瘀點，脈弦細或細滑。

【治則】 補益心氣，祛瘀除痰濁。

【選方】 五味子湯（《奇效良方》）加減

【處方】

藥材及份量	方解
五味子 4g	味酸，斂心氣，安心神。
人參 10g	補益心氣；有抗心肌缺血、缺氧作用。
黃芪 30g	益氣通絡祛瘀；有抗心肌缺血性損傷作用。
麥冬 12g	清心除煩；可降低心肌耗氧，增加心肌能量供給，改善心絞痛症狀。
炙甘草 6g	益氣復脈。
丹參 12g	活血祛瘀，養血益心。
川芎 6g	活絡祛瘀，行氣止痛。
法半夏 10g，石菖蒲 10g	化痰濕，開竅辟濁。

【加減】
- 若四肢冷感加劇，加製附子、乾薑、細辛；兼見心悸者，加百合、知母。
- 若見納呆食少，腹脹便溏，面色萎黃者，此為脾氣不足，可取四君子湯之意，加茯苓、白朮、山藥等，以健脾益氣。

2 心陽虧虛，夾瘀夾痰型

本證為氣虛進一步發展，元氣虧損，陽氣暴脱，處理不當，可導致垂危之候。

【主證】咳喘氣短，胸悶咯痰，面色蒼白，形寒肢冷，精神倦怠，眩暈，心悸，舌質淡暗，舌邊有瘀斑，苔白滑，脈弦沉細。

【治則】溫補心陽，祛瘀除痰濁。

【選方】參附湯（《婦人良方》）合丹參飲（《時方歌括》）加減

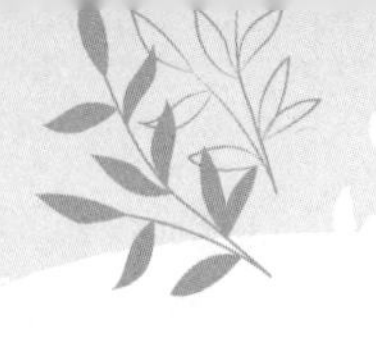

【處方】

藥材及份量	方解
人參 10g	甘溫力雄，大補元氣，以固後天，為君藥。
製附子 6g（先煎，久煎）	大辛大熱，溫壯元陽，大補先天，上助心陽，頃刻生陽於命門之內，藥效迅捷。
黃芪 30g	助人參、附子益氣溫陽。
丹參 15g，砂仁 3g，三七 10g，檀香 3g	活血化瘀通絡。
全瓜蔞 12g，薤白 9g，法半夏 9g	行氣解鬱，通陽散結，祛痰寬胸。
甘草 6g	調和諸藥。

【加減】
- 若見身寒肢冷，夜尿頻數等腎陽虛證，加仙茅、淫羊藿、巴戟天，以溫陽補腎。
- 若見身寒肢冷，腹脹、食少、便溏等脾陽虛證，可合用理中丸（《傷寒論》），選加人參、乾薑、炙甘草、白朮等。
- 若元氣虛脫，大汗不止者，人參用量宜大於附子。
- 若以厥脫為主，四肢不溫者，宜重用附子，或加乾薑，以助溫陽救逆之力。

3 心陰虛損，夾瘀夾痰型

本方主要用於心陰虧虛，心神失養之證。

【主證】心中動悸不安，胸悶咯痰，虛煩失眠，口燥咽乾，舌紅少苔，舌邊有瘀斑，脈弦沉細。

【治則】滋養心陰，祛瘀除痰濁。

【選方】天王補心丹《攝生秘剖》加減

【處方】

藥材及份量	方解
生地黃 60g	滋陰養血，補腎養心，為主藥。
人參 10g	益氣安神。
玄參 12g，天冬 12g，麥冬 12g	甘寒養陰，清熱除煩。
丹參 15g，當歸 10g	活血祛瘀，通絡止痛。
五味子 6g	養心陰，斂心氣。
桔梗 10g	開宣肺氣，載諸藥上行。
全瓜蔞 12g，薤白 9g，法半夏 9g	行氣解鬱，通陽散結，祛痰寬胸。
甘草 6g	調和諸藥。

【加減】
- 久病或年老患者，應在補心藥中酌加補腎藥，即「欲養心陰，必滋腎陰；欲溫心陽，必助腎陽」。因腎為心之母，陰陽互根，陰生陽長，陰生陽藏，故在補陰時應加補陽之品，在補陽時應加補陰之品，使之達到補陽而護陰，補陰而護陽。

4 氣陰兩虛，夾瘀夾痰型

【主證】胸痛綿綿，神疲乏力，汗出氣短，乾咳少痰，納呆，口乾咽痛，頭暈目眩，午後潮熱，心悸，手足心熱，舌質紫暗有瘀點，苔厚膩，脈細滑。

【治則】氣陰兩補，祛瘀除痰濁。

【選方】生脈散（《內外傷辨惑論》）合炙甘草湯（《傷寒論》）加減

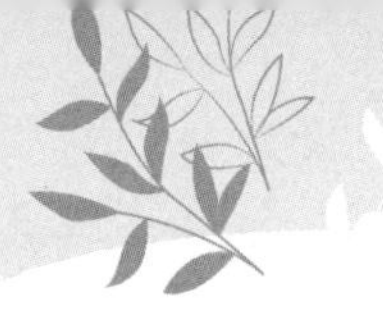

【處方】

藥材及份量	方解	
人參 10g	甘溫，益元氣，補肺氣，生津液。	兩者合用共為復脈之本，共為君藥。
炙甘草 12g	重用則甘溫補中益氣，緩急養心。	
生地黃 15g，麥冬 12g，阿膠 10g	滋陰養血，充養血脈。	用以為臣。
五味子 6g	斂肺止汗，生津止渴。	共為佐藥。
桂枝 10g，生薑 10g	溫陽通脈，防諸藥滋補之膩。	
全瓜蔞 12g，薤白 10g，法半夏 12g	行氣解鬱，通陽散結，祛痰寬胸。	
丹參 12g，當歸 10g	活血祛瘀，通絡止痛。	

生脈散是益氣養陰生津的要方。五味子與人參、麥冬三藥合用，一補一潤一斂，益氣養陰，生津止渴，斂陰止汗，使氣復津生，汗止陰存，氣充脈復，故名「生脈」。

【加減】
- 心脾兩虛，面色蒼白，心悸，食少，可用歸脾丸。
- 腰膝酸軟，耳鳴健忘，夜尿多，此為腎虛，一般可用六味地黃丸。偏於腎陰虛者，加河車大造丸；偏於腎陽虛者，加右歸丸。

5 痰瘀阻絡，營衛失調型

在緩解期再出現較重的心絞痛，或心絞痛發作頻繁，以本方證為例，痰瘀內阻胸中，氣機鬱滯較為突出，治則雖然要標本兼顧，但應以治標為主，兼顧正氣。因香港為嶺南地區氣候，易聚濕生痰，故在早期宜偏重祛痰為主，並把祛痰貫徹治療始終。

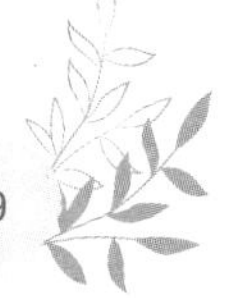

【主證】 胸痛如針刺，痛點固定，胸悶咯痰，心慌心跳，唇紫舌暗，苔膩，脈弦滑。

【治則】 活血祛瘀，清化痰濁。

【選方】 血府逐瘀湯（《醫林改錯》）合溫膽湯（《三因極——病證方論》）加減

【處方】

<table>
<tr><th>藥材及份量</th><th colspan="2">方解</th></tr>
<tr><td>黃芪 30g</td><td colspan="2">益氣祛瘀通絡。</td></tr>
<tr><td>桃仁 6g，紅花 6g，生地黃 15g，當歸 10g，赤芍 12g，川芎 6g</td><td>活血祛瘀，通絡止痛功效（桃紅四物湯）。</td><td rowspan="2">合為血府逐瘀湯。</td></tr>
<tr><td>柴胡 6g，白芍 15g，枳殼 12g，甘草 6g</td><td>疏肝理氣，使氣行促血行（四逆散）。</td></tr>
<tr><td>法半夏 10g，陳皮 6g，茯苓 15g，竹茹 10g</td><td colspan="2">清熱燥濕化痰濁。</td></tr>
</table>

【加減】
- 氣虛者加人參；陰虛者加麥冬、生地黃。
- 胸脅悶脹，噯氣頻頻，脈弦者，此為肝胃氣滯，治宜疏肝理氣，常選用丹參湯加味，即丹參、檀香、砂仁、香附、郁金、青皮、生麥芽、川芎、柴胡、枳殼、川楝子、石菖蒲等。

穩定期

心絞痛在較長時間內不再發作，心電圖檢查也趨於好轉，精神體力也漸恢復正常，即進入穩定期。一般患者，往往在這個時期忽視治療，多以休養為主。我們認為本階段不能忽略治療，應繼續以中醫藥進行治療調理為宜。因為冠心病心絞痛的病理本質是本虛標實，疼痛屢發，必傷氣血陰陽，故治療原則以針對性的補益方藥為主，當然不意味濫用補藥。

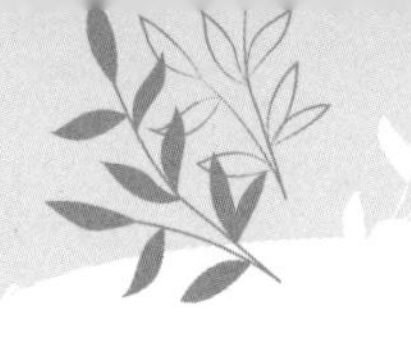

1 心氣陰兩虛型

【主證】 氣短乏力，心煩眠差，心悸神疲，兩顴潮紅，五心煩熱，口乾舌燥，舌紅少津，脈細數。

【治則】 益氣養陰，寧心安神。

【選方】 生脈散（《內外傷辨惑論》）合天王補心丹（《攝生秘剖》）加減

【處方】

<table>
<tr><th>藥材及份量</th><th colspan="2">方解</th></tr>
<tr><td>人參 10g</td><td>補益肺氣而生津。</td><td rowspan="3">三味藥，一補，一清，一斂，既益氣，又生津，組成調治氣陰兩傷之證的要方 —— 生脈散。</td></tr>
<tr><td>麥冬 15g</td><td>養陰清肺而生津。</td></tr>
<tr><td>五味子 10g</td><td>生津斂汗，寧心安神。</td></tr>
<tr><td>生地黃 15g，玄參 12g</td><td colspan="2">滋陰清熱以安神。</td></tr>
<tr><td>丹參 10g，當歸 10g</td><td colspan="2">養血以安神。</td></tr>
<tr><td>柏子仁 15g，酸棗仁 15g，遠志 10g</td><td colspan="2">養心寧心安神。</td></tr>
<tr><td>桔梗 10g</td><td colspan="2">載藥上浮。</td></tr>
</table>

【加減】 在生脈散的基礎上，

- 若氣陰兩虧、身疲乏力者，加黃芪、甘草，名生脈保元湯。
- 若原有氣虛喘咳、吐血衄血者，加黃芪、甘草、白芍，與上方中的當歸相合，即人參飲子。

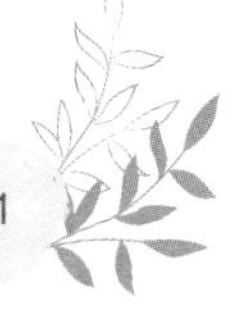

2 心脾兩虛型

【主證】 面色蒼白，心悸怔忡，食少體倦，舌質淡，苔薄白，脈細緩。

【治則】 補益氣血，健脾養心。

【選方】 歸脾丸（《醫學六要・治法匯》卷七）加減

【處方】

藥材及份量	方解
黃芪 30g，黨參 15g	健脾益氣，使氣旺血生，為君藥。
當歸 15g，龍眼肉 10g	養血補心，為臣藥。
白朮 12g，山藥 15g	健脾益氣，助參芪補脾以資生化之源為臣藥。
酸棗仁 15g，柏子仁 15g，茯苓 15g，遠志 10g	養血寧心安神。
木香 10g（後下）	理氣醒脾，使之補而不滯。
大棗 10g	調和脾胃，以助生化。
炙甘草 6g	調和諸藥。

【加減】
- 氣滯血瘀者，常配香附、桃仁、紅花。
- 寒凝者，常配肉桂、艾葉；若偏血熱者，加赤芍、牡丹皮。
- 血虛腸燥便秘者，加火麻仁、肉蓯蓉，以養血潤腸通便。

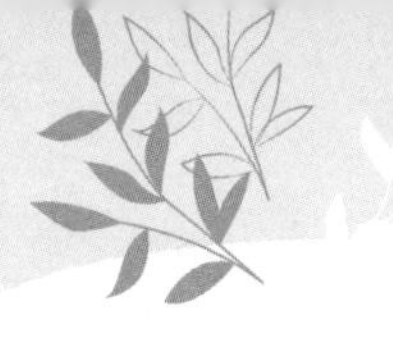

3 氣血兩虛型

【主證】 面色蒼白或萎黃無華，頭暈目眩，四肢倦怠，氣短懶言，心悸怔忡，食慾不振，舌質淡，苔薄白，脈細弱或虛大無力。

【治則】 益氣養榮，氣血雙補。

【選方】 八珍湯（《正體類要》）合人參養榮湯（《太平惠民和劑局方》）減味

【處方】

藥材及份量	方解	
人參 10g，白朮 12g，茯苓 15g，甘草 6g	為四君子湯，甘溫補氣健脾。	合為「八珍湯」，乃補養氣血常用方劑。
當歸 15g，熟地黃 15g，白芍 15g，川芎 6g	為四物湯，補血兼能活血。	
陳皮 6g	理氣健脾。	
遠志 10g，五味子 10g	安心寧神，使補而不滯，氣血易生。	

【加減】
- 血虛頭痛者，加蔓荊子、藁本。
- 若心虛驚悸不眠，加柏子仁、酸棗仁、茯神。
- 納呆、食慾不振者，加山藥、山楂、麥芽、芡實。

二. 臨床經驗心得

1 「心腎同治」可提高辨治老年冠心病心絞痛的療效

本病以中、老年為多發，尤以老年冠心病，經大量臨床實踐體會，此類人群多為腎氣虧虛的體質，故亦為冠心病的重要因素。冠心病的本虛，常以心為主，以腎為本，治療當以心腎同治可提高療效。我們常應用溫膽湯（《三因極——病證方論》）加減合溫補腎陽法治療。

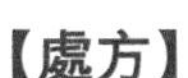

【處方】

藥材及份量	方解
黃芪 30g，黨參 15g	補氣升陽，益氣活絡，通絡不留瘀，兩藥同用，補氣養陰，能增強擴張冠狀動脈血流量的功效。
淫羊藿 15g	補腎溫陽，使心腎相交，能增強補心氣之效，與黃芪共用，互相促進，心腎同治；有抗心肌缺血、降壓、抗衰老等作用。
三七 6g	化瘀祛滯，活血止痛。
延胡索 10g	活血祛瘀，行氣止痛。
法半夏 9g，陳皮 6g，茯苓 12g，竹茹 9g	清熱燥濕，化痰祛濁。
枳實 10g	行氣消積，瀉痰除痞。
甘草 3g	益氣調中。

全方謹守氣虛血瘀證的病機，標本兼治，達到心腎同治，心氣正復，腎陽溫補，瘀血痰濁即除，使血脈暢通，心痛得癒的效果。在此強調：黨參不宜重用，多用反致補滯。

2 穩定易損動脈斑塊的重要性

大量臨床研究證明，在冠心病心絞痛的治療中，動脈粥樣斑塊的穩定程度遠比動脈血管的狹窄程度重要，因為動脈不穩定斑塊破裂、脱落常可導致急性冠狀動脈綜合症，危及生命。余認真複習大量有關心血管病學術文獻，探討斑塊易損的機制，從不同角度尋找能有效穩定斑塊的方法，消除影響斑塊穩定性的因素，預防急性心血管病的再發生。根據文獻報道，動脈粥樣硬化發病機制主要圍繞三種學説：脂質浸潤學説、血栓形成學説和損傷反應學説。近年有研究又認為，動脈粥樣硬化的臨床表現符合炎症的普遍規律。因為不穩定斑塊的生物學特徵主要有：炎症細胞因數的浸潤，和較大的脂核形成以及纖維帽組織的降解等，炎症在動脈粥樣硬化斑塊形成及不穩定斑塊轉變過程中發揮着重要作用。針對發病機制的新認識，根據中醫學異病同治的理論，從外科治療癰的理念，運用清熱解毒藥干預動脈粥樣硬化，可穩定易損斑塊。

余在上述國內文獻的啟發下，結合自己長期臨床經驗，近 10 多年來在冠心病心絞痛的臨床病例中，為了穩定易損斑塊，預防栓塞脱落，常在辨證施治中選用黃連溫膽湯（《六因條辨》上卷）加味治療。根據現代藥理學研究證明，黃連溫膽湯加味既有清熱解毒之功，也具有降低血脂、保護血管內皮功能、改善心血管功能的作用。本方藥組成為：

藥材及份量	方解
黃連 10g	清熱燥濕，瀉火解毒。
法半夏 9g	燥濕化痰，消痞散結。
竹茹 9g	清熱化痰濕。
陳皮 10g	理氣燥濕。
茯苓 15g	滲濕寧心。
枳實 6g	下氣消痰，破氣散結。
丹參 15g	活血祛瘀。
紅花 12g	活血化瘀。
郁金 15g	活血止痛。
甘草 6g	調和諸藥。

經現代研究證明，黃連具有明顯的抗炎作用，其有效成分可能通過 SRC 蛋白調控流體剪切應力與動脈粥樣硬化信號通路等，發揮改善冠心病穩定性心絞痛的臨床症狀作用。經現代研究證明，丹參可擴張心血管功能的作用。

全方應用，以發揮諸藥活血化瘀、行氣止痛、益氣升陽之功，又有清熱解毒，穩定易損斑塊之效。余在香港經過 10 多年臨床觀察，在辨證施治的選

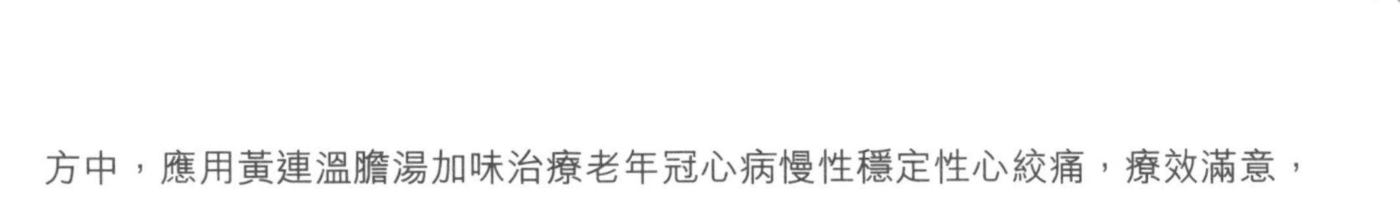

方中，應用黃連溫膽湯加味治療老年冠心病慢性穩定性心絞痛，療效滿意，未見斑塊退落或血栓等不良反應。

【加減】
- 氣虛者，加黃芪 30g。
- 氣滯者，加香附 12~15g。
- 年老腎虛，加淫羊藿 15g。

3 冠心病支架植入術後心絞痛辨治心得

「支架植入術」指的是利用穿刺、導管、球囊導管擴張形成和金屬內支架置入等技術，使狹窄、閉塞的心血管或腔道擴張再通，解決傳統手術盲區的一種技術。香港俗稱的「通波仔」，學名為冠狀動脈介入治療術（Coronary Angioplasty），屬支架植入術範疇。若冠心病患者經支架植入術後，由於支架內血栓形成（Stent Thrombosis）或支架內再狹窄（In-stent Restenosis）可導致心絞痛，這在香港中醫臨證中也屬常見病例。

香港現在暫無完整的中西醫結合治療，而國內大量臨床研究證明，冠心病經冠狀動脈造影支架術後發生心絞痛的患者，若常規應用阿士匹靈、瑞舒伐他汀等藥物治療同時，加上養血、化瘀通脈等中藥療法，能有效降低患者不良反應，使心絞痛症狀得以有效改善，並顯著提升臨床療效，安全性較高，有臨床推廣應用價值，説明冠心病支架植入術後心絞痛的中西醫結合治療在國內已普遍應用，安全可靠。我認為，冠心病介入支架植入治療後再狹窄或血栓形成的病理過程與中醫的「胸痺」、「心脈痺阻」、「心脈不通」有相同之處，屬血瘀證範疇。在香港中醫臨證可見到一些患者經「通波仔」術後導致傷精耗氣，致使心脈之血失於氣的推動和溫煦，產生瘀血痺阻，發為「胸痺」。加上香港地處嶺南沿海，易聚濕生痰，故常需痰瘀同治。所以，我們選用血府逐瘀湯（《醫林改錯》）合瓜蔞薤白半夏湯（《金匱要略》）加減治療，常獲佳效。我認為，血府逐瘀湯有活血祛瘀，行氣止痛之功，在治療胸中瘀血內阻證時，活血化瘀不傷血，行氣止痛不耗氣；瓜蔞薤白半夏湯有行氣解

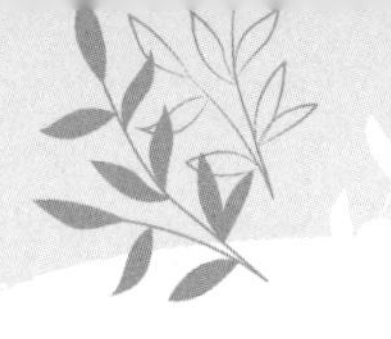

鬱，通陽散結，祛痰寬胸之效，善治痰盛瘀阻胸之痺證。二方合用，經多年臨床實踐證明，對冠狀動脈介入術後血栓形成及再狹窄具有一定防治作用。

病例介紹

患者張某，男性，62 歲，於 2022 年 10 月 13 日中醫初診。患者因冠心病接受「通波仔」治療兩個月餘，術後一直內服抗血小板藥和阿士匹靈等藥，近 10 多天來自覺左胸鬱悶疼痛，氣短乏力。經西醫診療後，因療效不顯著，轉中醫門診。

初診症見心前區鬱悶痺痛，氣短，神疲乏力，面色暗紅，唇周紫暗，舌質暗淡，苔白膩，舌下靜脈迂曲成團，脈沉弦滑。

【診斷】 胸痺心痛，屬氣虛痰瘀證。

【選方】 血府逐瘀湯（《醫林改錯》）合瓜蔞薤白半夏湯（《金匱要略》）加減

【處方】 桃仁 12g，紅花 9g，赤芍 12g，當歸 9g，川芎 6g，桔梗 6g，牛膝 10g，柴胡 6g，枳實 12g，瓜蔞 15g，薤白 10g，法半夏 10g，黃芪 30g，淫羊藿 15g，甘草 6g。

連服 7 劑，每天 1 劑。

二診（2022 年 10 月 20 日），自覺諸症逐日減輕，服完第六劑後已無胸悶痺痛。唇周未見紫暗，舌質淡紅，舌下靜脈迂曲成團，脈弦緩。再按原方 7 劑，每天 1 劑。

三診（2022 年 10 月 27 日），患者胸痛症狀消失，舌質淡紅，苔薄白，舌下靜脈迂曲成團減輕，脈弦緩。繼續原方 7 劑，以鞏固療效，隨訪至今未見復發。

本例患者素體虛弱，接受「通波仔」手術後，虛損益甚，氣虛推動無力，則氣血運行不暢。患者舌苔白膩，脈沉弦滑，屬「胸中痰濁結聚」之病徵，因痰瘀內阻，不通則痛，發為氣虛痰瘀型胸

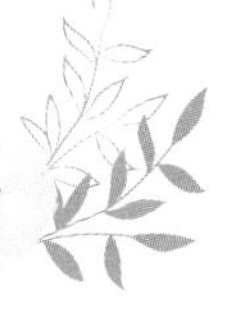

痺心痛，選以血府逐瘀湯合瓜蔞薤白半夏湯加減治之。因血府逐瘀湯善於主治瘀血內阻胸中，氣機鬱滯之證。本處方中用桃紅四物湯（桃仁、紅花、赤芍、當歸、川芎）活血祛瘀，養血和血，以化瘀之核心；四逆散（柴胡、赤芍、枳實、甘草）疏肝理氣，使氣行促血行；桔梗開胸膈之氣滯，牛膝引瘀血下行，一升一降，使氣血上下貫通，促進氣血運行。瓜蔞薤白半夏湯中的瓜蔞祛痰散結開胸，經現代研究證實瓜蔞提取液具有擴張冠狀動脈，增加冠脈血流量的作用；薤白通陽散結，行氣止痛，現代研究證明，薤白中所含的腺苷可擴張動脈血管，增加冠脈血流量，並有抗血栓及防治動脈粥樣硬化、抗血小板聚集等作用；法半夏燥濕下氣化痰，消痞散結；黃芪為補氣要藥，有益氣祛瘀的功效。因患者年老腎氣虧虛，加淫羊藿補腎助陽，本品性溫而不熱，久服無不良反應。與黃芪合用，是老年胸痺痛心腎同治的佳效補益藥。全方合用，益氣扶正，化痰除瘀結，使活血化瘀不傷血，行氣止痛不耗氣，痰瘀同治，心腎同調，對治療冠心病支架植入術後心絞痛常獲佳效。

4 重視冠心病的預防方法

「治未病」是中醫學重要的疾病防治思想，《靈樞・逆順篇》強調「上工治未病，不治已病」，充分體現了我國古代醫學預防為主、防重於治的醫學觀點。冠心病的預防首先應禁煙酒，不宜過勞，爭取充足休息，避免強烈的精神刺激，切忌暴飲暴食，保持均衡飲食，避免進食含過量脂肪、油、鹽及太甜的食物，多吃新鮮蔬菜、瓜果，保持大便暢順，控制體重；根據醫師指示，定期檢查血壓及膽固醇。若血壓或血脂高者，應同時積極治療。

心律失常

心律失常（Cardiac Arrhythmia）在香港中醫臨證中頗為常見，本病屬中醫的「心悸」、「怔忡」、「眩暈」、「昏厥」等範疇。我們在香港臨床實踐中體會，本病常與體質虛弱、情志刺激、外邪入侵及飲食失常等因素有關。由於上述因素可影響臟腑功能和氣血運行變異，從而出現心律失常，表現各種臨床症狀及脈搏的變化等。正如《內經》所説：「脈痺不已，復感於邪，內舍於心」。《傷寒論》中亦有「傷寒脈結代、心動悸」的記載。

祖國醫學雖無心律失常病名，但中醫臨床許多脈象都與心律失常有直接關系。如「數脈」可見於竇性心動過速；「遲脈」可見於緩慢的心律失常；「促脈」可見於心率較快的各種早搏、快速心房纖顫等；「結脈」可見於 II 度房室傳導阻滯、心率較慢的各種早搏和心率較慢的心房纖顫等；「代脈」可見於竇房傳導阻滯等。中醫學認為，心律失常的病變主要在心，但心與其他臟器可互相影響，亦可他臟致病而及心。

根據在香港臨床所見，最常見的病因有以下 4 點：

❶ 邪毒外侵，內舍於心，耗氣傷陰，心脈失養而致心律不齊。

❷ 精神刺激，七情不和，氣滯血瘀，心脈痺阻，引致傳導異常。

❸ 心氣不足或心陽不振，搏動無力，血不營絡，脈氣不能正常銜接。

❹ 氣血兩虛，陰陽失調，不能相互制約，使脈律失常。

綜上所述，本病病因有外邪、內傷之別；證見有虛、實之分。病性屬本虛標實，本虛為臟腑虛損，標實為痰濕、血瘀、氣滯、寒凝、火鬱。病位以心為主，與肝、脾、腎、胃等臟器相關，故臨證治療常以調整氣、血、陰、陽為主，分別給予活血、行氣、清熱、溫陽、豁痰等法。

一．辨證分型

心律失常的證型錯綜複雜，在辨證施治中，根據心律失常時心律之快慢，分為「快速性心律失常」和「緩慢性心率失常」兩大類型，特以分型辨治論析。

「快速性心律失常」分型辨治

中醫學認為，快速性心率失常為本虛標實之證，我們在香港臨證常見有痰熱擾心型、肝鬱氣滯型、氣虛血瘀型和陰虛火旺型的病例，特分述如下。

1 痰熱擾心型

在快速性心律失常病例中，尤以平素喜食肥甘厚膩患者，常易滋生痰濁，痰濕鬱久化熱，痰熱上擾心神所致本病。

【主證】 心悸不安，胸悶煩躁，煩閉欲嘔，身不大熱，頭暈失眠，黃痰，口苦，舌質紅，苔黃膩，脈滑數。

【治則】 清化痰熱，寧心安神。

【選方】 黃連溫膽湯（《六因條辨》上卷）加減

【處方】

藥材及份量	方解
黃連 10g	苦寒入心經，清熱除煩，調節心律。
法半夏 9g，陳皮 10g，枳實 6g，竹茹 9g	理氣化痰，行氣降逆，和中安神。
柏子仁 15g，酸棗仁 15g，茯苓 15g	寧心安神。
生龍骨 30g	重鎮安神。
香附 15g，梔子 10g	解鬱除煩。
甘草 6g	調和諸藥。

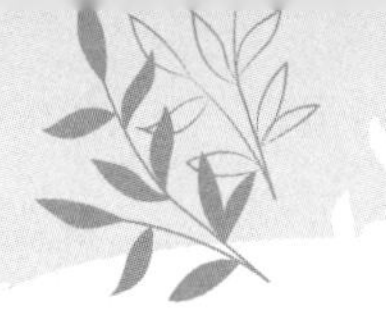

【加減】
- 熱盛導致心律過速者，可加苦參 12g，黃芩 10g，梔子 10g，以清熱瀉火，減慢心率。
- 心悸驚惕不安者，在生龍骨 30g 的基礎上，再加珍珠母 30g，以加強重鎮安神之功效。

2 肝鬱氣滯型

本證見於快速性心律失常發作期，常因情志不暢，木不條達，心失所養所致。

【主證】心悸氣短，頭痛目眩，兩脅作痛，口苦咽乾，心煩急躁，舌紅苔黃，脈弦數或弦而虛。

【治則】疏肝解鬱，調暢氣機。

【選方】逍遙散（《太平惠民和劑局方》）加味

【處方】

<table>
<tr><th>藥材及份量</th><th colspan="2">方解</th></tr>
<tr><td>柴胡 6g</td><td>疏肝理氣。</td><td rowspan="2">三藥合用，使疏養並用，肝氣條達，肝血得養，氣血調和，可調節與減緩心率，為君藥。</td></tr>
<tr><td>當歸 10g，白芍 12g</td><td>養血柔肝。</td></tr>
<tr><td>茯苓 15g，白朮 12g</td><td colspan="2">健脾益氣，既輔助柴胡疏肝，又防肝病傳脾，為臣藥。</td></tr>
<tr><td>郁金 12g，枳殼 12g</td><td>理氣疏肝，條達氣機；有抗心律失常的功效。</td><td rowspan="3">合為使藥。</td></tr>
<tr><td>柏子仁 15g，酸棗仁 15g</td><td>鎮靜安神。</td></tr>
<tr><td>炙甘草 6g</td><td>益氣調中，調理心肌與心率。</td></tr>
</table>

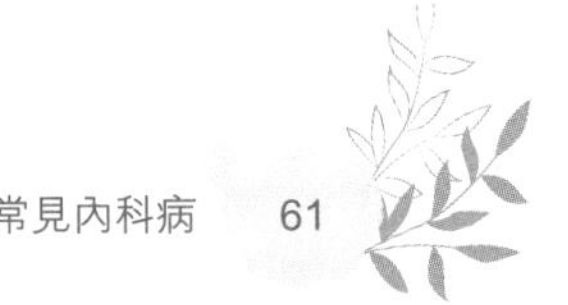

【加減】
- 胸悶憋痛，口唇紫紺者，加丹參 12g，川芎 6g，澤蘭 10g，以活血通絡。
- 肝鬱化火，熱盛者，加梔子 10g，黃芩 10g，龍膽草 10g，以清肝瀉熱。

3 氣虛血瘀型

本證見於快速性心律失常緩解期，多因病久心脾失養，心氣不足，運血無力，以致氣虛血瘀，脈絡瘀阻，心失所養而生諸症。

【主證】 心悸怔忡，氣短乏力，動則尤甚，胸悶鬱痛，舌質淡暗、有瘀斑，脈弦細或結代。

【治則】 益氣活血，養血安神。

【選方】 補中益氣湯（《內外傷辨惑論》）合桃紅飲（《類證治裁》卷五）加減

【處方】

藥材及份量	方解	
黃芪 30g	益氣祛瘀。	三藥合用，補益血帥，氣行則血行。
黨參 15g，白朮 2g	益氣健脾。	
桃仁 10g，紅花 10g，當歸 10g，川芎 10g	活血化瘀。	
郁金 12g，枳殼 12g	理氣疏肝，條達氣機；有抗心律失常的功效。	
石菖蒲 10g	開心竅，舒心氣，暢心神。	
甘草 6g	益氣調中。	

【加減】
- 若心悸不寧，失眠多夢者，加酸棗仁 15~30g，遠志 10g，以養心安神。
- 胸痛瘀滯明顯者，加降香 9g，延胡索 12g。

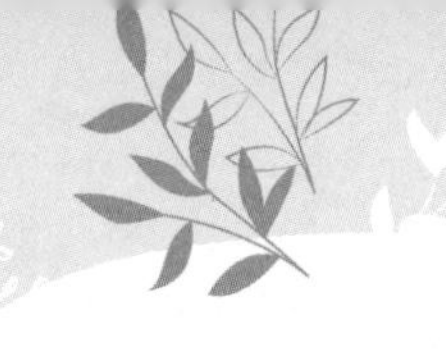

4 陰虛火旺型

在快速性心律失常緩解期的病例中，可見到本證型。本證多由肝腎陰虧，虛火內擾所致，治療以滋陰降火，清熱除煩。

【主證】 心悸心煩，頭暈目眩，胸中煩熱，心煩口渴，唇紅頰赤，夜寐汗出，舌紅少津，脈細數。

【治則】 滋陰降火，清熱除煩。

【選方】 清骨散（《證治準繩・類方》卷一）加減

【處方】

藥材及份量	方解
銀柴胡 10g	清解虛熱。
地骨皮 12g，胡黃連 10g，知母 10g	內清陰分之五心熱。
青蒿 12g，秦艽 10g	善清內伏之熱。
鱉甲 30g	滋陰潛陽，引諸藥入陰分，以達滋陰清熱之功。
甘草 6g	調和諸藥。

全方共奏補腎而滋陰液，使骨蒸潮熱得以清退。經現代研究證實，本方具有解熱、鎮靜、消炎、滋養強壯、降低自主神經系統興奮性、調整心率失常等作用。

【加減】

- 若心悸不安，難以忍受者，加生龍骨、生牡蠣、珍珠母，以重鎮安神。
- 若心悸甚，症見心動如躍，心煩易怒，脈弦細數者，加黃芩、白芍、麥冬、酸棗仁，以滋陰降火，交通心腎。

「緩慢性心律失常」分型辨治

中醫學認為，緩慢性心律失常的基本病因病機是心、腎、脾陽氣虛衰，陰寒內盛，在陽虛的基礎上兼夾血瘀、痰濕之邪，使得脈道不暢，鼓動無力，致使脈來遲緩。我們在中醫臨床中常見有痰濕阻絡型、心脈瘀阻型、心陽不振型。特分述如下。

1 痰濕阻絡型

本證見於緩慢性心律不整發作期，多因脾氣陽虛，痰濕中阻，清陽不開，濁陰不降所致。治療應以溫化痰濕以治其標，健脾益氣以治其本。

【主證】 心悸胸悶，眩暈較甚，頭重如裹，喉中痰鳴，舌質淡，苔白膩，脈弦滑或弦細。

【治則】 健脾益氣，溫化痰濕。

【選方】 六君子湯（《醫方正傳》）合導痰湯（《校注婦人良方》卷六）加減

【處方】

藥材及份量	方解
黨參 15g，茯苓 12g，白朮 12g，法半夏 10g，陳皮 6g	合用以益氣健脾，燥濕化痰。
製天南星 10g，桂枝 10g，石菖蒲 12g	溫化寒痰，三者合方又稱「溫痰調律方」。
薤白 12g	通胸中之陽，通散陰邪痰濁之結。
甘草 6g	益氣，調和諸藥。

【加減】
- 眩暈甚者，加天麻、鈎藤、枸杞子、菊花，以增強化痰，清利頭目之效。
- 胸悶胸痛明顯者，加丹參、延胡索，以加強活血止痛功效。

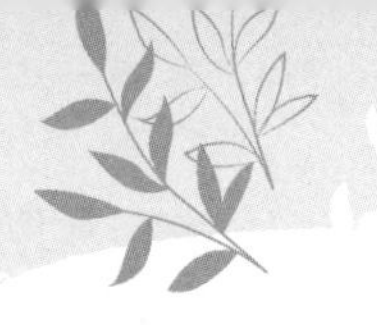

2 心脈瘀阻型

本證型見於緩慢性心律不整發作期，患者為陽虛之體，多因勞傷心氣，氣虛不能運血，血行瘀滯而導致心脈瘀阻之證。

【主證】 心悸氣短，胸悶憋氣或刺痛，四肢厥冷，舌質紫暗、有瘀點，脈澀或結代。

【治則】 溫陽益氣，活血化瘀。

【選方】 參附湯（《婦人良方》）合桃紅四物湯（《醫宗金鑒》）加減

【處方】

藥材及份量	方解
人參 12g，製附子 9g（先煎，久煎），淫羊藿 15g	人參益氣扶陽，提高心率，與製附子、淫羊藿相伍，有溫陽益氣，補益血帥，氣行血行，推動祛瘀，增強心肌收縮，提高心率的功效。
桃仁 10g，紅花 10g，丹參 15g，川芎 6g，當歸 10g	活血化瘀，瘀去脈通，促脈來如常。
桂枝 12g，炙甘草 6g	溫陽復脈。

【加減】
- 心悸刺痛甚，陰寒凝滯者，加延胡索、肉桂、細辛，以溫經通絡止痛。
- 胸悶刺痛甚者，因王不留行善入血分，走而不守，加入止痛效果更佳。

3 心陽不振型

【主證】 心悸氣短，煩躁不安，心胸憋悶，畏寒肢冷，體倦自汗，面色蒼白，舌淡苔白，脈結代或脈遲無力。

【治則】 溫補心陽，安神定悸。

【選方】 桂枝甘草龍骨牡蠣湯（《傷寒論》）加味

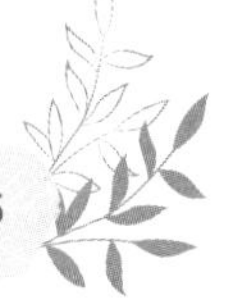

【處方】

藥材及份量	方解
桂枝 12g	辛甘而溫，溫振心陽，溫通經脈，溫陽化氣，為溫心通陽之要藥。
炙甘草 15~30g	重用，一則補心氣，益氣復脈，合桂枝辛甘化陽，溫補並行，是溫補心陽的基本結構。二則健脾氣，資中焦，使氣血生化有源。與桂枝合用能復心陽，對心動過緩有效。
生龍骨 30g，生牡蠣 30g	重鎮潛陽，安神定悸，令神志安靜而煩躁可解。
人參 10g，黃芪 30g	益氣溫陽；調節心律，抗心律失常。
山茱萸 12g	酸收溫陽，既可防桂枝重用導致辛熱發散太過，又防虛陽不能固陰致使元陽外泄。
葱白 10g，薤白 10g，乾薑 6g	宣通陽氣，驅除內寒，有助預防心陽暴脫。

諸藥合用，可使陽氣得復，心神得安，血行得暢，諸症悉除，心率復常。

臨證體會

桂枝甘草龍骨牡蠣湯出自《傷寒論》，是主治心陽不足證之要方，具有溫補心陽，安神定悸之功效。本證常見於緩慢性心動失常的靜止期，在臨證之時尚需注意心為君火，為陽中之陽，心陽虛損，則諸陽佳虛，臨床上呈現一派虛寒之像，若單一扶陽，難以生效。因「陰陽互根」，若單純溫陽難以奏效，應改用「陰陽同調」，於陰中求陽；即使未見陰傷之像，亦可在溫陽劑中加入滋陰之品，常可獲效。

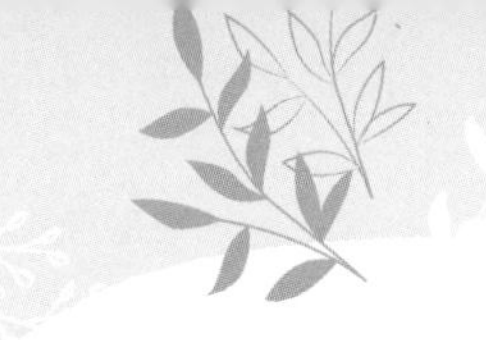

【加減】
- 根據《現代中醫內科學》介紹，結合我們在香港 30 多年的臨床體會，本方應用桂枝量要重用，一般從 12g 開始，逐步增量，常用至 20g，最多 30g，服用至心率接近正常，或出現舌乾舌燥，再減量服用。
- 若陽虛水泛，肢體浮腫者，加黃芪、澤瀉、豬苓、車前子，以益氣助陽，利水消腫。
- 若心氣陽虛所致脈遲過甚者，可加入麻黃，以增快心率。

二. 臨床經驗心得

「快速性心律失常」辨治

1 常用「減慢心率」中藥

❶ **苦參：**減慢心率，延緩傳導，降低心肌興奮，改善心肌缺血。每日 20~30g，水煎服，適用於調節快速性心率失常，尤以早搏為佳。

❷ **黃連：**每日 6~10g，苦寒入心，清心除煩，提高心室顫閾，調節與減緩心律。

❸ **黃芪：**每日 30g，可對抗腎上腺誘發的心律失常，降低心室顫閾，延長有效不應期，減慢心率。

❹ **當歸：**現代藥理研究證明，可減慢腎上腺素致使心率加快的作用，對冠心病所致的心室早搏有效，並有奎尼丁樣作用，可改善心房纖顫。

❺ **郁金：**每日 12g，有減慢心率，抗心律失常功效。

❻ **石菖蒲：**開心竅，舒心氣，暢心神。經現代研究證明，對改善心房纖顫，拮抗心律失常有效。

❼ **冬蟲夏草：**經國內臨床研究證明，可適用於各種早搏、陣發性快速心律失常。

❽ **當歸、白芍：**兩藥為伍，有養血柔肝，調節與減緩心率的功效。

❾ **郁金、枳殼：**兩藥相配，可理氣疏肝，條達氣機，有抗心律失常的功效。

❿ **黃芪、石菖蒲：**二藥合用，有改善心房纖顫，抗心律失常的功效。

⓫ **黃芪、當歸、白芍：**三藥配伍，有協同調理與減慢心律的作用。

⓭ **苦參、黃芩、梔子：**三藥為伍，可加強清熱瀉火，減慢心律的功效。

2 可「減慢心率」方劑

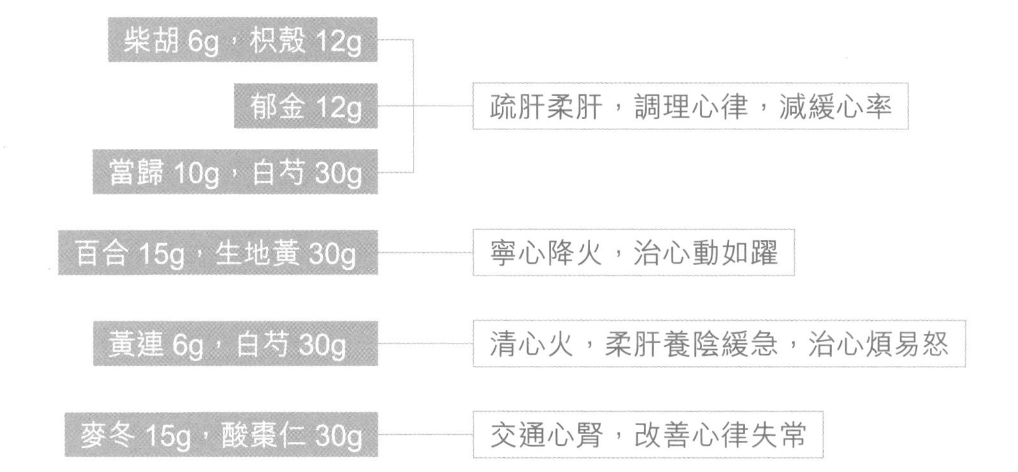

「緩慢性心律失常」辨治

1 常用「提升心率」中藥

❶ **補骨脂：**國內臨床研究報道，每日 30~60g，水煎服，適用於陽氣衰弱的各種緩慢性心律失常。

❷ **紅參：**每日 9~15g，水煎服，或切片咀嚼，適用於氣虛、陽虛的各種緩慢性心率失常。

❸ **桂枝、炙甘草：**兩藥合用能復心陽，可提升心率，對調治心動過緩有效。

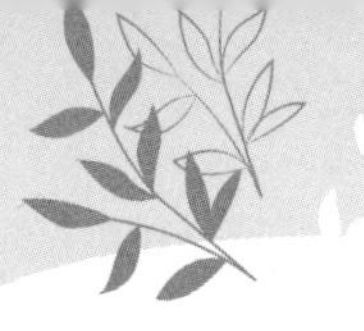

2 可「提升心率」方劑

❶ **生脈散：**人參 10g，麥冬 12~15g，五味子 6g

▶ 經國內研究報道，有強心，增加心搏量，調整心肌缺氧平衡的功效。

❷ **參附湯加味：**人參 10g，製附子 6~9g，淫羊藿 12g

▶ 三藥配伍，有益氧溫陽，增強心肌收縮，提高心率功效。

❸ **桃紅化瘀湯：**桃仁 10g，紅花 3g，丹參 12g，川芎 6g，當歸 10g

▶ 各藥配伍，可活血化瘀，瘀去脈通，促使脈率如常。

高血壓病

高血壓（Hypertension, High Blood Pressure）是常見的心血管疾病之一，本病是以動脈血壓增高為主的臨床綜合症，也是導致腦卒中、冠心病、心力衰竭等疾病的重要危險因素。本病歸屬於中醫學的「頭痛」、「眩暈」、「中風」等病範疇。中醫學認為，氣血是形成和維持血壓的物質基礎，當氣血沖和，血液運行正常，經脈流行不止，環周不休，則血壓可維持在正常範圍；若氣血失和，血液運行反常，則可導致血壓的異常變化。

一．辨證分型

高血壓是一種證情多變，病型複雜的慢性病。本病的病位在心、肝、腎，以氣血陰陽失調為其本，風、火、痰、氣、瘀為其標，屬虛實夾雜之證，而屬虛者居多。根據余在香港數十年臨床經驗，肝陽上亢型、肝膽實火上擾型、肝腎陰虛型、肝陽挾痰濁型及老年高血壓病（陰陽氣血虛衰型）是香港中醫門診常見的高血壓病，特分述如下。

1 肝陽上亢型

高血壓早期多為「肝火上升，肝陽偏亢」，本證型病位在肝，病機多與風、火、氣、瘀、虛有關，故不可一碰到高血壓就一味平肝潛陽或拼湊有降壓作用的中藥組方施治，而應抓住病機，審證求因，標本兼顧，分清主次，辨證論治。

【主證】 眩暈頭痛，每因煩躁惱怒而加劇，平素眠差，面紅目赤，口苦咽乾，便秘尿黃，舌紅苔薄黃，脈弦數或弦滑。

【治則】 平肝息風，瀉肝經之火。

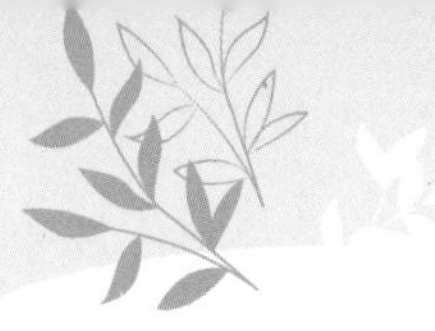

【選方】 天麻鈎藤飲（《中醫內科雜病證治新義》）加減

【處方】

藥材及份量	方解
天麻 12g	平肝息風，止痙降壓。
鈎藤 10g（後下）	平肝息風，清肝熱，緩天麻溫燥之性。 * 由於鈎藤煮沸超過 20 分鐘後，會使降壓有效成分破壞，故應後下。
石決明 30g	平肝潛陽，清肝明目，緩天麻溫燥之性。
梔子 10g，黃芩 10g	清熱瀉肝火。
杜仲 15g，桑寄生 15g	補益肝腎。
川牛膝 15~30g	通利血脈，引血下行。
黃芪 30g，赤芍 15g	益氣祛瘀。

諸藥合用，共成清熱平肝，潛陽息風之效。經現代藥理研究證明，處方中幾乎所有中藥，均有不同程度的降壓作用。

在此強調，處方中川牛膝走而能補，性善下行，與杜仲、桑寄生相配，能增強補益肝腎，提高降血壓功效；又因川牛膝有通利血脈，引血下行之功，若加上大量黃芪、赤芍，使益氣祛瘀之功加強，促進血壓下降，經長期臨床觀察，尤其對難以降下的舒張壓更顯佳效。

【加減】
- 肝火較甚，迫血上擾清竅者，加龍膽草，以清肝瀉火，並酌加牡丹皮、白茅根，以涼血止血。
- 肝陽亢進顯著，頭目脹痛甚及血壓較高者，加赭石、生龍骨，以加強平肝潛陽，鎮降逆氣之功。

2 肝膽實火上擾型

本證型由肝膽實火，肝經濕熱循經上擾下注所致，在早期高血壓亦很常見。常應用龍膽瀉肝湯加減治之，確有清瀉肝膽濕熱，瀉火降壓之功效。

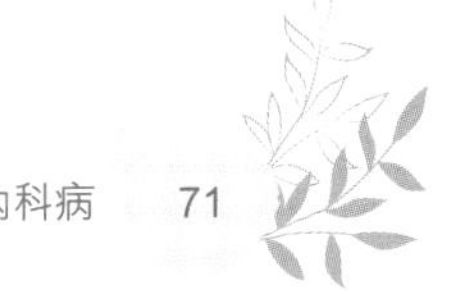

【主證】 頭痛目赤，脅痛口苦，耳聾不暢，小便淋濁，濕熱帶下，舌紅，苔黃，脈弦數。

【治則】 瀉肝膽實火，清下焦濕熱。

【選方】 龍膽瀉肝湯（《醫方集解》）加減

【處方】

藥材及份量	方解
龍膽草 12g	大苦大寒，上瀉肝膽實火，下清下焦濕熱，除濕瀉火兩擅其長。
黃芩 10g，梔子 10g	苦寒瀉火，助龍膽草瀉肝膽經濕熱。
澤瀉 12g，木通 10g，車前子 12g（包煎）	清利濕熱，使肝膽濕熱從小便出。
生地黃 15g	滋養肝血，防苦寒藥耗傷陰血。
柴胡 6g	疏暢肝膽之氣，為引經藥。
杜仲 15g，山楂 10g，川牛膝 12g	可提高持續降低血壓的功效。
甘草 6g	調和諸藥。

諸藥合用，確有清瀉肝膽濕熱，瀉火降壓之功效。瀉中有補，疏中有養，使邪去而不傷正。

經現代藥理學研究證明，本方劑有顯著利尿作用，可使尿量增加，但對鉀、鈉排泄量無影響，從而起到利尿降壓的功效。方中杜仲有鎮靜降壓之功，以鹽水炒後效果更優，因其有抑制膽固醇吸收，改善動脈粥樣硬化，並有緩慢持久降壓之功效，值得重視。本方藥物多為苦寒之性，內服每易傷脾敗胃，故對脾胃虛寒和陰虛陽亢之證，若多服、久服皆非所宜，尤應注意。凡脾胃虛寒，大便溏瀉者慎用。

【加減】
- 肝膽實火熱盛，應去木通、車前子，加黃連瀉火。
- 濕盛熱輕者，去黃芩、生地黃，加滑石、薏苡仁，以增強利濕之功。

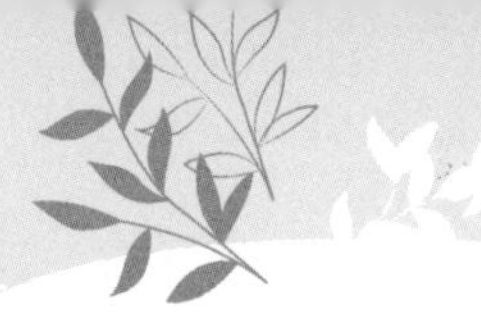

3 肝腎陰虛型

高血壓進入中期，往往由於肝陽亢進日久，下汲腎陰，而出現陰虛陽亢之候。肝腎陰虛者，治以鎮肝息風，滋陰潛陽。因腎屬水，肝屬木，是母子關係，故常以滋腎水得以柔養肝體。又因肝為剛臟，主動主升，若腎陰不足，則水不涵木，使肝陽上擾，血隨氣升，致使血壓增高。本證型為本虛標實，虛實挾雜。以肝腎陰虛為「本」；肝陽上亢為「標」。所以，凡陰血虧損而致木失涵養，非單用靜潛藥物所能奏效，當補之、柔之，故治則應為柔肝息風，滋陰潛陽。因脈絡以通為順，高血壓多有血脈瘀滯徵象，宜再加上丹參、赤芍活血化瘀，使之通絡降壓，促進療效增強。

【主證】 頭暈眼花，頭重耳鳴，顏面潮紅，五心煩熱，急躁易怒，口乾，舌紅苔薄黃少津，脈弦細或細數。

【治則】 鎮肝息風，滋陰潛陽。

【選方】 鎮肝息風湯（《醫學衷中參西錄》）加減

【處方】

藥材及份量	方解
牛膝 30g	引血下行，補益肝腎，重用，為君藥。
生赭石 30g，生龍骨 30g，生牡蠣 30g，生龜甲 30g	降逆潛陽，鎮息肝風，為臣藥。
白芍 15g，玄參 12g，天冬 12g	滋養陰液，助君藥制肝陽亢進，滋陰降壓。
丹參 12g，赤芍 15g	活血化瘀，通絡降壓。

【加減】
- 若偏於腎陰虛者，在原方重用龜甲 30g 的基礎上，加鱉甲 30g。
- 若偏於腎陽虛者，加肉桂 3g，淫羊藿重用至 15g。
- 若頭暈目眩重者，加石決明 30g，以潛鎮浮越上亢之陽。
- 若口乾甚者，加麥冬 12g，五味子 10g，石斛 10g，以滋陰養津。

- 若耳鳴如潮者，加磁石 30g，與原方生牡蠣相合，使之達到重鎮安神，益腎潛陽之效。

4 肝陽挾痰濁型

高血壓病的發生常與恣食膏粱厚味，或形體肥胖有關。因長期嗜食膏粱厚味，可生化痰濁，使動脈硬化，血壓升高。本證型為肝陽挾痰濁上擾，可導致痰濁壅盛與上犯與肝陽亢盛，故治當以化痰平肝並進。因肝為剛臟，主升主動；脾為生痰之源，主運化燥痰濕。所以治療應注意化痰降濁和調肝健脾相結合。

【主證】 眩暈，頭痛如裹如蒙，面色晦暗，胸膈滿悶，嘔吐痰涎，舌苔白膩，脈細滑或弦滑。

【治則】 燥濕化痰，平肝潛陽。

【選方】 半夏白朮天麻湯（《古今醫鑒》卷七）合二陳湯（《太平惠民和劑局方》）加減

【處方】

藥材及份量	方解
法半夏 9g	燥濕化痰，降逆下氣。
天麻 12g，鈎藤 10g（後下）	平肝降濁，息風定眩。
白朮 12g，茯苓 15g	健脾利濕，脾濕去則痰不生。
陳皮 6g，枳實 12g	理氣化痰，使氣順則痰自消。
丹參 12g，赤芍 15g	使降壓效果顯著加強。
甘草 6g	益氣調中。

諸藥合用，全方具有化痰降濁，平肝通脈降壓的功效。

【加減】
- 若眩暈甚者，加僵蠶、膽南星，以增強化痰息風之力。
- 嘔吐痰涎者，加旋覆花、赭石、澤瀉，以化痰散飲降逆。

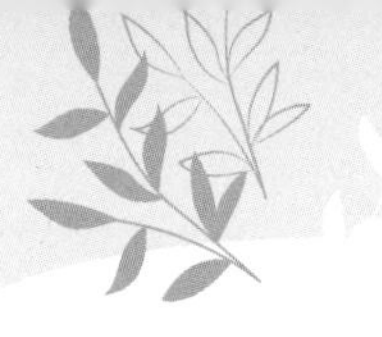

5 老年高血壓病（陰陽氣血虛衰型）

老年患者隨着年齡的增長，臟腑陰陽氣血衰退，並兼有多種病證；有時即便出現實證，也因虛而致實的本虛標實。因此，治療老年高血壓若單從肝陰肝陽着手，不從整體虛衰考慮，常是治療失敗的原因。高血壓病進一步發展，往往由於陰損及陽，而致陰陽兩虛；氣血不足而至清氣不升，腦失所養，或氣滯血瘀等，此在老年患者或婦女絕經期尤為常見。所以，老年高血壓的有效治則，應以補益氣血，燮理陰陽。在治療上必須採用以補為通，或通補兼施之法。

【選方】 黃芪赤風湯（《醫林改錯》卷下）合二仙湯（《婦產科學》）加減

【處方】

藥材及份量	方解
黃芪 30g	益氣通絡，降壓。
防風 9g	治上焦風邪，散頭目中滯氣，祛散經絡中留的痰濕。
珍珠母 30g（先煎）	清肝鎮靜，平肝潛陽。
牛膝 30g	補益肝腎，活血通絡，引血下行。
當歸 10g，赤芍 15g	養血活血通絡。
杜仲 15g，桑寄生 10g，仙茅 10g，淫羊藿 12g，巴戟天 12g，龜甲 15g（先煎）	補腎陽，滋腎精，調沖任。
黃柏 10g，知母 10g	清瀉腎火。

根據老年高血壓病的特點，選用黃芪赤風湯合二仙湯加減治之。黃芪赤風湯出自清．王清任《醫林改錯》，有益氣助陽，活血行滯，祛風通絡的功效。根據王清任論析，本方能使周身之氣通而不滯，血活而不瘀，具有調氣活血之功效。二仙湯出自上海中醫藥大學主編的《婦產科學》，具有溫腎陽，

補腎精，瀉腎火，調理沖任之功效。兩方合用，可主治腎陰、腎陽不足而致虛火上炎之高血壓病等，全方配伍特點是壯陽藥與滋陰瀉火藥同用，以適應陰陽俱虛於下，而又有虛火上炎的複雜證候。

余認為，氣虛血瘀在老年高血壓病發生發展過程中具重要地位，若在有效治則中兼顧益氣化瘀是必要的。方中重用黃芪益氣化瘀，並應用黃芪、防風的升動，配合牛膝、珍珠母的靜降，再配以當歸、赤芍的養血活血通散，杜仲、桑寄生的平補，體現動靜結合，升降並行，通補互濟的準則。又因二仙湯有補腎陽、滋腎精、瀉腎火、調沖任之效，對老年、更年期、絕經期高血壓尤為有效。經數十年臨床經驗總結，黃芪赤風湯合二仙湯加減是驗效方。

臨證體會

治療老年高血壓在重用益氣化瘀藥，應從小量開始，逐漸加大。服藥過程中，不要輕易改方換法，長期服用，始見佳效。若經久難以平穩降壓，患者平素頭暈目花，頭部空痛，腦轉耳鳴，腰腿酸軟，精神萎靡，不能耐勞，舌紅，脈沉細，兩尺脈弱者，應考慮老年人肝腎陰虛，肝陽上亢難下。因為肝藏血屬木，腎藏精屬水，肝腎同源，精血互生，滋腎水得以柔養肝體。鎮攝潛陽屬急則治其標之法，欲降上亢之陽，應滋陰養血培其本，是保持血壓平穩的重要一環。所以，滋腎養肝以息風也不可忽視，改用六味地黃湯加味滋腎填精，養肝息風，清泄肝熱，促使難下之血壓漸日康複。

二.「提高降血壓療效」的論析與臨證心得

高血壓病降血壓是「本」，改善症狀是「標」。中醫治病強調「急則治其標，緩則治其本」。當高血壓患者受眩暈影響不能站立時、當頭痛難忍上沖巔頂時、當煩躁易怒不可遏制時、當大便艱難數日不解時，首先應考慮改善危害生命與生存質量的症狀，當症狀改善，血壓也間接下降，這叫「急者治其標」；若在緩解期患者尚有血壓長期不降，並維持在較高水平，必損害靶器官功能，甚至器質產生一系列併發症，應繼續辨證施治，這叫「緩者治其本」。為了提高降血壓功效，我們在堅持中醫的辨證施治中，注意把中醫理論與現代藥理學相結合，在辨證用藥時，堅持以下 3 個原則：

❶ 符合中醫辨證論治，隨證用藥的原則。

❷ 結合現代藥理學研究，在處方中盡量選用有降血壓作用的中藥，而不使用有升壓作用的中藥。

❸ 在處方中可考慮選加在臨床實踐中證明有協同作用的有效對藥。

1 具有降血壓作用的中藥

黃芪、天麻、鈎藤、黃芩、黃柏、黃連、大黃、丹參、葛根、川芎、三七、杜仲、牛膝、山楂、牡丹皮、龍膽草、羚羊角、石菖蒲、萊菔子、大青葉、板藍根、柴胡、茵陳、澤瀉、車前子、赤芍、野菊花、北豆根、漢防己、秦艽、木通、辛夷、蒼朮、冬蟲夏草、川木通、地骨皮、桑白皮、忍冬藤、瓜蔞、龍葵、黃精、半邊蓮、決明子、蔓荊子、貫眾、茺蔚子、附子、獨活、肉桂、花椒、天南星、天竺黃、雞血藤、徐長卿、吳茱萸、五味子、白果、槐米、豨薟草、石蒜、白芷、祖師麻、厚朴、刺五加、丁公藤、魚腥草、天冬、地黃、玄參、酸棗仁、沙苑子、虎杖、羅布麻、全蠍、水蛭、地龍、蜈蚣、巴戟天、菟絲子、淫羊藿、白朮、茯苓、白芍、當歸、西洋參、牛黃、熊膽、蒲黃、紫蘇等。

2 具有升血壓作用的中藥

具有升血壓作用或影響降血壓功效的中藥，如枳實、枳殼、青皮、西紅花、麻黃、蟾酥、巴豆、白鮮皮等。現代研究證明，枳實、枳殼的煎劑及醇提取液，能改善心、腎、大腦的血液循環，顯著升高血壓，且持續時間較長，其升壓的有效成份是 N- 甲基酪胺及對羥福林。

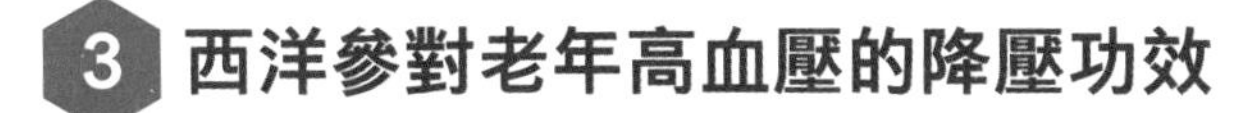

3 西洋參對老年高血壓的降壓功效

老年高血壓是高血壓病的一種特殊類型，其主要表現為收縮壓（SBP）增高更為明顯，甚至只有收縮壓增高，而舒張壓（DBP）＜ 70mmHg，使脈壓差（PP）高達 70mmHg 以上。脈壓差增高，是老年高血壓患者致殘、致死的主要原因之一。脈壓差愈高，心血管發生風險愈大。近年來有研究顯示，血管內皮損傷所導致的炎症反應，可能參與了高血壓的發生和發展。經現代研究證明，西洋參既有降血壓功效，也可改善老年高血壓患者的脈壓差；並可抑制患者黏附分子的表達，調節炎症反應的細胞活性，抑制炎症反應，有抗動脈硬化，改善血管彈性，從而使患者降低收縮壓，使低舒張壓回升，改善脈壓差的作用。

4 巧用有降血壓功效的對藥

❶ **鈎藤 10~15g / 牛膝 10~15g：**此為施今墨降血壓有效對藥。鈎藤甘寒，清熱平肝，息風鎮痙以降血壓為主；牛膝苦平降泄，性善下行，活血祛瘀，舒筋通絡，引血下行以降低血壓為要。兩藥伍用，清上引下，經我們在香港長期臨床應用，降血壓療效甚佳。

❷ **茺蔚子 6~10g / 夏枯草 9~15g：**此為施今墨治療虛性高血壓有效對藥，我們在香港長期臨床應用頗見佳效。茺蔚子辛甘微寒，既升又降，能擴張血管，活血順氣，涼血降壓；夏枯草苦寒泄熱，辛寒散結，長於宣泄肝膽之鬱火，暢行氣機之運行，有清肝熱而降血壓之功。二藥伍用，一活血，一清降，有移盈補虧之效，故可降低血壓。

❸ **槐花 6~15g / 黃芩 6~10g：**本對藥為施今墨治療實性高血壓而設，我們在香港長期臨床應用頗見佳效。槐花苦寒清降，涼血止血，清熱降壓；黃芩苦寒泄下，清熱燥濕，瀉火降壓。二藥伍用，苦寒瀉火，涼血降壓之功效加強。

高脂血症

高脂血症（Hyperlipidemia）又稱高脂蛋白血症，俗稱高血脂、血脂過高，屬中醫的「肥胖」、「痰濕」、「濁阻」、「胸痺」等範疇。古人雖尚不知道血脂增高，但已經注意到其存在與危害性，尤其對過食肥甘引起高血脂症的危害早有認識。正如《素問‧生氣通天論篇》云：「高粱之變，足生大丁」。《三因方》記載：「飲食飢飽，生冷甜膩，聚結不散，或作痞塊，膨脹滿悶」。在《醫學心悟》一書著中亦提出節制飲食的養生之道。

「血脂」是血漿中脂質的總稱，主要包括膽固醇、三酸甘油脂和磷脂等。中醫學認為，高脂源於水穀精微，若過食肥甘厚膩，營養攝入過多，久之運化失常，或轉輸與利用失常，水穀不能生化精微而變為痰濁，導致痰濁內阻、氣血瘀阻，可引致血脂異常增高。故痰濁內阻、氣血瘀阻是血脂異常的主要基本病機。本病的病位在心、肝、脾、腎，血脂增高常與動脈粥樣硬化、高血壓、冠心病、中風、肥胖病、糖尿病、膽石症、腎病綜合症、肝膽管阻塞、胰腺炎、痛風等病有密切關係，也是香港常見的都市病，中醫治療本病特顯優勢，現論析如下。

一．辨證分型

高脂血症臨床表現頗為複雜，有的病人可毫無症狀，也有症狀很多的病人。臨床主要診斷是根據臨床化驗檢出血脂值增高，再以四診合參進行辨證施治。

高脂血症 I 期——無症狀患者

1 「調理肝脾胃，化濕消食」減肥降脂方

「形體肥胖」是一種代謝性疾病，是不健康的表現。

【選方】 三仙降脂茶（自擬驗方）

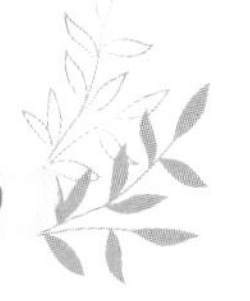

【處方】

藥材及份量	方解
山楂 10g，麥芽 15~30g，神曲 10g	三藥稱為「三仙」，消食化積，調理脾胃，散瘀行滯消脂。
澤瀉 12~15g	甘淡滲濕，利水消腫降脂。
丹參 12~15g	活血袪瘀降脂，增強山楂理氣化瘀，消食降脂之效。
陳皮 6g	理氣健脾，燥濕化痰降脂。
枸杞子 15g	養肝益氣降脂。
茉莉花茶葉 10g	清熱化濕，理氣解鬱，有降血脂功效。

方中丹參與山楂組成的對藥是施今墨著名的降血脂對藥；茉莉花茶又叫茉莉香片，屬於綠茶的一種，因其茶香與茉莉花香交互融合，有「窨得茉莉無上味，列作人間第一香」的美譽，在清朝被列為貢品，有 150 多年歷史。全方合用，有調理肝脾胃，化濕消食，減肥降脂的功效。

2「宮廷御醫」減肥降脂方

【選方】 清宮仙茶（《宮廷御醫秘方》）

【處方】

藥材及份量	方解
澤瀉 15g，山楂 10g	滲濕利尿，通脈消食，減輕體重，降脂排毒。
紫蘇葉 10g，石菖蒲 12g	甘淡滲濕，利水消腫降脂。
上茶葉（如：杭州龍井上等茶葉）適量	含有大量茶多酚，有助降血脂、降血糖及抗癌之效，具對抗動脈粥樣硬化、防止血小板聚集等作用。

清宮仙茶是珍藏在北京故宮的「宮廷御醫秘方」，經北京陳可冀教授組織整理後發表，我們在香港推廣頗受讚許與重視。中醫學認為，肥胖病人多濕、多痰，血脈流通不暢。高脂血症也有相同特點，所以服用上述特殊加工的仙藥茶，既能使濕袪痰除，又可使血脈暢行，從而收到顯著降脂減肥的功效。

高脂血症II、III期——有症狀患者

1 高脂血症（II期）——痰濕內阻型

【主證】 體型肥胖，肢體沉重，困倦嗜臥，舌淡紅，苔白膩，脈細滑或濡滑。

【治則】 健脾化濕，袪痰化瘀消脂。

【選方】 二陳降脂湯（《中醫內科辨病治療學》）

【處方】

<table>
<tr><th>藥材及份量</th><th colspan="2">方解</th></tr>
<tr><td>法半夏 6g</td><td>燥濕利痰。</td><td rowspan="3">三藥合用共為主藥，燥濕袪痰，健脾行氣。</td></tr>
<tr><td>陳皮 3g</td><td>順氣下痰。</td></tr>
<tr><td>茯苓 10g</td><td>行水消痰。</td></tr>
<tr><td>白朮 12g</td><td colspan="2">健脾運，化濕袪痰降血脂。</td></tr>
<tr><td>決明子 30g，澤瀉 12g</td><td colspan="2">清熱利濕，化濁降脂。</td></tr>
<tr><td>茵陳 10g，黃芩 10g，山楂 10g</td><td colspan="2">化積，散瘀消脂。</td></tr>
<tr><td>甘草 6g</td><td colspan="2">益氣調中。</td></tr>
</table>

【加減】

- 痰濕化熱，心胸煩悶者，可加郁金、石菖蒲。
- 痰鬱化熱，失眠多夢者，加黃連、酸棗仁、郁金，或改用黃連溫膽湯加味。
- 濕邪較盛，頭痛如裹者，可加佩蘭、藿香、蒼朮、藁本等。

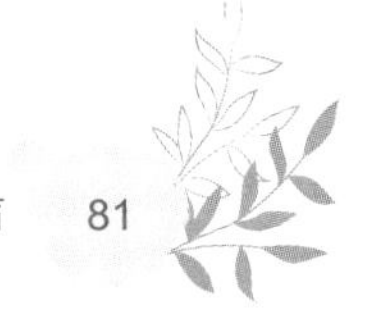

2 高脂血症（II 期）——濕熱內蘊型

本證型多見於血脂增高偏實病人。

【主證】 頭暈，燥熱煩悶，煩渴口黏，口乾不欲飲，眠差夢多，尿黃便結，舌苔黃膩，脈滑數。

【治則】 清熱利濕，化濁消脂。

【選方】 三仁湯（《溫病條辨》）加減

【處方】

<table>
<tr><th>藥材及份量</th><th colspan="2">方解</th></tr>
<tr><td>苦杏仁 10g</td><td>通上焦肺氣，使氣化有助於化濕。</td><td rowspan="3">三藥為主，故名「三仁湯」。</td></tr>
<tr><td>白豆蔻 6g</td><td>開發中焦濕滯，化濁宣中。</td></tr>
<tr><td>薏苡仁 12g</td><td>益脾滲濕，使濕熱從下而去。</td></tr>
<tr><td>法半夏 10g，厚朴 12g</td><td colspan="2">除濕消痞，行氣散滿。</td></tr>
<tr><td>通草 6g，滑石 18g，竹葉 10g</td><td colspan="2">清利濕熱。</td></tr>
<tr><td>甘草 6g</td><td colspan="2">益氣調中。</td></tr>
</table>

諸藥合用，共成宣上、暢中、滲下之劑，有清熱利濕，宣暢濕濁而降血脂之功效。

【加減】

- 若濕已化燥或熱重於濕者，不宜使用本方。
- 濕熱傷陰者，可加用生地黃、黃精。
- 口苦咽乾重者，加柴胡、黃芩，以清解肝膽之熱。

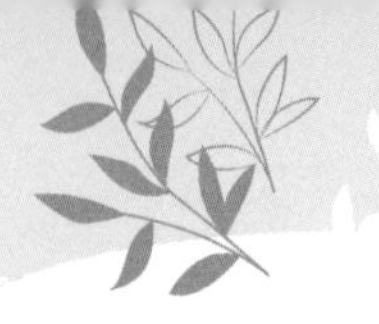

3 高脂血症（III期）——痰瘀交阻型

【主證】 倦困喜卧，頭重且暈，心胸悶痛，肢體沉重，舌質暗或有瘀斑，脈細滑。

【治則】 化痰祛濕，理氣活血。

【選方】 二陳三物降脂湯（《中醫內科辨病治療學》）

【處方】

藥材及份量	方解
法半夏 10g，陳皮 6g	燥濕祛痰，健脾行氣。
當歸尾 10g，赤芍 15g，川芎 6g，丹參 12g	理氣活血。
枳殼 12g，厚朴 12g	行氣化濕，消滯。
澤瀉 12g	清熱利濕，降脂。
山楂 10g	消食化積，散瘀消脂。
甘草 6g	調和諸藥。

【加減】
- 若患者以心胸痛為主證，用瓜蔞薤白半夏湯化裁，可加降香、乳香、沒藥等。
- 頭暈沉重者，可加天麻、白朮、澤瀉等。
- 頭痛者，加佩蘭、蒼朮、蔓荊子等。

4 高脂血症（III期）——肝腎陰虧、瘀熱互結型

本證型之病機以肝腎陰虛為本，肝陽上亢，瘀熱互結為標。

【主證】 頭暈目眩，心煩易怒，面部烘熱，腰膝酸軟，健忘失眠，舌質暗或有瘀斑，脈弦細滑。

【治則】 滋腎平肝，活血化瘀，清熱祛濕。

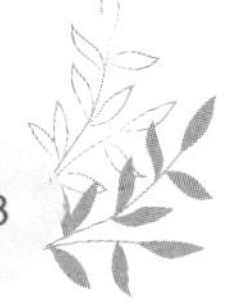

【選方】 鎮肝息風湯（《醫學衷中參西錄》）合二子降脂湯（《中醫內科辨病治療學》）加減

【處方】

<table>
<tr><th>藥材及份量</th><th colspan="2">方解</th></tr>
<tr><td>牛膝 30g</td><td>歸肝腎經，入血分，性善下行，重用以引血下行，促進降脂，補益肝腎。</td><td rowspan="2">三藥為伍以治其本，屬君藥。</td></tr>
<tr><td>枸杞子 15g，決明子 30g</td><td>清肝益腎，降血脂。</td></tr>
<tr><td>赭石 30g</td><td>苦寒涼血，鎮肝降逆，合牛膝以引氣血下行。</td><td rowspan="2">丹參、山楂與苦寒沉降之赭石為伍，消瘀熱互結，急治其標，共為臣藥。</td></tr>
<tr><td>丹參 15g，山楂 10g</td><td>理氣活血，散瘀消脂。</td></tr>
<tr><td>玄參 15g，天冬 15g</td><td colspan="2">下走腎經，滋陰清熱。</td></tr>
<tr><td>龜甲 15g，白芍 15g</td><td colspan="2">滋水以涵木，滋陰以柔肝。</td></tr>
<tr><td>茵陳 6g，川楝子 10g，黃芩 10g</td><td colspan="2">清泄肝熱，疏肝理氣，利濕降脂。</td></tr>
<tr><td>甘草 6g</td><td colspan="2">調和諸藥。</td></tr>
</table>

肝為剛臟，性喜條達而惡抑鬱，過用重鎮之品，勢必影響其條達之性，故方中以茵陳、川楝子、黃芩清泄肝熱，疏肝理氣，利濕降脂以遂其性。全方合用，有滋腎平肝，活血化瘀，清熱祛濕降血壓與降血脂的功效。

【加減】
- 若頭暈頭脹，肝火旺盛，風陽有上越之勢者，加天麻、鈎藤、夏枯草、茺蔚子。
- 肢體麻木，氣血痺阻症狀突出者，加黃芪、雞血藤、豨薟草、地龍。
- 陰虛陽亢症狀不突出，氣虛血瘀明顯者，則用補陽還五湯加味。

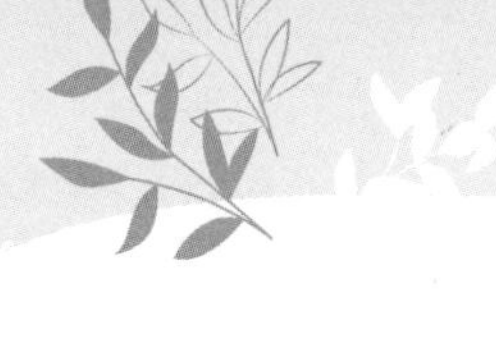

二．臨床經驗心得

1 具有降血脂作用的單味中藥

❶ **人參：** 血脂異常以痰瘀互結症居多，治以益氣化痰、通脈祛瘀常有顯效。因人參有緩中補虛，健脾以絕生痰之源。經現代研究證明，可調節膽固醇代謝，有降血脂功效。

❷ **澤瀉：**《神農本草經》把澤瀉列入上品，久服可「輕身面生光」。清宮御醫以澤瀉為主藥組成的清宮仙茶，是宮廷中降血脂減肥之飲食方。澤瀉能利水滲濕，協助脾胃以祛痰濕降脂減肥。經現代研究證明，澤瀉可降低小腸膽固醇的吸收和抑制小腸膽固醇的酯化，從而可降低血清三酸甘油脂、低密度脂蛋白膽固醇的水平及同時可提高高密度脂蛋白膽固醇水平。

❸ **決明子：** 本品的有效成分可顯著降血脂。經廣東省中醫院肝膽科應用，以決明子為主藥，辨證治療脂肪肝及降血脂均有顯效。

❹ **丹參：** 善入血分，活血通絡。經現代研究證明，具有抗脂質過氧化的作用，可顯著降低血清總膽固醇，抑制細胞內源性膽固醇形成，清除自由基，防止脂蛋白氧化有顯效。既可擴張心冠狀動脈，使血流加速，又可抑制或降低動脈粥樣斑塊的形成，對老年性高脂血症合併冠心病、心絞痛者尤為適用。

❺ **山楂：** 具有調整、改善血脂代謝的作用。動物實驗證明，對各種高脂血症模型有較肯定降脂作用，可抑制肝臟膽固醇的合成，並能減輕家兔動脈粥樣硬化病變。

❻ **蒲黃：** 辛香行散，性涼而利，專入血分，有涼血止血，活血消瘀祛脂膏的功效。近年有較多應用蒲黃降血脂、降血壓的研究與報導。經現代研究證明，蒲黃可明顯降低高脂血症病人的膽固醇。

❼ **地龍：** 地龍的特殊生活環境造成了其體內的超氧化物歧化酶（SOD）含

量很高，可抑制自由基及抗衰老。經現代研究證明，地龍凍乾粉可使血中膽固醇、三酸甘油脂、磷脂降低，從而調節載脂蛋白基因表達。

❽ **薑黃：**本品辛散溫通，既入氣分能行散氣滯，又入血分能活血祛瘀。經大量基礎研究表明，薑黃素具有抗炎、抗癌、抗纖維化、調脂及抗動脈粥樣硬化的功效。經現代研究證明，薑黃的有效成分薑黃素可降低血清總膽固醇（TC）、三酸甘油脂（TG）和低密度脂蛋白膽固醇，從而起到改善動脈粥樣硬化功效。

❾ **枳實：**破氣除痞，化痰消積。經現代研究證明，可促進腸胃蠕動，促進脂質的排泄，減少脂質的吸收及轉運。

❿ **紅麴：**是一種傳統降血脂中藥，由麴霉科真菌紅麴霉的菌絲體與粳米為原料，經發酵製成；具有降血脂、降血壓、降血糖、抑菌、增強免疫力、抗疲勞等作用。紅麴所含酸式結構的洛伐他汀成分不需經過體內肝脂酶代謝，不增加肝臟負擔，故又較降血脂的他汀類西藥安全，被譽為「中藥他汀」或「天然他汀」。

2 具有降脂作用的有效對藥

❶ **黃芪 24~30g / 澤瀉 12~15g：**黃芪甘溫，補脾益氣，升陽舉陷；澤瀉性寒下滑，利濕祛脂。二藥為伍，一溫一寒，一升一降，加強利濕祛脂的功效。

❷ **決明子 10~15g / 夏枯草 10~15g：**決明子有清肝瀉火，益腎明目之功，又有潤腸通便，降膽固醇之效；夏枯草具清瀉肝火，解鬱散結之功，亦有祛痰化濕，降脂消腫之效。二藥伍用，清肝明目，降血脂、降血壓有佳效。

❸ **丹參 15~30g / 山楂 15~30g：**此為施今墨著名降脂減肥對藥，丹參養血活血，祛瘀生新；山楂理氣化瘀，消食降脂。兩藥合用，活血祛瘀降脂之力益彰。

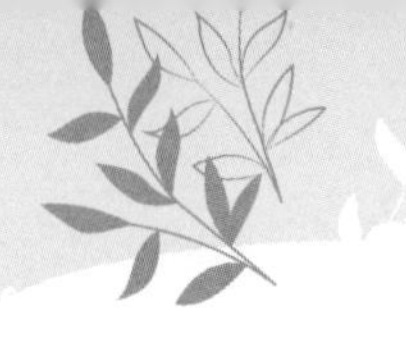

❹ **蒲黃 6~10g / 炒白朮 6~12g：**蒲黃涼血活血，消瘀祛脂；炒白朮健脾燥濕，二藥為伍，活血散瘀，燥濕化痰降血脂。

❺ **蒲黃 6~10g / 五靈脂 6~12g：**蒲黃辛香行散，性涼而利，專入血分，有涼血止血，活血消瘀祛脂膏的功效；五靈脂氣味俱厚，專走血分，功專活血散瘀祛脂，行氣止痛。兩藥為伍，名「失笑散」，對祛瘀止痛降脂均有佳效。

3 具有降脂作用的食品

香菇、荸薺、木耳、空心菜、玉米、洋蔥、大蒜、薑、黃豆、綠豆、豆製品、燕麥、茶葉、蘋果、山楂、大棗、茄子、蘿蔔、海帶、牛奶、椰菜、花生、魚、芝麻、芹菜、番茄，淡菜、向日葵籽等。

第三章

內分泌及營養代謝系統

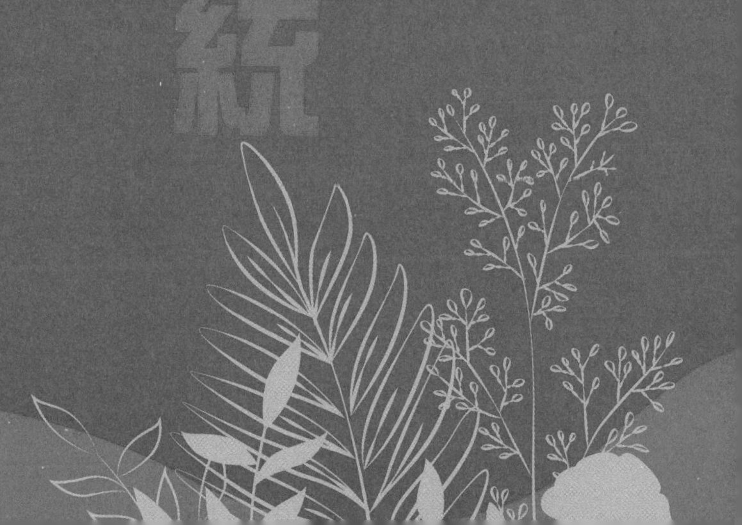

糖尿病

糖尿病（Diabetes Mellitus）是西醫病名，它是一種以糖代謝紊亂為主要表現的內分泌代謝性疾病，屬難治之病。它的特徵是血糖值高、糖尿、葡萄糖耐量減低。患者早期可無症狀，到了症狀期可出現俗稱「三多一少」的症狀：多食、多飲、多尿及體重下降。對於第 1 型糖尿病，其症狀會在一個星期至一個月期間出現；而對於第 2 型糖尿病則較後出現。不論是哪一種糖尿病，如果不進行治療，可能會引發許多併發症。

中醫文獻中的「消渴病」即相當於糖尿病，早在《黃帝內經》中已有記載和描述，本證「渴而多飲不解，飢而多食難飽，尿多而甜，形體消瘦 」。中醫學認為，消渴病的病機是陰虛，尤其是腎陰虛，但也有重視氣陰兩虛。清代葉天士在《臨證指南醫案》中把本病的基本病機歸納為陰虛燥熱，對後世醫家影響深遠。「消渴」一證，古人在辨證上分為上、中、下三消，而有肺熱，胃熱和腎虛之別，即上消多飲屬肺，中焦善飢屬胃，下焦多尿屬腎。

我們在香港長期臨證中體會，患者的三消症狀常交錯出現，且往往不易區別，故三消分治，常不切合實際。我們在當代名醫趙錫武醫師的啟示下，認識到上中消之證為標象，其本在腎。雖病因之中，上中焦熱灼真陰，但治療須以治腎為本，即補腎為主，兼理肺胃。因此，治療糖尿病，不論上中下消，均當以「治腎為本，三消同治」，常獲佳效。

一. 辨證分型

中醫在大量臨床實踐中證明，三消分治己不符合臨床實際。在臨床所見，若消渴患者出現上消多飲，必然有下消多尿，三消往往同時出現。我們在香港長期臨床實踐中，體會到常見糖尿病例有陰虛燥熱型、氣陰兩虛型及老年糖

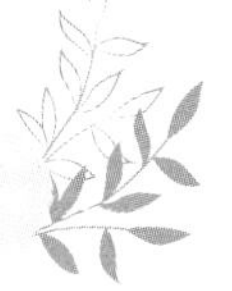

尿病的氣陰兩虛血瘀型。因糖尿病日久，病情進一步發展，波及腎臟功能的早期、中期、晚期患者，在中醫門診臨證也較為多見，特分述如下。

1 陰虛燥熱型

陰虛燥熱型常有脾胃虛弱，因陰虛燥熱必傷津，津虧液少，勢必不能載血循經暢行，導致陰虛血瘀，因津血同源，互可資生轉化。

【主證】 煩渴多飲，多食易飢，尿頻量多，大便秘結，疲乏消瘦，口乾舌燥，舌質紅或絳，脈弦滑、稍數。

【治則】 滋腎養陰，清熱潤燥。

【選方】 消渴養陰清熱湯（《香港中醫雜誌》）加減

【處方】

藥材及份量	方解
黃芪 30g，山藥 15g，生地黃 30g，天冬 12g，麥冬 12g	益氣補腎，養陰生津，降血糖。
北沙參 12g，石斛 15g	益氣生津止渴。
知母 10~12g	清熱滋腎。
天花粉 15~18g	生津止渴，清肺胃之熱。
黃芩 10g，黃連 6g	清肺胃之熱。
葛根 15~30g，丹參 12~15g	清熱潤燥，生津祛瘀，提高降血糖功效。
甘草 6g	調和諸藥。

【加減】
- 口渴多飲者，加烏梅。
- 尿頻尿多，質濁如脂者，加生牡蠣、五倍子、山茱萸。
- 善食易飢者，為胃火熾盛，在原方黃連的基礎上加上生石膏。
- 大便燥結者，加火麻仁、郁李仁。

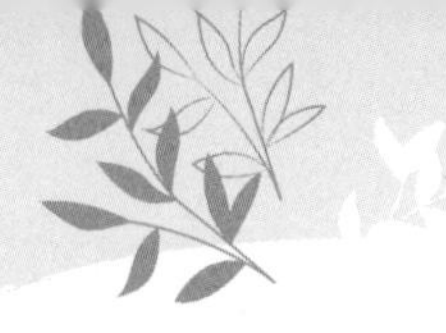

2 氣陰兩虛型

【主證】 神疲乏力，汗出氣短，午後潮熱，手足心熱，舌紅苔少，脈細數無力。「三多一少」的病徵不一定明顯。

【治則】 益氣扶陽，補腎養陰。

【選方】 益氣養陰湯（《香港中醫雜誌》）加減

【處方】

<table>
<tr><th>藥材及份量</th><th colspan="2">方解</th></tr>
<tr><td>黃芪 30~60g，山藥 15~24g，生地黃 15~30g，山茱萸 12~14g，生牡蠣 30g，五味子 6~9g，麥冬 12~15g</td><td colspan="2">益氣養陰，補腎固攝。</td></tr>
<tr><td>玄參 12g</td><td>養陰生津，制蒼朮之燥。</td><td rowspan="2">兩藥伍用，是施今墨降血糖有效對藥，兩藥一潤一燥，互相制約，互相促進，提高降血糖功效。</td></tr>
<tr><td>蒼朮 10~12g</td><td>扶脾斂精，溫燥制玄參之膩滯。</td></tr>
<tr><td>葛根 15~30g</td><td colspan="2">升發脾胃清陽之氣，助黃芪、山藥、生地黃益氣養陰降糖。</td></tr>
<tr><td>丹參 12~15g</td><td colspan="2">潤燥袪瘀，生津止渴，通絡降糖。</td></tr>
<tr><td>甘草 6g</td><td colspan="2">益氣調中。</td></tr>
</table>

【加減】
- 若明顯形寒肢冷，四肢不溫者，可加肉桂、製附子，以補腎扶陽。
- 小便混濁如脂者，加五倍子。
- 腰膝無力者，加淫羊藿、巴戟天。

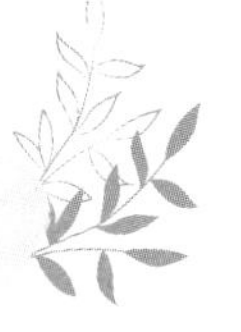

臨證體會

我們在香港臨床所見不少「隱性糖尿病」患者，平日毫無消渴病的臨床症狀出現，僅在體檢上發現尿糖、血糖高於正常範圍，但氣陰兩虛的主證很突出，應用本方為基礎加減施治，並結合飲食、運動等調治，對糖尿病的控制與防止發展，確為重要。

3 老年糖尿病——氣陰兩虛血瘀型

老年糖尿病的中醫病機特點是氣陰兩虛，經脈不暢，氣血瘀滯。

【主證】 臨床表現多在症狀期氣陰兩虛的基礎上，又出現肢體酸痛，全身乏力，頭暈目眩，記憶與視力減退，手足麻木，口乾口渴，尚可維持正常工作與生活，舌質偏暗，脈弦細或細弱。

【治則】 益氣養陰，活血通絡。

【選方】 益氣養陰通脈湯（《中醫內科辨病治療學》）加減

【處方】 本方適用於老年高血糖病出現併發症的早期患者。

藥材及份量	方解
黃芪 30~120g	生用，益氣祛瘀；降血糖。
太子參 12~15g，麥冬 12g，五味子 6~9g	益氣養陰。
葛根 15~30g，丹參 12~15g	生津祛瘀；降血糖。
當歸尾 10g，川芎 6g，桃仁 5~6g，紅花 3g，赤芍 15g	為補陽還五湯加減，益氣祛瘀，活血通脈。

【加減】

- 若在氣陰兩虛證的基礎上，併發胸痺心痛主證者，重用丹參 15g，降香 15g（後下），以活血理氣止痛。
- 手足痺痛、麻木者，加桑枝 10~15g，豨薟草 15g，川芎 10g，因桑枝祛風而不燥，是風藥中的通利關節止諸痺痛要藥，與豨薟草、川芎為伍，有祛風理氣，通絡止痛佳效。

- 頭暈目眩，視力減退者，加服杞菊地黃丸、石斛夜光丸等，以滋肝，調肝，明目。
- 眼底出血者，加三七粉 10g，生地黃 30g，側柏葉 10g，旱蓮草 12g，以祛瘀止血，涼血止血。

4「糖尿病性腎病」早期——氣陰兩虛夾血瘀、濕濁型

糖尿病性腎病早期是因糖尿病日久，病情進一步發展，波及腎臟功能，導致腎小球濾過率增高，腎體積和重量增加，出現「腎功能代償期」。此期的中醫病機以氣陰兩虛為主，兼夾血瘀及濕濁。

【主證】 渴而飲水不能多，目睛乾澀或視物模糊，氣短乏力，五心煩熱，口乾咽燥，腰背酸痛，下肢浮腫，舌紅苔薄，舌邊有瘀斑，脈弦細或沉細略數。

【治則】 益氣養陰，祛瘀利濕濁。

【選方】 參芪地黃湯（《雜病源流犀燭》）加味

【處方】

<table>
<tr><th>藥材及份量</th><th colspan="2">方解</th></tr>
<tr><td>黃芪 30g</td><td>補氣升陽，利水消腫。</td><td rowspan="2">兩藥相配，共為君藥。</td></tr>
<tr><td>人參 10g</td><td>甘溫，能補肺中元氣，肺氣旺則五臟之氣皆旺，真氣充實，則病邪不能容。</td></tr>
<tr><td>牛膝 10g</td><td>補肝腎，強筋骨，活血通經，利水通淋。</td><td rowspan="2">共用可提高降糖療效。</td></tr>
<tr><td>葛根 30g</td><td>生津止渴，通脈活血；加強牛膝通脈活血作用，使氣血流暢。</td></tr>
<tr><td>山藥 15g</td><td colspan="2">益氣養陰，補脾固腎，潤肺生津而止渴。</td></tr>
<tr><td>山茱萸 10g</td><td colspan="2">補益肝腎，補精助陽，收斂固澀。</td></tr>
</table>

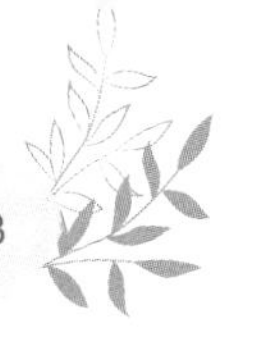

藥材及份量	方解	
當歸 10g	活血補血。	兩者合用，增強活血化瘀之功。
川芎 10g	行散，溫通血脈，為血中之氣藥。	
茯苓 15g	利水健脾，利水而不傷氣。	均為除濕利水之要藥。
豬苓 15g	苦以泄熱，甘以通陽。	

糖尿病性腎病早期的主要病機特點為，腎氣陰兩虛是發病根本，脾腎虧虛是始因，瘀血、濕濁貫穿整個病程始終。臨床實踐證明，加味參芪地黃湯可較好地改善臨床症狀，延緩病情發展或惡化，使部分病人腎功能明顯好轉。諸藥相伍，益氣養陰治其本，活血化瘀治其標。

經現代藥理研究表明，益氣養陰，活血化瘀的中藥及諸多中藥成方可以提高機體的免疫力，促進免疫球蛋白的生成，促進淋巴細胞轉化，增強吞噬細胞的吞噬功能。因活血化瘀藥可以改善血液循環，特別是微循環，從而增加腎臟血氧供應，促進壞死組織的吸收，加快壞死組織的修復和再生；抑制腎小球纖維化，軟化和吸收增生性病變，加快腎功能的恢復；活血化瘀藥亦能使小血管收縮，降低毛細血管的通透性，令毛細血管的滲出減少，使糖尿病性腎病的蛋白尿不消者盡快消除。因此，益氣養陰活血法是治療糖尿病性腎病較為合適而且行之有效的治療方法。

【加減】
- 若表衛不固，常易感冒，加防風、白朮。
- 若脘悶腹脹、食慾不振，下肢浮腫，大便溏稀，加蓮子、薏苡仁、白扁豆、車前子。
- 若蛋白尿明顯者，加金櫻子、芡實。
- 若水腫、少尿者，加澤瀉、豬苓、車前子。

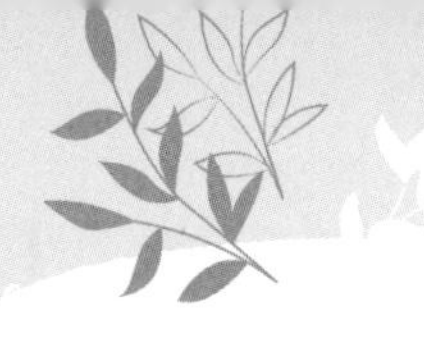

5「糖尿病性腎病」中期——陰陽兩虛，痰瘀互結型

糖尿病性腎病中期的中醫病機為陰陽兩虛，痰瘀互結。此期尚屬腎功能失代償期，因糖尿病長期未能有效控制，導致組織缺氧，引起血流增加，使腎臟的微血管濾過壓增高，腎小球濾過膜的濾孔增大，產生間歇性蛋白尿，數年後病情進一步惡化，轉變為持續性混合蛋白尿，在臨床上出現蛋白尿、水腫、高血壓三大病徵。痰瘀互結，陰損及陽，陰陽兩虛是本期患者的病理特點，故治宜滋陰扶陽，痰瘀同治。

【主證】 神疲乏力，胸悶心悸，頭暈目眩，記憶力減退，咳痰氣短，下肢浮腫，舌質暗紅，脈沉細數。

【治則】 陰陽兩補，化痰祛瘀。

【選方】 黃芪濟生地黃湯（《中醫內科辨病治療學》）加減

【處方】

藥材及份量	方解
黃芪 30g，人參 10g	益氣扶正，具明顯的降血糖功效。
巴戟天 15g	補腎助陽，與黃芪、人參為伍，益氣扶陽。
生地黃 15g，熟地黃 15g，山藥 15g，山茱萸 12g，茯苓 15g，澤瀉 15g	滋陰補腎，補中有瀉，寓瀉於補，相輔相成。
牛膝 12g	走而能補，性善下行，活血祛瘀，補益肝腎。
車前子 10g（包煎）	甘寒滑利，性善降泄，利水滲濕，祛痰止咳。
益母草 10g，丹參 15g	活血化瘀。
蒼朮 12g，射干 10g，法半夏 10g	祛痰（濕）化濁。

全方運用，能陰陽兩補，化痰祛瘀，促進脾腎氣化功能恢復。

【加減】
- 下肢浮腫者，在原方黃芪 30g，車前子的基礎上，加防己 12g，桂枝 10g，使之達到益氣通陽，利水消腫的功效。
- 氣短心悸，胸痺心痛頻發者，加「丹參飲」，以行氣活血，通絡止痛。
- 腎功能不全者，加大黃、牡蠣、石韋，以通腑降濁。

6「糖尿病性腎病」晚期——尿毒症型

臨床病例中出現蛋白尿，是糖尿病人腎功能損害的重要標誌之一。當糖尿病性腎病進入晚期，腎臟組織呈瀰漫性損害，腎小球基底膜增厚，腎小球毛細血管腔嚴重狹窄或閉塞，本期約 50~75% 的病人有腎功能衰竭，其中 25% 發生終末期尿毒症。本證型屬脾腎陽衰，水停毒盛的「尿毒症」。治宜溫補脾腎，通腑降濁，利尿瀉毒。

【主證】體倦乏力，氣短懶言，面色蒼白，噁心嘔吐頻繁，不能進食，口中呈尿臭味，口黏口甜，畏寒肢冷，舌淡齒痕，苔白膩，脈象沉弱。

【治則】溫煦脾腎陽，化濁降逆理中焦。

【選方】附子大黃湯（《名醫名方錄》）合蘇葉黃連湯（《溫熱經緯》）加減

【處方】

藥材及份量	方解
製附子 9g（先煎，久煎）	溫煦脾腎，暢達氣機，交通三焦。
大黃 10g	通腑瀉濁，活血化瘀，促進腎功能改善。
黃芪 30g	益氣祛瘀利水，助附子溫補脾腎之陽。
芒硝 10g	通腑瀉濁，助大黃推蕩邪毒。
益母草 15g	活血解毒，利水消腫，引諸藥直達病所。
丹參 15g，赤芍 15g，澤蘭 10g	增強活血化瘀之功，促進腎功能改善。

藥材及份量	方解
紫蘇葉 10g，黃連 6g	紫蘇葉辛溫開泄，黃連苦寒降逆，兩藥合用，共奏降逆消痞。
甘草 6g	調和諸藥。

糖尿病性腎病至晚期，必有濁毒內滯，出現「尿毒症」。本處方大黃通腑泄濁尤顯重要，經長期大量臨床實踐觀察，若重用大黃，對延緩慢性腎衰竭的發生確有好處。經現代藥理研究證明，大黃有確切的降低血肌酐、尿素氮，保護腎功能的作用。國內中醫臨床應用「大黃附子湯加減（大黃、牡蠣、炮附子、生地榆、蒲公英）灌腸」，療效滿意。

本期為糖尿病晚期合併尿毒症，是慢性腎衰濁毒壅胃，當升者不升，當降者不降，升降失調，氣機不暢，而理中焦辛開苦降，調節升降平衡，使脾胃功能改善，則腎元之氣恢復有望。所以，選方用藥重點是搶救垂危，使尿毒症改善。蘇葉黃連湯 (《溫熱經緯》) 中的蘇葉辛溫開泄，與辛開苦降的黃連相合，共有降逆消痞之效，使之達到化濁降逆理中焦的治則。

【加減】
- 若糖尿病入眼，出現視網膜水腫與眼底出血，應重視養肝明目，活血化瘀藥的應用，可選用杞菊地黃丸合血府逐瘀湯加減。
- 若周圍血管病嚴重壞疽，治以清熱解毒，活血祛濕，宜用四妙勇安湯加減。

二. 提高中醫藥「降血糖」功效探討

1 組方應選用既能改善症狀，又有降糖功效的中藥

人參、五加皮、黃芪、白朮、茯苓、山藥、麥芽、白芍、山茱萸、枸杞子、麥冬、玉竹、葛根、防己、靈芝、女貞子、生地黃、熟地黃、玄參、蒼朮、知母、附子、淫羊藿、桑椹、蛤蚧、桑葉、桑枝、麻黃、三七、牛蒡子、大

黃、虎杖、赤芍、紫草、卷柏、澤瀉、地骨皮，天花粉、夏枯草、玉米鬚、蒺藜、藕節、薏苡仁、黃連、熊膽、桔梗、昆布、僵蠶、西洋參、枇杷葉、荔枝核、蒼耳子、威靈仙。

以上是中國中醫科學院周超凡教授篩選 54 種降糖藥，經在香港數十年臨床實踐驗證，值得推介。

2 在辨證組方中，盡量不用以下有升糖作用的中藥

黨參、石斛、陳皮、刺五加、浙貝母、柴胡、杜仲、龍膽草、淡竹葉、瓜蔞、槐花、槐米、秦艽、龍葵、鹿蹄草、紫蘇、全蠍等 17 種升糖作用的中藥，經中國中醫科學院周超凡教授篩選，再由我們在香港數十年臨床實踐驗證，值得重視。

3 巧用名醫對藥可提高降血糖功效

近代名醫施今墨、祝諶予、呂景山等在臨證中應用對藥治糖尿病，顯示出中藥配伍的一大特色，對我們在香港臨證中深有啟示，經臨床實踐應用，確能提高療效。

❶ **黃芪 10~30g / 山藥 10~30g：**此為施今墨降血糖有效對藥，因黃芪補中益氣，升陽實腠理；山藥益氣養陰，固腎精。兩藥相伍，一陽一陰，陰陽相合，相互促進，相互轉化，共收益氣生精，健脾補腎，澀精止遺，使尿糖轉陰，尤以尿糖嚴重者，用之速消。

❷ **黃芪 60g 以上 / 生熟地黃各 30g：**祝諶予認為，若臨證中應用黃芪配山藥療效不顯著者，可考慮到山藥含澱粉量多，故改用生熟地黃與黃芪組合對藥，更能提高降尿糖、血糖的功效。經大量研究證明，用之可明顯提高降血糖療效。

❸ **蒼朮 10~15g / 玄參 15~30g：**施今墨認為，蒼朮性溫燥，善於化濁辟穢，確有斂脾精，止濁漏之功。若與玄參伍用，既可使玄參之潤制蒼朮之燥，又可使蒼朮之溫燥制玄參之膩滯。兩藥為伍，一潤一燥，互相制

約，互相促進，提高降糖功效。

中醫業界有人認為，治消渴病不宜用辛燥之蒼朮。但蒼朮 / 玄參伍用降低血糖，是施今墨之經驗。施老指出：用蒼朮治糖尿病，以其有斂脾精的作用。蒼朮雖燥，但伍玄參之潤，可制其短而展其長。加上現代研究證明蒼朮有抑制血糖作用。兩藥參合，一潤一燥，相互制約，相互促進，建中宮，止漏濁，降血糖甚妙。本對藥由施今墨首創，祝諶予經大量臨床研究證實，在辨證基礎上選用蒼朮配玄參的對藥，可降低難以降下之血糖。

❹ **葛根 15~24g / 丹參 12~15g：**此對藥是施今墨「生津祛瘀，通絡降糖」的對藥。經祝諶予研究糖尿病的用藥配伍經驗所得，常用於治療氣滯血瘀、氣陰兩傷或長期應用胰島素合併血管病變（冠心病、脈管炎）等。我們在香港臨床體會，本對藥可使部分患者減少或停用胰島素，其病情仍能滿意控制，是長期應用胰島素合併血管病變的驗效對藥。

南京中醫藥大學周仲英教授認為，葛根與丹參為有效對藥，因潤燥必須活血，瘀化津自生。葛根清熱生津祛瘀；丹參潤燥通絡祛瘀。說明津血同源，互可資生轉化，所以葛根 / 丹參作對藥，起到清熱潤燥，生津祛瘀，提高降血糖的功效。

❺ **鮮地黃 10~60g / 淫羊藿 10~30g：**此為長期應用胰島素之陰陽兩虛者的有效對藥，可使陰陽俱補，提高降血糖療效。國醫大師呂景山認為，鮮地黃味厚氣薄，滋陰清熱，養血潤燥，涼血止血，生津止渴；淫羊藿辛香甘溫，補腎助陽，強壯健身，祛濕散寒，舒筋通絡。鮮地黃以補陰為主，淫羊藿以補陽為要。二藥伍用，一陰一陽，陰陽俱補，提高機體免疫功能和降糖功效。我們在臨證中體會，長期運用胰島素治療不當，導致陰陽俱虛者，本對藥有佳效。

❻ **熟地黃 10~15g / 山茱萸 10~15g：**此為施今墨治療糖尿病之久病虛弱諸症有效對藥。施今墨認為熟地黃滋陰養血，生精補髓，大補腎中元氣；山茱萸補益肝腎，收斂元氣。因熟地黃以補為主，山茱萸以斂為要，兩

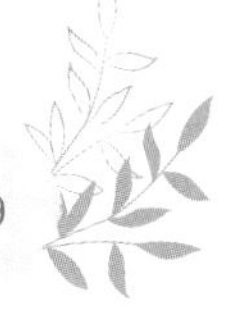

藥相伍用，一補一斂，強陰益精，大補元陰元陽，主治糖尿病及久病虛弱者，其效甚妙。

國醫大師呂景山認為，蓋元氣者，元陰元陽也。山茱萸強陰益精，平補陰陽，能補能斂，可安五臟，與熟地黃參合，謂之「代參湯」，可大補元氣，元陰元陽俱補，尤以對久病虛弱的糖尿病患者，甚有良效。

⑦ **綠豆衣 6~10g / 薏苡仁 10~15g：**此為糖尿病水腫驗效對藥，國醫大師呂景山認為，綠豆衣質輕氣寒，善清臟腑經絡、皮膚、脾胃之熱毒，擅於消暑止渴、利尿消腫、清熱解毒；薏苡仁甘淡滲利，善清肺熱，除脾濕，以健脾化濕，利水消腫。二藥伍用，益脾胃、促健運、清虛熱、利水腫、解毒熱，治消渴益彰。

4 提高藥膳的降血糖功效研討

糖尿病的中醫飲食療法強調飲食有節，正如《內經》記載：「飲食有節，勿使過之，傷其正也」，説明飢飽無度，暴飲暴食是糖尿病飲食的大忌。合理科學的飲食調養和良好的飲食習慣，能迅速控制糖尿病的發展，對輕型患者來説，比藥物控制病情重要得多。為了提高藥膳降血糖的功效，必須把傳統的藥膳選方與現代醫學研究相結合，才能顯效。

在傳統的中醫食療中應注意選用有利於降血糖的食物：玉米、黍米、陳倉米（儲存陳久的粳米）、陳玉米、綠豆、豆、紅豆、香瓜、苦瓜、荔枝、柑、桃子、橘、李子、梨、芭樂、獼猴桃、野冬青果、黃瓜、茶葉、豆腐、蓮藕、菠菜、韭菜、萊菔、酥（牛乳或羊乳經提煉而成的油）、酪（牛、馬、羊、駱駝等乳汁煉製而成的食品）、蜂王乳、豬肉、豬肚、豬髓、豬胰、鹿頭肉、驢頭肉、驢乳、鵝肉、兔肉、蚌肉、泥鰍、黃鱔、鱈魚、蕎麥、甘蔗、涼粉等，以上均經實驗研究及臨床驗證有助降血糖功效的食品，常用是有益的，值得推廣。

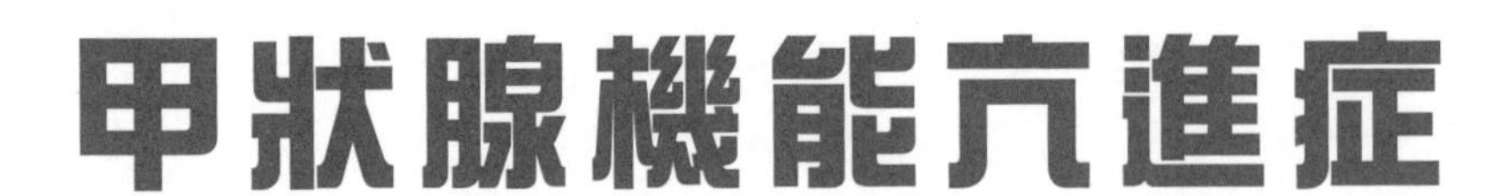

甲狀腺機能亢進症

甲狀腺機能亢進症（Hyperthyroidism），簡稱「甲亢」，是由多種原因引起的甲狀腺激素分泌過多所致的一組內分泌疾病。本病多見於女性，男女之比例為 1:4~6，以 20~40 歲最多見。香港中醫門診多為經西醫確診後的病例，再轉中醫進一步治療。

中醫學認為，本病就其腫塊而言，可屬於「癭病」、「癭瘤」、「肉癭」、「㦡癭」、「氣癭」等範疇；就其症狀表現而言，亦可屬於「肝火」、「消渴」、「驚悸」、「怔忡」等病證範疇。本病起病緩慢，主要由於情志內傷，飲食失調等因素損傷肝氣，導致肝旺克脾，脾失健運，運化失常，氣機鬱滯，津聚痰凝，痰氣互結，壅滯於頸前而聚成癭瘤。

一. 辨證分型

在香港長期臨證中體會，本病在早期多因情志內傷，憂思鬱慮，惱怒太過，氣機鬱滯所致，以肝氣鬱結型、肝氣犯胃型多見；隨着痰氣鬱結日久，鬱而化火，耗傷陰津，在中期可見肝火亢盛型、痰瘀互結型的病例；重症患者多為氣鬱痰結，燥火傷陰之證，隨着病情的加重，可出現煩躁不安、高熱、脈沉細數等危重證候，此為甲狀腺中毒危象，應緊急轉送醫院救治。

1 肝氣鬱結型

肝主疏泄，性喜條達，若情志不遂，木失條達，則致肝氣鬱結，並失疏泄；又因情志抑鬱易怒，故善太息。遵《內經》「木鬱達之」之旨，治宜疏肝理氣，開鬱散結。

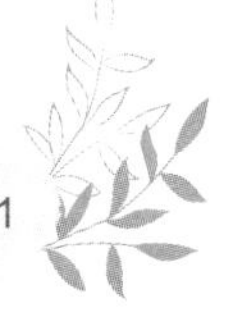

【主證】 頸前輕度隨吞嚥上下移動的腫塊，或腫塊不明顯，伴精神抑鬱，胸脅滿悶或疼痛，善太息，心煩易怒，心悸心慌，舌質紅，苔薄黃，脈弦數或細數。

【治則】 疏肝解鬱散結，養陰寧心安神。

【選方】 柴胡疏肝散（《景岳全書》）加減

【處方】

<table>
<tr><th>藥材及份量</th><th colspan="2">方解</th></tr>
<tr><td>柴胡 6g</td><td>疏肝解鬱。</td><td>為君藥。</td></tr>
<tr><td>香附 12g，郁金 12g</td><td>理氣疏肝而止痛。</td><td rowspan="3">四藥相合，助柴胡以解肝經之鬱滯，並增行氣活血止痛之效，共為臣藥。</td></tr>
<tr><td>川芎 6g</td><td>活血行氣以止痛。</td></tr>
<tr><td>枳殼 12g</td><td>理氣行滯。</td></tr>
<tr><td>黃連 6g，梔子 10g</td><td>清熱瀉火，以解心煩易怒之肝火。</td><td rowspan="2">共為佐藥。</td></tr>
<tr><td>百合 15g，知母 10g</td><td>清熱瀉火，養陰潤燥，寧心安神，調治心煩口燥，心悸心慌。</td></tr>
<tr><td>甘草 3g</td><td>益氣調中。</td><td>為使藥。</td></tr>
</table>

【加減】

- 頸前腫塊明顯，質軟者，加枳實、臭枯草，以加強化痰散結之功。
- 脅肋痛甚者，酌加青皮、當歸、烏藥等，以增強行氣活血之力。
- 腹脘不適，默默不欲食者，加麥芽、雞內金、神曲，以開胃消食。
- 鬱久化火而見煩熱、舌紅、苔黃、脈數者，加夏枯草、玄參、牡丹皮，以清肝瀉火。

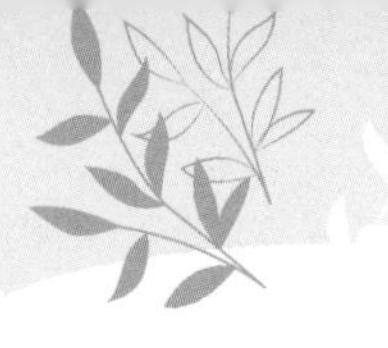

2 肝氣犯胃型

本證多由外邪傳經入裏，氣機為之鬱遏，不得疏泄，因肝鬱日久，情志不暢，肝木乘脾，脾胃失和，胃脘鬱滯而出現諸症。

【主證】 頸前腫塊輕度或不明顯，心情鬱悶不暢，煩躁易怒，每遇精神刺激即胸脅胃脘脹滿疼痛，呃逆噯氣，心悸心慌，口苦咽乾，舌邊紅，苔薄白，脈弦或弦數。

【治則】 疏肝理氣和胃，養陰寧心安神。

【選方】 四逆散（《傷寒論》）合半夏厚朴湯（《金匱要略》）加味

【處方】

藥材及份量	方解
柴胡 6g	入肝膽經，升發陽氣，疏肝解鬱，透邪外出。
白芍 12g	斂陰養血，柔肝止痛；與柴胡合用，以補養肝血，條達肝氣，可使柴胡升散而無耗傷陰血之弊。
枳實 12g	理氣解鬱，泄熱散結；與白芍相配，又能理氣和血，使氣血調和。
法半夏 10g	化痰散結，下氣降逆。
厚朴 12g	行氣開鬱，下氣除滿。
紫蘇梗 10g	助半夏、厚朴以寬胸暢中，宣通鬱氣。
茯苓 15g	健脾滲濕，助化痰。
生薑 6g	辛溫發散，並助半夏和中止嘔。
黃連 6g，梔子 10g	清熱瀉火，以解心煩易怒之肝火。
百合 15g，知母 10g	滋陰清熱，養陰潤燥，寧心安神，可調治心煩口燥，心悸心慌。
甘草 3g	調和諸藥。

【加減】
- 若頸前腫塊增大難消，重加黃芪以益氣祛瘀散結，再加莪朮、夏枯草，以行氣活血，軟堅散結。
- 煩悶不適，口吐酸水者，加左金丸，以清熱止嘔。
- 兼大便乾結，腑氣不通者，加黃芩、大黃，以通腑瀉熱。

3 肝火亢盛型

【主證】頸前腫塊明顯腫大，性情急躁，心煩不寧，怒目突眼，心悸心慌，口苦耳鳴，尿黃便結，舌紅苔黃，脈弦數。

【治則】清肝瀉火息風，養陰寧心安神。

【選方】梔子清肝湯（《外科正宗》卷二）加減

【處方】

藥材及份量	方解
梔子 10g，牡丹皮 10g	清肝瀉火，涼血清心除煩。
菊花 15g，夏枯草 15g	清肝瀉火，平肝息風。
柴胡 6g，白芍 15g	疏肝解鬱，斂陰柔肝。
牛蒡子 12g	疏散肝經風熱，兼有清利軟堅之效。
黃芩 10g，黃連 6g	苦寒清瀉，配梔子加強清熱瀉火之效。
百合 15g，知母 10g	滋陰清熱，寧心安神。
甘草 6g	益氣調中。

【加減】
- 若肝火盛，心跳快，脈促代，選用在原方柴胡、白芍的基礎上，加枳殼、郁金、當歸，以疏肝柔肝，調理心律，減緩心率。
- 若心率頑固難降，加苦參、梔子，以清熱瀉火，減慢心律。
- 煩躁暴怒者，加龍膽草、夏枯草，以清瀉肝火。
- 胸悶不舒者，加郁金、香附、枳殼，以疏肝解鬱除煩悶。

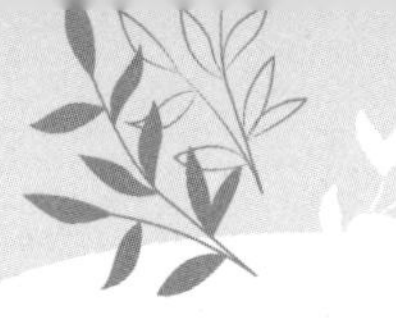

4 痰瘀互結型

【主證】 頸前腫塊堅硬，可呈結節性，眼突，手顫，心悸煩悶，舌質暗紅，苔黃膩，脈弦滑。

【治則】 理氣化痰，活血祛瘀，消癭散結。

【選方】 海藻玉壺湯（《外科正宗》）加減

【處方】 本方是消癭散結的古代名方。

藥材及份量	方解
海藻 15g，昆布 15g	化痰軟堅，為治癭瘤的主藥。
青皮 6g，陳皮 6g	疏肝理氣。
當歸 10g，赤芍 15g，川芎 6g	行氣活血，祛瘀通絡，配合疏肝理氣藥可使氣血調和，促進癭瘤的消散。
法半夏 10g，浙貝母 10g	清熱化痰，軟堅散結。
連翹 10g	清熱解毒，消腫散結。
甘草 6g	調和諸藥。

【加減】
- 胸悶發憋者，加郁金、石菖蒲、全瓜蔞，以寬中利氣，開鬱散結，通胸膈之痺塞。
- 頸部腫塊堅硬難消者，加黃藥子、三棱、莪朮、丹參，以加強活血軟堅，消癭散結的功效。因黃藥子有毒，不宜過量。多服、久服可引起吐瀉腹痛等消化道反應，並對肝臟有一定損害，故脾胃虛弱及肝功能損害者慎用。

二. 甲狀腺中毒危象

甲狀腺機能亢進症可出現重症及危象，名為甲狀腺中毒危象（Thyroid Crisis），又稱「甲狀腺風暴」(Thyroid Storm），為甲狀腺機能亢進的極端臨床表現，其原因是因大量的甲狀腺素短時間內釋放到體內所致。當甲狀腺機能亢進患者過度勞累、精神受刺激、接受各種外科手術、外傷、細菌感染或併發糖尿病時，便可能爆發甲狀腺中毒危象。因甲狀腺中毒危象通常來的快速且劇烈，常見的臨床症狀為體溫超過 39°C，且伴隨脈搏跳動急促、噁心、腹瀉或肝腫大、黃疸、煩躁不安、全身顫抖等。若不緊急送醫院救治，患者可能會發生精神錯亂、昏迷、心律不整或心臟衰竭而死亡。

中醫學認為，甲狀腺中毒危象主要病機為燥火亢盛，耗竭氣陰，內熱鴟張，氣陰兩竭。由於臨床表現極為嚴重，病程進展也相當快速，如果沒有立即診斷及治療，死亡率可高達 90%，故應緊急送醫。

三. 臨床經驗心得

甲亢與情志失調、飲食水土失宜、體質因素及外邪侵襲等方面有關。正如《諸病源候論》載有：「癭者，由憂恚氣結所生」。隨着社會不斷發展，人們的生活節奏加快及精神壓力增大，長期情志不暢或驟然暴怒，致肝鬱氣滯，或肝火橫逆犯脾，脾失健運，津液不化而凝聚成痰，加上氣滯、火旺均可導致瘀血、痰濁形成，以致痰凝瘀血搏結於頸前而發為本病。根據香港臨床所見，本病的病位在頸，屬本虛標實之證，常見肝氣鬱結、肝氣犯胃、肝火亢盛、痰瘀互結四大病型，除上述辨證施治外，尚有如下臨床經驗心得，特整理分述，供同道參考。

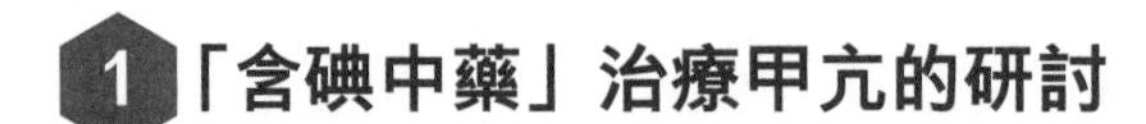

1「含碘中藥」治療甲亢的研討

香港地處嶺南沿海，人們飲食不缺碘。根據傳統觀點認為含碘量多的中藥（海藻、昆布等）具有化痰軟堅散結作用，故可以消癭，但不能平抑甲亢；含碘量較少的中藥（夏枯草、浙貝母、牡蠣、黃藥子等）既可消癭散結，又能清熱養陰、理氣化痰。此法為消癭與平抑並舉之治法，對治療甲亢有驗效。我們在甲亢初期或病處恢復期，若患者只以甲狀腺腫大為主要病徵，而無明顯陽亢火熱之象時，可以在短期配伍使用富含碘中藥以化痰軟堅的治療方法。總之，若根據病情在中藥複方中配合運用適量含碘中藥，不僅可以克服含碘藥的弊病，而且可以提高中藥複方治療甲亢的療效，控制和緩解甲亢症狀，大有裨益；但應用本治法不能「效不更方」，更不能長期久服或過量服用，否則可有失效、復發之不良反應。若陽亢火熱徵象顯著者，一般應選取含碘量少的中藥治療為宜。

2「甲亢」合併結節性甲狀腺腫大的治療研討

甲狀腺瀰漫性腫大，無結節，質軟者，常以疏肝理氣、化痰消癭為法。若甲狀腺腫大伴有結節，質韌或硬者，則以活血化瘀、軟堅散結立法。若結節性甲狀腺腫大合併甲亢者，治以理氣化痰、活血化瘀立法，選方應結合甲亢辨證分型的基礎方，加三七粉、川牛膝、王不留行等；若甲狀腺囊腫合併甲亢者，以化痰軟堅、理氣解鬱立法，選方應結合甲亢辨證分型的基礎方加香附、橘核、荔枝核等。

3 甲亢合併突眼性甲狀腺腫大的治療研討

突眼症的發生與促甲狀腺激素過多，引起眼球後脂肪組織浸潤和水腫，以及眼肌病變有關。患者突眼常為雙側性，也可單側性，常併有驚恐表情，眼裂增寬，兩眼直瞪，即所謂「甲亢面容」。突眼明顯者治療可加夏枯草15~30g，桑葉 12~15g，菊花 15g 等，以清肝瀉火，消腫散鬱結，多有驗效。

4 注重調暢情志，防止復發

本病多因患者長期惱怒憂思，久鬱不解，或突受精神刺激，情志不遂，肝失疏泄，氣機鬱滯，氣滯痰凝，或氣滯血瘀，凝結頸前；或肝鬱犯脾，脾失健運，水濕失佈，聚濕成痰；或五志過極化火，灼津成痰，氣痰瘀壅結於頸前，而成癭病。所以，甲亢患者要積極調整自己的情緒，對治療增強信心，使思想開朗，積極樂觀，知足常樂，避免情緒波動和不良精神刺激。只有重視對患者進行健康教育和心理疏導，鼓勵患者放鬆精神，改善心態，堅持治療，很有必要。

甲狀腺炎

甲狀腺炎（Thyroiditis）是一種由感染、自身免疫等原因引起的甲狀腺炎症性疾病。根據病因分類，可分為細菌性、病毒性、寄生蟲、結核性、自身免疫性、輻射後、梅毒和愛滋病感染等導致的甲狀腺炎。本病由於甲狀腺發炎，導致疼痛、腫脹為主要病徵。臨床有急性、亞急性、慢性 3 種，以亞急性為多見。本病多見於 20~40 歲的女性，主要病機為感受風熱毒邪，或其他毒邪入裏化熱，耗傷營血；加上情志不暢，氣鬱化火，傷及脾胃；又因熱毒之邪耗傷正氣，氣虛導致血行推動乏力，最終表現為氣虛血瘀證。

一．辨證分型

1 熱毒熾盛型

本證多由熱毒壅滯所致。

【主證】 起病急驟，頸前腫塊腫痛，伴發熱畏寒，全身乏力，尿黃赤，大便秘結，舌紅苔黃，脈數或弦數。

【治則】 清熱解毒，消腫散結。

【選方】 五味消毒飲（《醫宗金鑒》）加減

【處方】

藥材及份量	方解
金銀花 15g，野菊花 6g	清熱解毒，宣散消腫；野菊花入肝經，專清肝火。二藥相配，善清氣分熱結。
蒲公英 6g	清熱解毒，利水通淋，瀉下焦之濕熱。
海藻 15g，昆布 15g	化痰軟堅。

藥材及份量	方解
法半夏 10g，連翹 10g，浙貝母 10g	清熱化痰，軟堅散結。
柴胡 6g，郁金 12g，川芎 10g	疏肝解鬱，行氣活血消瘀腫，可助上述諸藥消腫散結。
甘草 6g	調和諸藥。

【加減】
- 熱毒熾盛，出現高熱者，加紫花地丁相配，使之善清血分之熱結；紫背天葵能入三焦，善除三焦之火，以加強清熱解毒功效。
- 頸前腫塊腫痛明顯者，加夏枯草、紫花地丁、延胡索，以加強解毒消腫止痛散結之功。
- 小便黃，大便秘結者，加梔子、生大黃，以加強瀉火通利之效。
- 聲音嘶啞者，加牛蒡子、射干、馬勃，以清利咽喉，潤燥開音。

2 肝胃鬱熱型

【主證】頸前腫塊明顯腫痛，伴心煩易怒，潮熱顴紅，口氣熱臭，口乾舌燥，舌紅苔黃，脈滑數。

【治則】疏肝解鬱，清胃瀉火，行氣祛瘀散結。

【選方】丹梔逍遙散（《方劑學》）合清胃散（《脾胃論》）加減

【處方】丹梔逍遙散是主治肝鬱化火諸症的要方；清胃散是清胃瀉火驗效方。

藥材及份量	方解
牡丹皮 12g，梔子 12g	清心除煩，涼血瀉火。
柴胡 6g，赤芍 15g，川芎 10g	疏肝解鬱，行氣祛瘀散結。
黃連 6g	苦寒瀉火，以清胃中積熱。
生地黃 15g	合牡丹皮，滋陰涼血，清血分實熱。

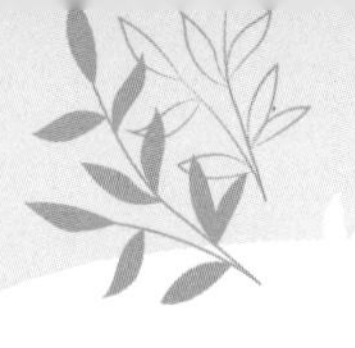

藥材及份量	方解
升麻 6g	散火解毒，兼為陽明引經之藥。
甘草 3g	調和諸藥。

【加減】
- 頸前腫塊明顯者，加枳實、夏枯草，以化痰散結。
- 脅肋脹滿疼痛者，加郁金、青皮、延胡索，以行氣止痛。
- 口苦、消穀善飢明顯者，加石膏，以清熱瀉火。

3 氣虛血瘀型

【主證】 頸前有隨吞嚥上下移動的腫塊，伴面色少華，食慾不振，疲倦無力，舌質淡暗，舌邊有瘀斑，脈沉細。

【治則】 益氣扶正，祛瘀散結。

【選方】 四君子湯（《太平惠民和劑局方》）合桃紅四物湯（《醫宗金鑒》）加減

【處方】

藥材及份量	方解
人參 10g	甘溫補氣，健脾養胃。
白朮 12g	甘溫益氣，燥濕健脾。
茯苓 15g	滲淡健脾，使人參、白朮補而不滯。
當歸 10g	養血，活血。
熟地 15g	滋陰，補血。
川芎 10g	入血分，理血中之氣。
白芍 15g	斂陰養血。
桃仁 6g，紅花 6g	入血分，逐瘀行血。
甘草 3g	益氣調中。

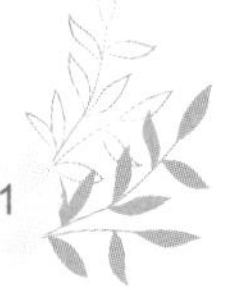

【加減】
- 頸前腫塊堅硬者，加鱉甲、三棱、莪朮，以化瘀軟堅散結。
- 氣虛便溏者，加黃芪、山藥，以益氣健脾，溫陽止瀉。
- 脾胃虛弱，食納差者，加焦三仙，以開胃消食。
- 頭暈目眩者，加枸杞子、菊花、地龍，以清肝明目，平肝息風止眩。
- 失眠多夢者，加遠志、酸棗仁，以養心安神。

二. 臨床經驗心得

香港的甲狀腺炎患者常先經西醫確診後，再轉中醫治療。甲狀腺炎分類很多，發病原因也多種多樣。其症狀也不盡相同。例如，甲狀腺劇痛是亞急性甲狀腺炎患者的主要臨床表現，常見於中醫辨證的熱毒熾盛型與肝胃鬱熱型；橋本甲狀腺炎患者主要表現為甲狀腺腫大等，在香港臨床也很常見。本病起病隱襲，常不易被察覺。有時於身體檢查時偶然發現，或出現甲狀腺機能減退症（甲減）的症狀時就診發現。本病多發於中老年女性，其典型臨床表現為，緩慢起病，病程長，甲狀腺呈現瀰漫性腫大、質地硬韌、無痛或輕壓痛、表面光滑、可有結節，局部壓迫和全身症狀不明顯，偶有咽部不適，甲狀腺功能正常或異常。從發病到出現甲狀腺功能異常，經常要經歷漫長的時間，可以出現甲狀腺功能減退，也可以出現功能亢進，有時還可以出現類似亞急性甲狀腺炎症狀的表現，但最終發展為甲狀腺功能減退。

1 甲狀腺瀰漫性腫大者，海藻玉壺湯（《外科正宗》）加減治之

甲狀腺炎出現甲狀腺瀰漫性腫大者，乃因痰瘀互結，治療選方可參考甲亢辨證分型痰瘀互結的選方——海藻玉壺湯加減治之，去赤芍，加蒲公英 10g 合連翹 10g，以清熱解毒，消腫散結；加黃芪 30g 益氣祛瘀，促進消腫散結，使全方共收化痰軟堅，行氣活血，消癭散結之功效。若甲狀腺腫大有結節

者，為痰瘀凝結，宜加桃仁 10g，紅花 6g，丹參 12~15g 等活血化瘀藥。

2 甲狀腺機能亢進者，按甲亢辨證治療

橋本氏甲狀腺炎合併甲亢者，常以疏風清熱、化痰解毒立法，選用處方以甲亢辨證分型的基礎方加蒲公英、大青葉、穿心蓮等；亞急性甲狀腺炎合併甲亢者，以疏肝清熱、解毒消腫立法，選方以甲亢辨證分型的基礎方加紫花地丁、魚腥草、敗醬草等。

3 甲狀腺機能減退者的辨證施治

「甲減」是一種內科難治之證，西醫治療主要是用甲狀腺素替代生理分泌，輔以對症治療，但不能改變甲狀腺本身的病變。中醫經長期大量臨床研究總結認為，甲減的主要病機為陽虛，以腎陽虛為多見，治療以溫腎、助陽、益氣為大法。

【處方】 黃芪 30g，人參 19g，薏苡仁 30g，肉桂 10g，製附子 10g(先煎)，淫羊藿 12g，枸杞子 12g，仙茅 10g。

可隨證加減，脾虛消化欠佳者，加雞內金 9g，山楂、神曲各 12g，陳皮 6g；脾虛貧血者，加當歸 10g，紅棗 15g；脾虛便秘者，加全瓜蔞、火麻仁各 30g。本處方經長期大量臨床觀察，療效頗佳，多能使甲狀腺機能恢復正常。尤以老年體弱或心臟病患者對西藥甲狀腺素敏感，即使小劑量應用也可有明顯不良反應，給治療帶來極大困難，此時應用中藥治療，更突顯中醫藥的優越性。

第四章

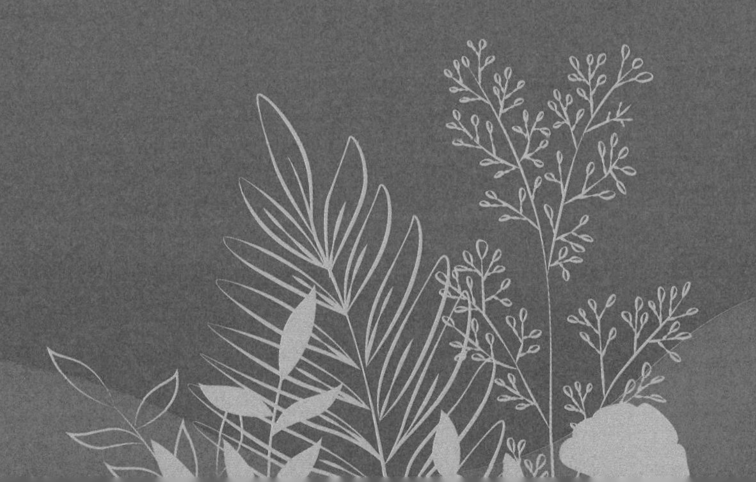

乙型肝炎

乙型肝炎（Hepatitis B）是為感染乙型肝炎病毒後，所引起的肝臟急性或慢性發炎之疾病。本病的主要傳播途徑為乙型肝炎病毒經血液或注射途徑傳播，凡含有乙肝患者的血液或體液（唾液、乳汁、羊水、精液、分泌物等），可直接進入人體或通過破損的皮膚、黏膜進入體內而造成感染。本病為全球性傳染病，比其他類型的肝炎危害性更高，中國屬於高流行區。據香港衞生防護中心統計，乙型肝炎的潛伏期由 45 日至 160 日不等，症狀通常在 3 個月內出現。常見症狀包括發燒、食慾減退、噁心、嘔吐、腹痛、黃疸、小便深色及大便呈泥土色或變淺色。患者感染後不管出現症狀與否，大約有 5~10% 的成人患者及 95% 受母體感染的嬰兒均不能清除這種病毒，因而變成慢性帶菌者，並可能在日後患上慢性肝炎，使肝臟永久損壞或惡化為肝癌。

本病屬於中醫學的「黃疸」、「急黃」、「脅痛」、「癥瘕」、「積聚」等範疇。中醫學認為，本病主要由於感受濕熱毒邪、疫病之邪而致病；病位在肝脾兩臟，根據肝病傳脾的理論，凡肝病必傷脾胃；又因肝腎同源，若肝陰受損必損及腎陰。所以，我們在香港常見的乙型肝炎病型，主要有肝經濕熱毒型、肝脾失調型、肝腎陰虛型、瘀血阻絡型四種，現分述之。

一．辨證分型

1 肝經濕熱毒型

【主證】胸脅悶痛，食慾不振，疲倦無力，口苦，心煩，小便黃赤而短，舌苔白膩或微黃，脈弦細。

【治則】 疏肝清熱，利濕解毒。

【選方】 柴胡解毒湯（《古今名方》）加減

【處方】

藥材及份量	方解
柴胡 6~20g，黃芩 10g	疏肝解鬱，清肝膽之熱。
茵陳 15g，黃柏 10g，土茯苓 10g	清熱化濕解毒，利膽退黃。
郁金 12g，木香 6g，白芍 12g	活血理氣止痛。
法半夏 6g	和胃止嘔。
重樓 10g	清熱解毒，涼血止痛，為柴胡、黃芩之佐藥。
大黃 3~5g，芒硝 3~10g（沖服）	通裏攻下。
甘草 3~5g	調和諸藥，解毒護正和胃。

【加減】
- 眼部出現黃疸者，重加茵陳至 30g。
- 小便黃赤而短者，茵陳加量至 30g，車前子 12g，澤瀉 12g，以利濕通淋退黃。
- 食慾不振者，加神曲、山楂、麥芽，以健脾和胃，增強食慾。

2 肝脾失調型

本型多為慢性肝炎初期患者，以氣血失調，肝氣鬱滯，脾失健運，伴濕熱未盡為特點。

【主證】 脅腹脹痛，情緒鬱滯，疲倦無力，食慾不振，噯氣胸悶，大便溏稀，舌質淡，苔厚膩，脈弦滑。

【治則】 疏肝健脾，佐以清熱解毒。

【選方】 逍遙散（《太平惠民和劑局方》）加減

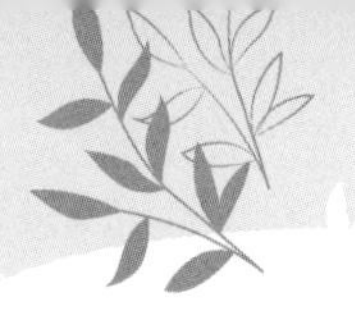

【處方】

藥材及份量	方解
柴胡 6g	疏肝解鬱熱。
白芍 12g	養血柔肝，與柴胡合用，疏養並用，使肝氣條達，肝血得養，氣血調和。
白朮 10g，茯苓 15g	益氣健脾，以防肝木剋犯脾土。
薄荷 3g（後下）	助柴胡疏肝解鬱。
黃芩 10g	清熱燥濕，瀉火解毒。
蒲公英 10g	清熱解毒，消腫散結兼疏肝。
車前草 10g	清熱解毒，利尿以排邪。
甘草 6g	益氣，和百藥。

全方運用，使肝氣得疏，肝血得養，脾虛得補，清熱解毒，則諸症自解。

【加減】
- 濕熱盛，黃疸、尿黃赤、大便不爽，口黏口苦者，加茵陳、車前子，以增強利濕清熱之功。
- 若氣機阻滯甚，脘腹脹滿，噯氣頻作，加陳皮、厚朴、法半夏、竹茹，以增強化濕下氣之力。

3 肝腎陰虛型

本型多為慢性活動性肝炎病例，病情較重，肝功能異常。本病因肝氣鬱結引起，故常以疏肝理氣為主，但理氣藥大多性味香燥，用於肝腎陰虛的體質，每致耗液傷氣，反使病情加劇，故應以滋陰為主，適當配以疏肝之品。本處方名「一貫煎」，因肝腎為乙癸同源，肝藏血、腎藏精可相互滋生，故滋腎與養肝可用同一治法，一併治之。

【主證】脅肋隱痛，綿綿不休，伴腰膝酸軟，目眩耳鳴，潮熱盜汗，手心灼熱，舌紅苔少，脈細數或沉細無力。

【治則】 滋補肝腎，養血柔肝。

【選方】 一貫煎（《續名醫類案》）加味

【處方】

藥材及份量	方解	
生地黃 15g	滋養肝腎。	為君藥。
北沙參 15g，麥冬 12g，枸杞子 12g	增強生地黃滋養之力。	共為臣藥。
當歸 10g，白芍 15g	養血柔肝。	
川楝子 6g	不苦燥傷陰，又疏肝理氣，使肝體得養，肝氣條達。	
陳皮 3~5g	與諸補陰藥相伍，既有理氣健脾，燥濕化滯之功，又能預防滋陰太過而礙脾胃。	
甘草 3g	益氣調中。	

【加減】
- 心煩不寧，失眠難睡者，加酸棗仁、柏子仁、遠志，以養心安神。
- 頭目暈昏者，加桑椹、女貞子，以補益肝腎。
- 眩暈耳鳴者，加天麻、鈎藤，以填補肝陽。
- 午後低熱者，加青蒿、地骨皮，以清陰分伏熱。
- 氣虛不固者，加黃芪、太子參，以益氣健脾。

4 瘀血阻絡型

本證常以瘀血內阻，積而成塊為主；多見於慢性活動性肝炎久治不癒，或慢性肝炎並向肝硬化過度者，選以血府逐瘀湯加減治之。

【主證】 面色晦暗，脅肋刺痛，肝脾腫大，可見朱砂掌，腹壁靜脈怒張，蜘蛛痣，舌質紫暗或有瘀斑，脈沉弦細。

【治則】 活血化瘀，散結通絡。

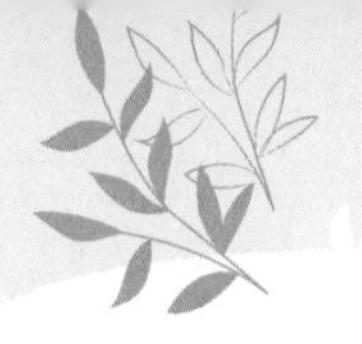

【選方】 血府逐瘀湯（《醫林改錯》）加減

【處方】 血府逐瘀湯是王清任活血化瘀代表方劑。經加減化裁後，本處方不僅行血分之瘀滯，又能解氣分之鬱結，活血而不耗血，祛瘀又能生新。全方合用，不僅適用於血瘀所致的上述病症，並可作為通治一切氣滯血瘀的驗效方。

藥材及份量	方解
當歸 10g，川芎 6g，白芍 15g，熟地黃 12g，桃仁 6g，紅花 6g	為桃紅四物湯，有養血活血，祛瘀通絡之功。
柴胡 6g，枳殼 12g，甘草 6g	疏肝解鬱，緩急止痛。
桔梗 10g	開胸膈之氣，與枳殼、柴胡同用，善於開胸散結。
牛膝 12g	引瘀血下行，一升一降，促使氣血更易於運行。
丹參 15g	助養血活血，祛瘀通絡。
澤蘭 10g	引藥入肝經，使之活血祛瘀散結而不傷正。
鱉甲 30g	滋陰清虛熱，軟堅散結消痞，善治肝脾腫大。

【加減】

- 兼有氣血虧損，全身乏力，面色蒼白，脈沉細弱者，加八珍湯化裁。
- 陰液大傷者，加生地黃、北沙參、麥冬等養陰之品。
- 有齒衄、鼻衄者，加生地黃、白茅根、梔子、茜草，以涼血止血。
- 肝脾腫大，質地堅硬者，可加夏枯草、牡蠣、莪朮，以軟堅散結。

二. 提高治療乙肝療效的臨床體會與心得

北京中醫藥大學王慶國教授於 1998 年來香港作學術講座，並傳授劉渡舟教授治療乙型肝炎的「治肝八法」經驗中，論析柴胡、黃芩、茵陳、重樓有降肝酵素，即谷丙轉氨酶（ALT 或 SGPT）及谷草轉氨酶（AST 或 SGOT），之療效。劉渡舟教授治療乙型肝炎的經驗，尤以「治肝八法」，對我們在香港的臨床實踐，頗有指導意義。

1 治肝必治脾，治肝不忘痰濕瘀毒

乙型肝炎是西醫病名，反覆難癒。根據長期臨床觀察，發現過去局限於西醫的認識，認為病毒性肝炎的病位多着眼於「肝」，而忽略了更有關的臟器。經深入進行從臨床分析，本病的主證除見肝區疼痛、頭暈目眩等屬肝的症狀外，大都有倦怠乏力、食慾不振、身肢困重、噁心嘔吐、腹脹便溏等一系列脾虛不運之證。所以，本病病位不單在「肝」，更重要的是在「脾」。其基本病機是肝鬱脾虛，肝脾同病，痰濕瘀毒並存。基本治則是益氣健脾，化瘀解毒，清熱燥濕，疏肝解鬱。

本病在香港地區以感受濕熱疫毒為主，並可直入血分，故祛邪治療重在清熱祛濕，涼血解毒。我們常在清熱祛濕、涼血解毒的基礎上，注意導邪外出，給邪出路。所以，在用藥上除注意使小便通利外，還需保持大便通暢，正如北京名醫劉渡舟在「治肝八法」中的「利」法中，主張「通利二便，使濕濁之邪從小便而下，瘀熱之邪從大便而除」。故治療可根據二便情況適當選用：白花蛇舌草、葉下珠、垂盆草、田基黃、雞骨草、土茯苓、綿茵陳、蒲公英、虎杖、大黃等。

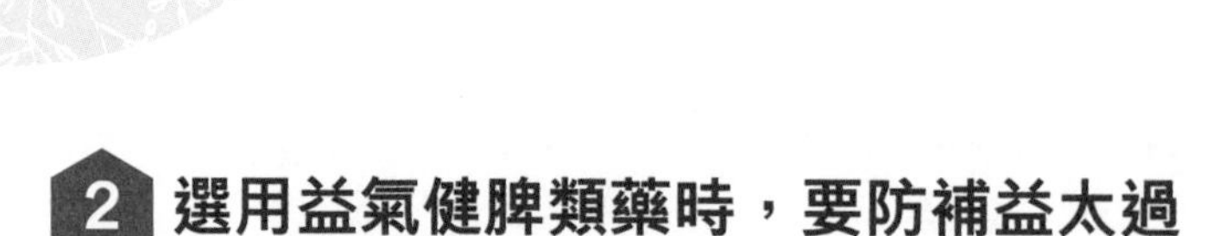

2 選用益氣健脾類藥時，要防補益太過

乙肝的病因在香港地區主要是濕熱疫毒為患，當濕熱毒盛侵襲時，常傷及營血，需用大劑苦寒清熱涼血解毒之中藥時，應注意少佐健脾護中之品，並中病即止。在臨床實踐中即使需要補虛時，亦不宜濕燥太過，以免助熱傷陰。因此，我們多選用補而不燥之藥：五指毛桃、黨參、太子參、山藥、杜仲、菟絲子、沙苑子、千斤拔、牛大力等。若選用補陰補血藥時，也不宜滋膩太過，以免傷脾礙胃，助生濕濁，宜多選用補而不膩之品，如女貞子、黃精、北沙參、旱蓮草、百合、石斛、枸杞子、桑椹、桑寄生等。

3 適當配伍涼血活血藥

慢性肝炎因肝病日久，必由氣及血，繼之則入於絡脈。我們在臨床中體會，如果不加活血化瘀之品，則病情很難有所改善。故北京名醫劉渡舟教授在「治肝八法」中提出「活」法，即活血化瘀法，因肝炎常有血與熱互結，極易成瘀。因此，我們在臨床實踐中體會，乙肝患者視病情適當應選配涼血活血藥，如赤芍、郁金、牡丹皮、丹參、虎杖、茜草等，常能獲佳效。

4 促使乙型肝炎表面抗原（HBsAg）轉陰的中草藥

近代學者從 1,235 種中草藥中，找到 50 多種有明顯抑制乙型肝炎表面抗原（HBsAg）作用的中藥：白礬、大黃、亞麻子、敗醬草、蒲公英、茵陳、黃芩、黃柏、虎杖、大青葉、板藍根、金錢草、蓮鬚、半枝蓮、魚腥草、田基黃、黃連、肉桂、麻黃、何首烏、地榆、靈芝、桑寄生、牡丹皮、貫眾、石榴皮、糯米藤、五味子、全瓜蔞、太子參、巴戟天、菟絲子、白花蛇舌草等；其中白礬、大黃、亞麻子、敗醬草等作用最強。

上海中醫藥大學姜春華教授通過臨床研究總結，促使 HBsAg 轉陰驗方：大黃 10g，白花蛇舌草 30g，五味子 10g，全瓜蔞 12g，太子參 12g，巴戟天 12g，菟絲子 12g，甘草 6g，共臨床治療 346 例，有效率為 83.6%。

5 降低谷丙轉氨酶（SGPT）的中草藥及方劑

大量臨床研究證明，肝炎所致的谷丙轉氨酶（SGPT）升高，與濕熱毒邪侵犯肝膽、脾胃有關。多數清熱化濕解毒的中草藥對降低谷丙轉氨酶有療效：五味子、虎杖、柴胡、田基黃、黃芩、連翹、龍膽草、板藍根、金銀花、菊花、敗醬草、枸杞子、茵陳、大黃、逍遙散等。根據上海中醫藥大學臨床經驗，五味子丸（由五味子、茵陳、枸杞子組成）口服治療 3 個月，SGPT 正常率為 91.8%。

脂肪肝

脂肪肝（Fatty Liver）是指由於各種原因引起的肝細胞內脂肪堆積過多的病變，它是一種常見的肝臟病理改變，而不是一種獨立的疾病。大約 10~20% 的人都有脂肪肝的問題，只是沒有明顯的發炎或肝臟受損症狀。儘管如此，只要均衡飲食、規律運動、正常作息，減少肝臟疾病的風險因素，就能改善脂肪肝。正常人的肝臟只含少量脂肪。

肝臟脂質蓄積超過肝濕重 5%	➡	輕度脂肪肝
肝臟脂質蓄積超過肝濕重 10~25%	➡	中度脂肪肝
肝臟脂質蓄積超過肝濕重 25~50%	➡	重度脂肪肝

綜觀近 10 多年中醫文獻，本病的病位在肝脾，病機強調痰瘀同源，故應以從痰瘀論治，疏肝健脾祛脂為有效治則。中醫學認為，過食肥甘，嗜酒過度，起居失常均可導致肝失疏泄，脾失健運，聚濕生痰，痰阻氣滯，致使痰濁瘀血鬱滯於脅下，痺阻肝絡而致脂肪肝。所以，主要治則應強調疏肝健脾與痰瘀同治。

一. 肝脾同調，痰瘀同治法

1 輕度脂肪肝

【治則】 肝脾同調，痰瘀同治。

【選方】 疏肝健脾湯（自擬方）

【處方】

藥材及份量	方解
柴胡 6g，白芍 12g，枳殼 12g，茯苓 15g，丹參 15g，三七 10g	疏肝理脾。
法半夏 10g，陳皮 6g	化痰祛濕，利濕消脂。
澤瀉 10g，大黃 10g，金錢草 10g，山楂 10g	清熱利濕，消導化瘀。

全方運用，疏肝理脾，化痰祛濕，活血祛瘀，祛痰消脂。

2 中、重度脂肪肝

【治則】 利痰消脂，通絡祛瘀。

【選方】 平胃二陳湯（《一盤珠》卷四）加味

【處方】

藥材及份量	方解
蒼朮 12g，厚朴 12g，陳皮 6g，茯苓 15g，法半夏 10g	健脾燥濕，化痰消脂。
柴胡 6g，郁金 12g，山楂 10g，莪朮 12g，赤芍 15g	疏肝通絡，活血祛瘀。
澤瀉 12g	祛瀉痰飲，瀉濁降脂。
荷葉 10g	降濁升清，利濕消脂。
決明子 30g，連翹 10g，虎杖 10g，大黃 6~10g	清泄肝熱，泄濁祛脂散結。

全方合用，痰瘀得化，濕熱得清，肝絡和暢，脂去病除。

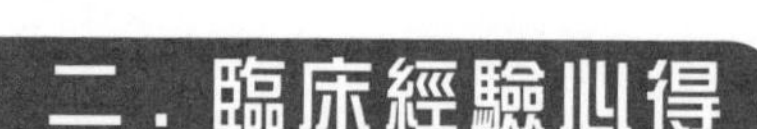

1 先重點治療脂肪肝，以消脂為先，配以疏肝利膽

（1）重用生白朮，提高治療脂肪肝療效

脂肪肝的病位在肝，而病根源於脾。當脾虛濕盛，脾傷則津液不歸正化，凝漬成痰，則可見脂肪積聚於肝。所以，治法宜健脾運以治本為主，化濕濁為輔。我們選用補脾胃，健脾運之藥，首推白朮。根據《本草滙言》記載：白朮是「扶植脾胃，散濕除痺，消食除痞之要藥也」。我們在辨證施治的基礎上，以生白朮為主藥，至少用 30g，可酌加至 90g，以保持每日大便 1~2 次。若出現便溏時，可改用炒白朮。

具體處方：生白朮 30~90g，澤瀉 10g，當歸 10g，山楂 10~15g，決明子 30g

我們學習廣東省中醫院應用生白朮、決明子為主藥，辨證治療脂肪肝有顯效的體會。

生白朮 —— 健脾運以治本；

澤　瀉 —— 甘淡淡濕，利水消脂。經現代研究證明，澤瀉有明顯保肝與抗脂肪肝作用，可抑制膽固醇的吸收，改善血管流變學和動脈粥樣硬化作用；

山　楂 —— 消食化積，祛瘀消脂行滯；現代研究證明，山楂黃酮能顯著抑制肝臟膽固醇的合成，減輕動脈粥樣硬化病變；

當　歸 —— 甘溫而潤，辛香善於行走，有活血祛瘀之功。經現代藥理學研究，當歸的主要水溶性有效成分阿魏酸，可抑制膽固醇在肝內合成而降血脂，並有保肝抗酶作用；

決明子 —— 其有效成分，具有顯著的降脂作用。

經多年大量臨床實踐，本方是治療脂肪肝的驗效方。

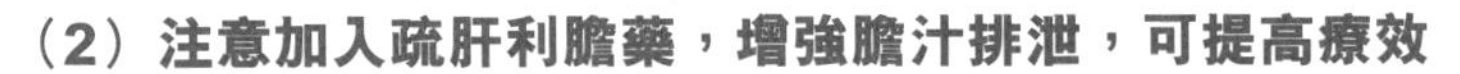
（2）注意加入疏肝利膽藥，增強膽汁排泄，可提高療效

我們在香港長期臨床實踐證明，治療脂肪肝不忘疏肝利膽，若加入柴胡、枳殼、郁金、川芎等疏肝理氣藥；金錢草、車前子、茵陳等利膽藥，有助脂肪肝治療，常可提高療效。

2 肝內脂肪明顯消退後，改以護肝為主，消脂為輔的治則

臨床實踐證明：

- 偏於肝氣虛者，宜用柔肝補氣消脂法，常用黃芪、太子參、茯苓、陳皮、白朮等；
- 偏於肝陰血不足者，宜用養血柔肝消脂法，常用白芍、枸杞子、當歸、柴胡、百合、女貞子、旱蓮草等，常有驗效。

肝硬化

肝硬化（Cirrhosis）是指肝臟長期受損，導致肝纖維組織增生，肝小葉構造呈病理性改變而纖維化變硬。據香港政府衞生防護中心公佈，肝硬化最常見的病因包括酗酒、乙型肝炎、丙型肝炎、非酒精性脂肪肝等和大量服用某些藥物而致病。據2020 年統計，乙型肝炎是引致香港男士患慢性病毒性肝炎及肝硬化的主要原因，從本港 250 宗死於慢性肝病和肝硬化的登記個案中，其中男性的死亡人數較女性為高，男女比例約為 1.5:1。根據臨床病例調查，肝硬化早期通常沒有症狀，隨着疾病的發展，患者可能開始感到容易疲倦、虛弱、眼睛黃疸、皮膚泛黃、容易瘀青、並出現蜘蛛痣、下肢水腫、甚至產生腹水等病徵。由於肝硬化可引起門靜脈壓力增高，促使食道下段靜脈曲張破裂出血，而出現嘔吐鮮血或咖啡狀物，並進一步導致肝腎症候群及肝癌等。因此，及早發現肝硬化和早期治療非常重要。

祖國醫學無肝硬化病名，根據臨床症狀，本病屬於中醫學的「積聚」、「水臌」、「水脹」、「膨脹」、「蠱脹」、「痰積」、「單腹脹」、「蜘蛛蠱」、「酒鼓」等範疇。按照病機分析，本病多由於肝氣鬱結，逐漸導致肝血瘀滯，瘀阻肝絡，使肝功能減退，繼之瘀凝加重，肝絡瘀塞不暢，進而損及脾胃，使脾失健運，水濕內聚。病情漸漸加重，損及腎陽，三焦氣化失調，水濕內停，導致膨脹、積聚、水臌等。病情進展至晚期，血脈瘀阻，陰陽痞塞，清濁交混，則多為疾病的嚴重階段。

一．辨證分型

早期——肝功能代償期

1 肝脾瘀阻型

本期為肝硬化早期，主要病機為肝脾不和，氣機升降失調，濕阻瘀滯，應用逍遙散調和肝脾。

【主證】脅肋脹痛，胸脘痞滿，食慾不振，疲倦無力，噯氣，舌質紫暗、胖大，苔白膩，脈弦。

【治則】疏肝健脾，活血化瘀。

【選方】逍遙散（《太平惠民和劑局方》）加減

【處方】

藥材及份量	方解
柴胡 10g	疏肝解鬱。
當歸 10g，白芍 12g	養血柔肝，與柴胡合用，疏養並用，使肝氣條達，肝血得養，氣血調和。
白朮 10g，茯苓 15g	益氣健脾，以防肝木剋犯脾土。
薄荷 6g（後下）	助柴胡疏肝解鬱。
甘草 3g	調和諸藥，使肝氣得疏，肝血得養，脾虛得補。
丹參 15g，紅花 10g	以助當歸、白芍活血化瘀，除痞，抑制肝內纖維組織增生。

【加減】
- 肝鬱氣滯明顯者，加香附、郁金、川芎，以疏肝解鬱。
- 肝鬱化火明顯者，加牡丹皮、梔子，此為加味逍遙散，有疏肝泄火的功效。
- 肝、脾腫大者，加鱉甲、牡蠣，使之達到散結消痞之效。

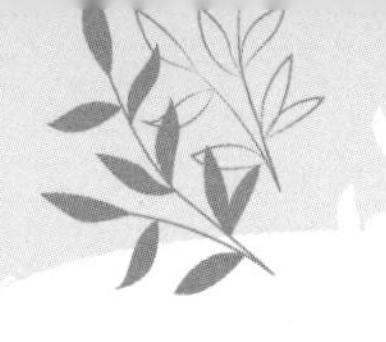

2 氣血瘀滯型

本型以血脈瘀阻，鬱滯痞積為主，亦可累及氣機，導致鬱滯不暢，故常以疏肝理氣解鬱滯，祛瘀散結治痞積為治則，選用桃紅四物湯合柴胡疏肝散加減治之。

【主證】 肝脾腫大，胸脅脹痛，蜘蛛痣，肝掌，肝功能輕度損害，蛋白倒置，舌質暗紫，苔白膩或薄白，脈弦。

- 蜘蛛痣（Spider Angioma）是一種特發性毛細血管擴張病徵，為皮膚小動脈分支末段擴張所形成，形態似蜘蛛，故稱蜘蛛痣；是肝硬化、急性肝炎等肝病患者常見病徵，也可見於健康者，如兒童、孕婦等人群。
- 肝掌（Liver Palm）指患慢性肝炎、肝硬化後，在手掌大拇指和小指根部的大小魚際肌處，出現片狀充血，或是紅色斑點、斑塊，用手按壓後變成蒼白色。肝掌為慢性肝炎、肝硬化的重要標誌之一，但也可見於少數健康人。

【治則】 理氣解鬱，祛瘀散結。

【選方】 桃紅四物湯（《醫宗金鑒》）合柴胡疏肝散（《景岳全書》）加減

【處方】

藥材及份量	方解
桃仁 10g，紅花 6g	破血力強，活血化瘀。
當歸 10g	甘溫，滋陰補肝，養血活血。
白芍 15g	養血和營，以增強柔肝之力。
川芎 10g	活血行氣，調暢氣血。
柴胡 6g	疏肝解鬱。
香附 12g	理氣疏肝，活血止痛。

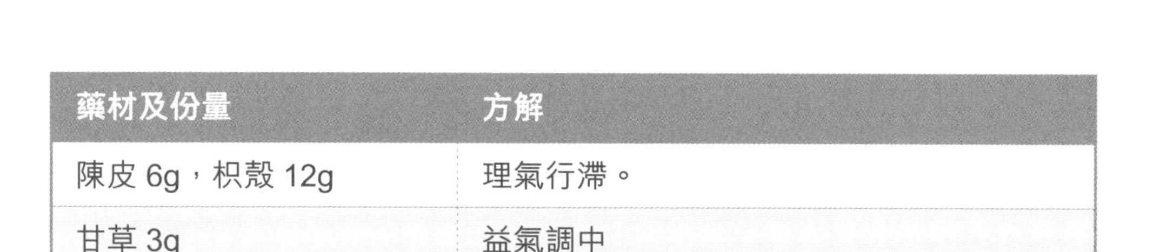

藥材及份量	方解
陳皮 6g，枳殼 12g	理氣行滯。
甘草 3g	益氣調中

諸藥配伍得當，可使瘀血祛、新血生、氣機暢，化瘀生新之力強，應對本型很突出的瘀阻痞積；同時遵從《內經》「木鬱達之」的旨意，加入疏肝行氣條達的中藥，以行氣化滯消積，使全方共奏疏肝解鬱行氣，活血祛瘀消痞積之功效。

經現代研究證明，桃仁、紅花、當歸可抑制肝內纖維增生，促進肝內的變性壞死物的溶解吸收，改善肝內血液循環；柴胡可減輕某些毒性物質導致的肝細胞損傷、變性、壞死，抑制肝內纖維增生。諸藥合用，能防止肝硬化進一步加重。

【加減】
- 肝細胞損傷嚴重，臨床病像出現肝細胞性黃疸者，加茵陳、五味子、大黃，以利濕活血退黃。
- 血瘀加重導致肝區刺痛者，加郁金、五靈脂、延胡索，以行氣祛瘀止痛。
- 肝脾腫大者，加鱉甲、牡蠣，以破瘀散結，軟堅消痞積。

中期——肝功能失代償早期

本期病機為「本虛標實」。「本虛」多為肝脾腎三臟虧虛；「標實」則有氣滯、血瘀、水蓄，尤以血瘀、水蓄是標實的主要方面。根據中醫學理論，血不利則為水，血瘀者水亦為之不利。

【主證】 肝脾增大變硬，脅腹脹滿瘀痛，輕、中度腹水，口乾不欲飲，小便量少，蜘蛛痣與肝掌，唇色紫暗，舌質暗紅，脈細澀或沉弦。

【治則】 化瘀通絡消滯，理氣行水消腫。

【選方】 化瘀湯（《中醫內科辨病治療學》）合蒼牛防己湯（《方藥中經驗方》）加減

【處方】

藥材及份量	方解
當歸 10g，赤芍 15g，牡丹皮 12g，桃仁 10g，紅花 6g，丹參 15g	活血化瘀，通肝絡之瘀滯。
蒼朮 15g，牛膝 30g，防己 12g，大腹皮 15g，澤瀉 25g	疏肝活血，健脾利水。
黃芪 30g，白朮 12g，茯苓 15g，陳皮 6g，甘草 3g	益氣扶正，健脾利水。

【加減】

- 若脅肋刺痛或脹痛甚者，加柴胡、枳殼、郁金、川芎、延胡索，以加強疏肝理氣化滯，活血化瘀止痛的功效。
- 若鼻衄、齒衄、便血、經量多，或見蜘蛛痣、肝掌、血小板減少、脈弦數，為營熱絡傷明顯者，宜涼血化瘀，選用犀角地黃湯加味治之。
- 若眼澀口乾，心煩易怒，手足心熱，大便乾者，為肝腎陰虛，加北沙參、麥冬、女貞子、生地黃、旱蓮草、龜甲膠等。

晚期——肝功能失代償期的嚴重階段

肝硬化晚期，脾腎陽氣虧虛，寒水、瘀血內聚。若單補脾腎，則壅滯病邪；若單活血祛瘀，逐水祛邪，則易傷正氣，不耐攻伐。故選用濟生腎氣丸合五苓散加減，既注重扶正與祛邪兼施，促使正復邪卻。

【主證】 肝功能嚴重受損，腹水明顯增加，腹壁與食道靜脈曲張明顯。患者腹大脹滿，脘悶納呆，神疲畏寒，面色萎黃或面色黧黑，舌紅絳而乾或光剝，脈弦細無力。

【治則】 滋補肝腎，化氣行水，兼以活血祛瘀。

【選方】 濟生腎氣丸（《濟生方》）合五苓散（《傷寒論》）加減

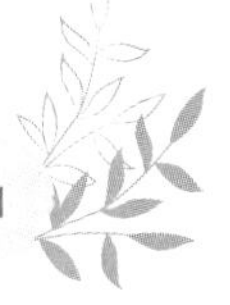

【處方】

<table>
<tr><th>藥材及份量</th><th colspan="2">方解</th></tr>
<tr><td>熟地黃 24g，山茱萸 12g，山藥 12g，澤瀉 12g，茯苓 15g，牡丹皮 10g</td><td>為六味地黃丸，滋補肝腎。</td><td rowspan="3">為濟生腎氣丸。</td></tr>
<tr><td>桂枝 9g，製附子 9g（先煎）</td><td>溫通腎之陽氣，微生少火，鼓舞腎氣，助膀胱溫陽化氣，佈津行水。</td></tr>
<tr><td>牛膝 15g，
車前子 12g（包煎）</td><td>利水消腫。</td></tr>
<tr><td>豬苓 15g，白朮 15g</td><td colspan="2">利水化濕，溫陽化氣，以助濟生腎氣丸化氣行水之力。</td></tr>
<tr><td>黃芪 30~60g</td><td colspan="2">補氣袪瘀，補氣利水。</td></tr>
</table>

【加減】

- 若納少便溏，面晦浮腫，兩目乾澀，畏寒肢冷，舌淡苔白者，此為脾腎陽虛，應在製附子、牛膝、茯苓、白朮、澤瀉的基礎上，加肉桂、乾薑等，使之達到溫陽化水的功效。
- 若出現肝細胞性黃疸、眼結膜及全身皮膚黃染者，加茵陳、五味子、大黃，以利濕退黃。
- 若神智恍惚，反應遲鈍，為肝昏迷早期，應急送醫院救治。

二. 臨床經驗心得

1 疏肝通絡法對防治肝硬化的重要性

肝病日久，必由氣及血，繼之則入於脈絡，對於慢性肝炎、肝硬化等病，如果在疏肝的同時，加以活血化瘀之品，可促使病情改善。根據清代名醫王旭高在《西溪書屋夜話錄》中指出：「疏肝不應，營氣痺窒，絡脈瘀阻，宜兼通血絡。」在臨證中許多慢性肝炎患者，由於肝氣鬱於本經的症狀，久則肝氣犯胃，脘脅同時作痛，且痛勢劇烈，固定不移，甚則可形成癥積腫塊，或堅硬而有結節者，此為肝臟氣血鬱滯，着而不行所致。正如《金匱要略．五臟風寒積聚病脈證並治》所説之「肝着」，即指本病。我們選用行氣散滯，活血通絡之治則，常獲佳效。

有一位肝病日久的乙肝患者，面色青黑不華，右脅作痛如針刺，尤以夜晚為甚，並伴有腹脹，體倦無力，肝脾腫大，舌絳且邊有瘀斑、苔白，脈弦而澀，經西醫診斷為肝硬化，中醫辨證為肝血瘀滯型患者。根據證候分析，因氣病及血、血脈瘀阻，故肝區刺痛，以夜間尤甚。肝脾腫大，舌有瘀斑，脈弦而澀，反映了肝血瘀滯之勢已成，故選用疏通氣血，軟堅消痞之治法，應用加味小柴胡湯治之：

柴胡 15g，黄芩 10g，法半夏 9g，生薑 9g，黨參 9g，炙甘草 6g，鱉甲 30g，牡蠣 30g，紅花 9g，茜草 9g。

此方為學習北京名醫劉渡舟之治法，本方即小柴胡湯去大棗、加鱉甲、牡蠣、紅花、茜草而成。方以小柴胡湯疏通氣血，調和肝脾；加鱉甲軟堅，牡蠣消痞，紅花、茜草活血通絡。根據劉渡舟經驗，其柴胡用量應大於黨參、炙甘草 1 倍，療效才明顯可靠。本患者以 10 劑為一療程，經辨證加減合治兩個療程，即可收到顯著療效。北京名醫劉渡舟以此方治療早期肝硬化頗為理想，他常以 10 劑為一療程，重者 4 個療程，常可收到顯著療效。本處方加減經我們在香港 30 多年臨床實踐，確有驗效。

2 肝硬化「疏肝」太過，勿忘「柔肝」

肝病日久，陰血大虧，脾胃失健，雖有脅痛、腹脹、納差等肝鬱之證，但疏肝不應或疏之諸證更甚者，宜用柔肝之法；再則肝氣旺盛，疏泄太過，肝陰受戕，肝陽上亢，肝風內動，亦應採用柔肝之法。所以，清代名醫王旭高

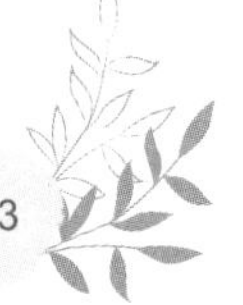

説：「如肝氣脹甚，疏之更甚者，當柔肝。」

我們在香港臨證中，有一位患乙型肝炎合併肝硬化患者，肝脾腫大且痛，胃脘發脹，噯氣少舒，口咽發乾，飲食日減。自述曾在美國唐人街就診中醫，服中藥 200 餘劑，迄無功效，索視其方，皆香燥理氣之品。其脈左弦細，右脈滑，舌光紅無苔。根據初診證候分析，患者既往服藥 200 餘劑不為不多，然無效者，此非一般之肝胃不和。因為患者舌紅而光，脈弦細，口咽乾燥，陰虛乏液昭然若揭；且新病在經，久病入絡，肝脾腫大且痛，故選用柔肝滋胃，軟堅活絡之治則。處方：

當歸 6g，川楝子 10g，鱉甲 30g，生牡蠣 15g，紅花 6g，茜草 10g，牛膝 12g，枸杞子 10g，北沙參 12g，麥冬 12g，玉竹 12g，生地黃 15g，白芍 12g，牡丹皮 9g。

此方加減進退，服至 16 劑，病情顯著改善，再服 20 劑，胃開能食，脅脹與疼痛皆除，面紅潤日漸康復。

臨證體會

我們在臨證中體會到「柔者，軟也」，患者肝病日久，肝氣旺盛，疏泄太過，清代名醫王旭高喜用當歸、枸杞子、牛膝等為主藥，方中除當歸、枸杞子、牛膝等主藥外，以北沙參、麥冬、玉竹、生地黃益胃陰，至使胃陰滋養而氣降得食，則肝陰自可康復；牡丹皮涼血，白芍護肝陰，牡蠣軟堅，鱉甲軟堅通絡，川楝子行氣止痛，當歸、紅花活血化瘀，從而可達軟肝縮脾之效。本病例選用之柔肝藥，以溫潤柔軟輕清之品為宜，如生地黃、白芍、北沙參、麥冬、玉竹等，以滋陰養血、柔肝止痛之藥為佳，切忌應用燥熱苦寒之藥。

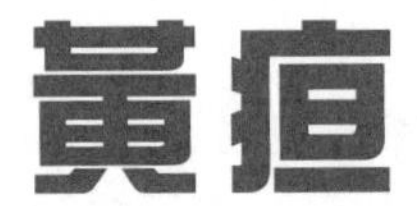

黃疸

黃疸（Jaundice）是高膽紅素血症（Hyperbilirubinemia）的臨床表現，即血中膽紅素升高而導致眼部鞏膜、皮膚、黏膜以及其他組織和體液發生黃染的現象。正常血中膽紅素不超過 17μmol/L（1.0mg/dL），若膽紅素超過正常值而肉眼仍未能察見黃疸者，即稱「隱性黃疸」。黃疸不是一個獨立疾病，而是一個涉及病種相當廣泛的綜合症，尤其多見於肝臟、膽系和胰腺疾病，它包括肝細胞性黃疸、阻塞性黃疸、溶血性黃疸、先天性非溶血性黃疸、胰腺頭部癌腫波及或壓迫總膽管等所致的黃疸。

中醫學早在《黃帝內經》中有記載，如「溺黃赤安卧者，黃疸」，「目黃者，曰黃疸」。漢代《傷寒論》與《金匱要略》均有關於黃疸的病因、證候、方藥的記載，正如茵陳蒿湯則是出自《傷寒論》的著名經方，這些方藥對後世醫家有深遠影響，至今用之仍有驗效。到明、清時代臨床醫家根據發病的原因、起病的急緩、色澤的晦鮮、病情的輕重等而分為陽黃、陰黃和急黃論治。

「陽黃」多因濕熱、瘀毒所致，治當清熱利濕，活血化瘀；

「陰黃」多因脾胃虛弱，寒濕內阻，瘀血阻絡所致，治當健脾益氣，溫化寒濕，活血化瘀；

「急黃」則為疫熱毒邪，熏灼肝膽，膽汁泛溢而致，治當清熱解毒，瀉火退黃。

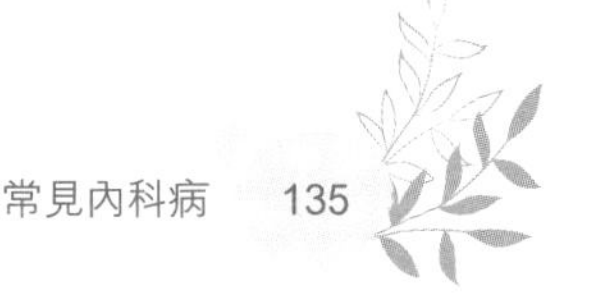

一．辨證分型

陽黃

「陽黃」一般起病急速，病程短，黃色鮮明如橘，起因為濕熱所致，故常伴有濕熱證候，屬熱證、實證。可見於現代醫學的急性膽囊炎或慢性膽囊炎急性發作、急性黃疸性肝炎、膽石症急性發作等。

【主證】 身目黃色鮮明，金黃如橘子色，發熱心煩，右上腹疼痛，口苦口乾，尿色深黃，大便秘結，舌質紅，苔黃膩，脈滑數。

【治則】 清熱利濕，解毒退黃。

【選方】 茵陳蒿湯（《傷寒論》）加味

【處方】

藥材及份量	方解
茵陳 30g	為治黃疸要藥，苦泄下降，善能清熱利濕，為君藥。
梔子 12g	清熱降火，通利三焦，助茵陳引濕熱從小便而去。
大黃 10g	瀉熱逐瘀，通利大便，導瘀熱從大便而下，使濕熱從尿而去，尿如皂莢汁狀排出。
柴胡 10g，黃芩 10g	清肝利膽，疏肝解鬱。
車前子 10g（包煎），茯苓 15g	加強清熱利濕退黃之功。
蒲公英 15g，牡丹皮 10g，郁金 12g	清熱解毒，涼血化瘀。
甘草 6g	益氣和中，調和諸藥。

全方疏利肝膽濕熱，利濕與泄熱並進，通利二便，前後分消，濕邪得除，瘀熱得去，黃疸自退。

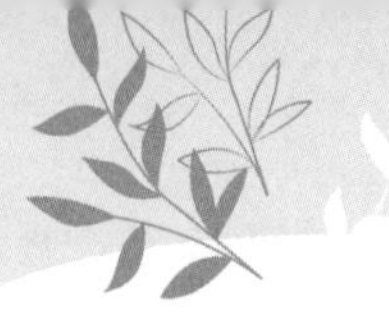

【加減】
- 若兼表證者，即發熱多，畏寒少，身熱較高，全身酸痛，身上無汗者，茵陳蒿湯加荊芥、薄荷，以解表清熱。
- 若脅下痛劇者，加青皮、川楝子、延胡索，以增強理氣活血止痛作用。
- 熱盛者，加金銀花、連翹，以清熱解毒。
- 噁心嘔吐者，加黃連、竹茹，以清胃熱，降逆止嘔。
- 濕重者，加厚朴、蒼朮，以燥濕化濁。
- 伴有膽結石者，加雞內金、海金沙，以排石。

陰黃

「陰黃」一般起病緩慢，病程長，黃色晦暗如煙熏，起因為寒濕所致，故常伴有寒濕證候，屬寒證、虛證；可見於現代醫學的溶血性黃疸、阻塞性黃疸、肝硬化等。

1 脾虛不化濕型

本型病機因脾虛不能運化水濕，濕從寒化，以致寒濕阻滯中焦，膽汁排泄受阻，溢於肌膚而致的陰黃病。本方由四逆湯加味化裁而成，主治寒濕阻滯中焦，膽液被阻，治宜溫陽利濕。

【主證】 身目黃色晦暗無光澤，身冷不渴，身倦懶動，胸悶腹脹，食慾減退，大便溏薄，小便微黃而利，舌質淡胖，苔白厚膩，脈遲緩而滑。

【治則】 溫中健脾，利濕退黃。

【選方】 茵陳朮附湯（《醫學心悟》卷二）加減

【處方】

藥材及份量	方解
茵陳 30g	祛濕利膽退黃。
製附子 6~10g（先煎），乾薑 10g，炙甘草 6g	乃溫中回陽之四逆湯，與茵陳並用，可溫化寒濕而退黃。
肉桂 3g	辛溫之品，暖肝溫腎祛寒，化寒濕。
白朮 15g	益氣健脾，溫中燥濕。
茯苓 15g，澤瀉 12g	淡滲利濕，以增強祛濕之功。

【加減】
- 腹脹者，去白朮、炙甘草，加蒼朮、厚朴，以燥濕消脹。
- 大便溏稀或泄瀉者，加山藥、薏苡仁、白扁豆，以健脾滲濕止瀉。
- 皮膚瘙癢者，加白鮮皮、地膚子，以祛風止癢。

2 氣血瘀滯型

病久氣鬱血瘀，瘀滯積聚肝膽絡道，漸成癥塊，阻塞絡道，使肝膽受阻而發黃。本方證因肝鬱氣結，瘀血阻滯所致。

【主證】身目發黃而晦暗無光澤，皮膚青黯如煙熏，肝脾腫大，疼痛不適，蜘蛛痣，舌質青紫或有瘀斑，脈弦澀或細澀。

【治則】活血化瘀，祛濕利膽退黃。

【選方】膈下逐瘀湯（《醫林改錯》）加減

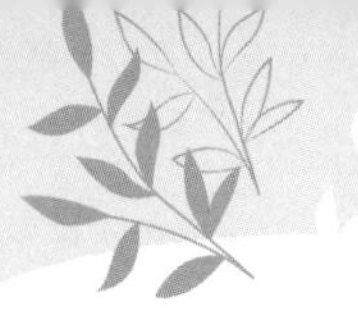

【處方】

藥材及份量	方解
茵陳 30g	祛濕利膽退黃。
紅花 9g，桃仁 9g，五靈脂 6g，赤芍 12g，牡丹皮 12g，延胡索 10g，川芎 6g，當歸 9g	活血通經，行瘀止痛。
香附 10g，烏藥 10g，枳殼 12g	調氣疏肝。
甘草 10g	用量較重，調和諸藥，使攻中有制，又協助主藥以緩急止痛，更好發揮其活血止痛之效。

【加減】
- 病久體虛，脾虛食少者，改用黃芪建中湯，加丹參、川芎，以益氣健脾溫中，行氣活血祛瘀。
- 若頭暈目眩者，加白芍、女貞子、菊花，以補益肝腎，清利頭目。
- 若陽虛畏寒者，加製附子，以溫陽祛寒。
- 肝脾腫大者，加鱉甲、牡蠣，以軟堅散結消痞。

急黃

「急黃」起病急劇，變化迅速，臨床常見以身黃如金為特徵，多因外感濕邪夾熱毒或瘟毒，其性酷烈，熱毒內入營血，損及肝腎，陷入心包，蒙蔽神明而發為急黃；可見於西醫學的急性傳染性肝炎患者的肝臟，出現嚴重發炎及肝衰竭、急性肝壞死、慢性肝壞死等。

【主證】急劇發病，黃疸急速加深，身目呈深黃如金色，高熱煩渴，神昏譫語，舌質紅絳，苔黃褐乾燥，脈弦數或細數。

【治則】清熱涼血，定驚解毒，涼營開竅。

【選方】安宮牛黃丸（《溫病條辨》）

急黃為重危病的臨床病徵，按照香港目前法律，應急送西醫院救治。「犀

角」早在明代李時珍《本草綱目》有記載：「犀角，犀之精靈所聚，足陽明藥也。」，具有清熱，涼血，定驚，解毒的功效。因犀角是稀有動物犀牛之角，為香港法例禁用之品，可改用水牛角替代。水牛角的一般用量為 9~15g，大劑量可用 30~60g，水煎服。如研粉吞服，每次 1.5~3g。安宮牛黃丸由牛黃、麝香、雄黃等成分組成，具有清熱解毒，鎮驚開竅的功效，適用於有急黃病徵的熱性病患者因邪入心包，高熱驚厥，神昏譫語等病證而用。

二. 臨床經驗心得

香港是一個以西醫為主流醫學的社會，我們在辨病用藥時，常注意結合現代醫學病理為依據，對頑固性黃疸進行辨證與辨病相結合治療。根據西醫學對黃疸病因病理的認識，在辨證論治的基礎上，選加經現代藥理研究及臨床研究證實能加強膽紅素結合、消炎利膽確有功效的中藥，應用於中醫的辨證施治中，從而改善膽紅素代謝，達到治療的效果。在香港中醫門診常見屬於中醫陰黃的肝細胞性黃疸（或稱肝源性黃疸），多因肝臟無法正常處理膽紅素時出現的黃疸病徵；屬於中醫陰黃的溶血性黃疸（或稱肝前性黃疸），多因當大量紅血球被分解時出現的黃疸病徵；屬於中醫陽黃的阻塞性黃疸（或稱肝後性黃疸），多因當肝臟無法正常排除膽紅素時出現的黃疸病徵。以上 3 種類型，各有特色，分述如下：

1 陰黃證——肝細胞性黃疸

肝細胞性黃疸是指因肝細胞受損，對膽紅素的攝取、結合以至排泄發生障礙，導致膽紅素在血中蓄積所致的黃疸。在中醫學的「陰黃證」中，可見於因各種肝病如病毒性肝炎、肝硬化、肝癌，以及其他原因如鉤端螺旋體病、敗血症等，可因肝細胞廣泛受損而引起肝細胞性黃疸。此類患者或因寒濕傷人、素體脾胃虛寒、久病脾陽受損出現濕從寒化，寒濕瘀滯，中陽不振，脾失健運，膽汁為濕邪所阻而發病。患者多為身目色黃晦暗，或如煙熏，脘腹痞脹，納少，神疲畏寒，口淡不渴，腹脹便溏，舌質淡苔膩，脈濡浮或沉澀。治療以溫中化濕、健脾和胃為主。

根據我們在香港的臨證經驗，茵陳朮附湯加味治療陰黃證肝細胞性黃疸的效果良好。方中：

- 茵陳清熱利濕退黃，為退黃之主藥，現代臨床藥理學研究證實，茵陳可促進膽汁分泌和排泄，並能減輕肝細胞炎症，防止肝細胞壞死，促進肝細胞再生；
- 製附子、乾薑溫中，具有鎮痛、抗炎作用，可促進肝細胞氧化過程，增強其代謝解毒能力，從而減輕肝損傷，保護肝細胞；
- 茯苓、白朮、澤瀉能化濕邪、利小便，配伍山楂、麥芽，健胃消食以助脾運；
- 陳皮理脾，香附疏肝，治以氣行則血濕化之；
- 赤芍清熱涼血、散瘀止痛，現代藥理證實其能降低血栓素 B2（TXB2），改善肝內微循環，減輕肝細胞缺氧，加強膽紅素結合；
- 虎杖涼血化瘀解毒，使瘀血去而膽腑利，同時可制約附子、乾薑過於溫燥之性；
- 生大黃逐瘀、通便，腸腑通則邪有出處，從而加速黃疸消退；
- 炙甘草調和諸藥。

全方肝脾同治，健脾溫陽、運化寒濕、疏肝通絡、化瘀通便，能有效促進肝功能恢復和黃疸的消退，同時改善患者納差乏力、腹脹等消化道不適症狀。

2 陰黃證——溶血性黃疸

溶血性黃疸是由於大量紅細胞破壞，形成大量的非結合膽紅素，超過肝細胞的攝取、結合與排泌的能力；另一方面，由於溶血造成的貧血、缺氧和紅細胞破壞產物的毒性作用，削弱了肝細胞對膽紅素的代謝功能，使非結合膽紅素在血中瀦留，超過正常的水平而出現的黃疸。我們在香港臨床所見，因患先天性或後天性溶血性貧血，使紅細胞被大量破壞，非結合膽紅素滯留血中所致的溶血性黃疸，此類黃疸屬陰黃證，常有家族史，治療當以補腎健脾為主，疏肝利膽為輔，常治以金匱腎氣丸或附子理中湯加減，並注意重加黃芪、茵陳、金錢草益氣利膽，利尿祛黃；酌加雞血藤、阿膠滋陰補血，以改善紅細胞脆性，阻斷紅細胞被凋亡破壞；酌加山茱萸、生地黃、鹿銜草以平補陰陽，增強體質，提高免疫功能、自我調節和修復能力。

3 陽黃證——阻塞性黃疸

阻塞性黃疸是由機械性梗阻引起肝內膽汁淤滯，毛細膽管增寬，膽管內膽色素堆積，造成膽汁返流入血，擴散至皮下毛細血管，表現為皮膚黃染、瘙癢等症狀，並可以造成嚴重的併發症。因此，如何盡快解除梗阻，改善膽汁淤滯狀況，降低併發症，提高身體的免疫能力已經成為臨床上的研究重點。急性阻塞性黃疸的病人，中醫學多歸屬於「陽黃」範疇，以肝膽濕熱型為多見，我們常選用大柴胡湯治之。大柴胡湯源出於張仲景《傷寒論》，本用於治療少陽病兼陽明裏實之證。方中柴胡配黃芩，可解少陽邪熱；大黃、枳實，承小承氣湯之意，攻下熱結；白芍斂陰和營，緩急止痛且能涼血；法半夏、生薑和胃降逆，全方共奏和解少陽，通下裏實之功。我們在香港臨證常以大柴胡湯為基本方，化裁治療膽結石、阻塞性黃疸、膽源性胰腺炎等，均收到較好的療效。本處方經現代藥理學研究證明，確有利膽退黃，調整病人體內環境平衡，提高機體免疫力的佳效。

膽石症

膽石症（Cholelithiasis）是指膽道系統包括膽囊或肝膽管、膽總管內發生結石，並導致膽道感染，屬於常見疾病。按發病部位，可分為膽囊結石和肝膽管結石、膽總管結石。結石在膽囊內形成後，可刺激膽囊黏膜，不僅可引起膽囊的慢性炎症，而且當結石嵌頓在膽囊頸部或膽囊管後，還可以引起繼發感染，導致膽囊的急性炎症。由於結石對膽囊黏膜的慢性刺激，還可能導致膽囊癌的發生；有文獻報道，此種膽囊癌的發生率可達 1%~2%。本病發病年齡多在中年以上，女性多於男性，以右脅下疼痛為主要症狀，常伴發膽囊炎。

中醫認為，本病屬「膽脹」、「脅痛」、「黃疸」等範疇，膽石症病位在肝膽，因肝失疏泄，膽失通降，不通則痛，故右脅下劇痛；又因肝鬱氣滯，濕熱壅阻，影響肝的疏泄和膽的通降功能，膽汁鬱結導致濕熱內蘊，氣血瘀滯，久經煎熬的膽汁與瘀積，蘊久而成膽結石。本病根據臨床表現的輕重緩急，可分為急性發作期與靜止期。按照急則治其標，緩則治其本的原則，急性發作期治其標，以清熱利濕，疏肝理氣，利膽排石為法；靜止期治其本，以疏肝理氣，清熱利濕，活血祛瘀，益氣健脾，養陰柔肝，佐以利膽排石為法。

一．辨證分型

1 急性發作期

中醫認為，此期病機為濕熱蘊阻肝膽，釀毒化火，煎熬津液而成膽石，阻塞膽道，氣機閉塞，肝膽疏泄不暢。

【主證】 右上腹鈍痛，疼痛呈陣發性加劇，並向右肩背放射，眼部黃疸，發熱，面色蒼白，噁心嘔吐，舌質紅或紅絳，脈弦數或弦滑。

【治則】 疏肝理氣，清熱利濕，利膽排石。

【選方】 大柴胡湯（《傷寒論》）合茵陳蒿湯（《傷寒論》）加減

【處方】 本方適用於濕邪與瘀熱交結於裏，熱不得外越，濕不得下泄，濕與熱交蒸而成的黃疸。

藥材及份量	方解
柴胡 15g，黃芩 9g	重用柴胡，與黃芩合用，祛少陽之邪。
大黃 6g（後下），枳實 9g	輕用大黃，並配枳實，以瀉陽明熱結。
白芍 12g	緩急止痛；與大黃相配，治腹中實痛，與枳實為伍，治氣血不和之腹痛，煩滿不得卧。
茵陳 30g	為清熱除濕退黃之主藥，重用以疏利肝膽。
梔子 10g	除煩熱，清三焦而通調水道。
金錢草 15~30g	利濕退黃，利尿通淋，利膽排石，解毒消腫。
虎杖 10~15g	苦寒，破泄清熱，苦可燥濕，寒可涼血，能清熱解毒。入肝可活血祛瘀，通絡散瘀止痛；入膽可清熱利濕，退黃通淋，有助利膽排石。
木香 10g（後下），郁金 12g	行氣解鬱止痛，與柴胡合用，加強疏肝解鬱利膽的功效。
甘草 6g	益氣調中。

【加減】
- 在膽石病急性發作期，常以疏、清、通利為主法治療，但不宜長期使用，應中病即止，並防止疏泄太過，導致克伐脾胃，耗傷正氣，尤以脾胃虛弱者，須適當兼顧脾胃功能，不可一味攻逐。
- 脾胃虛弱者，應重加黃芪 30g，茯苓 15g，山藥 15g，以益氣健脾。
- 若右脅痛甚，加川楝子、延胡索，以加強疏肝理氣止痛之效。
- 若發熱、寒戰，加金銀花、連翹、蒲公英，以清熱解毒。
- 合併嘔吐者，加法半夏、竹茹，以降逆和胃止嘔。

2 靜止期

本期病理關鍵為膽石滯留，肝膽疏滯不利，治當疏肝利膽排石，佐以清利肝膽濕熱。本期多屬肝鬱氣滯，膽失疏泄，脾失健運，結石鬱滯。因膽石症不在急性發作期，故一般症狀較輕。若病遷日久，往往有瘀血阻絡，木不疏土或木旺乘土兼證，臨床應隨證加減化裁，選取相應治法。

【主證】 右上腹隱痛或鈍痛，時作時止，每於進食油膩之品後發作或加重，口苦咽乾，不思飲食，眼黃疸或無黃疸，尿黃便乾結，舌質稍紅，苔膩，脈弦。

【治則】 疏肝利膽，益氣健脾，清熱利濕排石。

【選方】 柴胡疏肝散（《景岳全書》）合利膽排石湯（自擬方）加減

【處方】

<table>
<tr><th>藥材及份量</th><th colspan="2">方解</th></tr>
<tr><td>柴胡 6g</td><td>疏肝解鬱。</td><td rowspan="4">為柴胡疏肝散，既有疏肝健脾之功，更有行氣活血之效。</td></tr>
<tr><td>枳殼 12g，陳皮 6g，香附 12g</td><td>行氣散結。</td></tr>
<tr><td>白芍 15g</td><td>柔肝止痛。</td></tr>
<tr><td>川芎 6g</td><td>血中之氣藥，既可活血又可行氣。</td></tr>
<tr><td>黃芪 30g，茯苓 12g，山藥 12g</td><td colspan="2">益氣健脾祛瘀，促進利濕排石。</td></tr>
<tr><td>茵陳 30g，黃芩 10g</td><td colspan="2">清熱利濕退黃</td></tr>
<tr><td>金錢草 30g，大黃 10g</td><td colspan="2">清熱利濕，利尿通淋排石。</td></tr>
<tr><td>甘草 6g</td><td colspan="2">益氣補脾，調和諸藥。</td></tr>
</table>

【加減】
- 黃疸明顯者，加梔子、黃柏，以加強清熱利濕退黃之功。
- 發熱者，加金銀花、連翹、紫花地丁，以清熱解毒。
- 大便燥結者，加火麻仁、玄參，以滋陰潤腸通便。

二. 臨床經驗心得

本人是國內中醫藥大學首批「中西醫結合治療急腹症」的教師，曾先後在中央衛生部與高等教育部聯合指派的貴州遵義醫學院和天津南開醫院舉辦的「中西醫結合治療急腹症培訓班」學習結業，並在廣西中醫藥大學任教「中西醫結合治療急腹症」課程，結合在附屬醫院大量臨床實踐，確有心得體會。由於現時香港法律上的規限，本病書寫內容尚受限制，特按當今的香港臨床實際應用，進行論析。

1 中藥排石療法心得

❶ 經長期大量臨床實踐證明，膽石症的排石療法，在急性發作期較靜止期排石率高。

❷ 膽結石直徑小於 1cm 者，中藥排石的成功率顯著增高。

❸ **增加膽汁分泌量的中藥：**柴胡、黃芩、大黃、青皮、陳皮、茵陳、虎杖、香附、海金沙、滑石等。

❹ **促進膽汁排石的中藥：**金錢草、海金沙、茵陳、虎杖、滑石、大黃、芒硝、番瀉葉、甘遂等。

❺ **舒張括約肌可促進排石：**膽總管開口於十二指腸降部的「十二指腸乳頭」，在此開口處有括約肌，可控制膽汁和胰液的排出。若把此處的膽總管出口括約肌（Oddi 括約肌）鬆弛，可促進及有利於結石的排出。經現代藥理學研究證明，大黃、黃芩、玉米鬚、金錢草、郁金、茵陳、枳實等中藥，可舒張並鬆弛 Oddi 括約肌，促進排石。

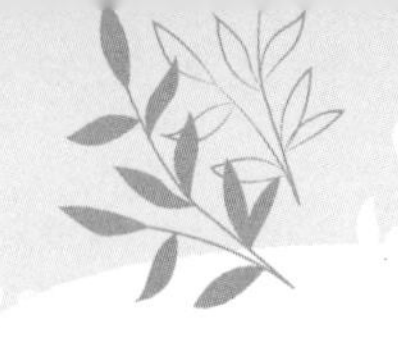

❻ 降低十二指腸張力，即可減輕排石的阻力。常用中藥：柴胡、枳實、木香、香附、川楝子、青皮、陳皮、厚朴、佛手、玫瑰花等。

❼ 以排石為主的療法，應注意膽總管解剖內徑最寬為 12mm，若膽結石超出膽總管內徑，則不能強行排石，否則易造成膽總管損傷。

2 溶石療法

自 1891 年 Walker 首創乙醚灌注溶石以來，新的溶石劑和灌注方法不斷出現和改進。1972 年 Danjinger 首先應用鵝去氧膽酸成功地使 4 例膽囊膽固醇結石溶解消失，但此藥對肝臟有一定的毒性反應，可使肝酵素（谷丙轉氨酶）升高等，並可刺激結腸引起腹瀉。目前溶石治療的藥物主要是鵝去氧膽酸和其衍生物熊去氧膽酸。由於此種溶石治療的藥物價值昂貴，且有一定的副作用和毒性反應，又必須終生服藥。此外，一些新的藥物，如 Rowachol、甲硝唑（Metronidazole）也有一定的溶石作用，但價錢昂貴，因此，更突顯中醫療法溶石的優勢。

中藥溶石研究：

中藥複方溶石劑在體外和體內實驗對膽固醇型和混合型膽結石均有較好的溶解作用，體外實驗膽石全溶的時間為 4~5 天，臨床體內灌注實驗膽石全溶的時間為 7 天之內，無毒副作用。經中國中醫科學院中藥研究所與首都醫科大學附屬北京天壇醫院共同研究，以茵陳、枳殼和雞內金組成的中藥複方溶石劑對膽結石有溶解效果好、安全性高的特點，有必要進一步開展其溶石機制和有效成分的實驗研究。另外國內臨床研究報道，金錢草、花蕊石、枳殼、芒硝、香附、青皮、茵陳、川楝子均有溶石作用，尤以金錢草的溶石作用為佳。經研究證明，金錢草可通過保護肝細胞、促進膽汁酸分泌、增加非結合膽紅素的溶解，促進膽汁分泌，降低膽汁中的膽汁酸水平，阻止結石產生。

3 中藥排石、溶石有效對藥

❶ **金錢草／雞內金：**金錢草甘淡平，入肝膽經，甘能解毒，淡平能利水退黃，還能降低體內鈣離子濃度，抑制結石的生長和有溶石作用。雞內金甘平，歸脾胃經，能消食除滿，更能軟堅散結；經現代藥理學表明，雞內金有增強膽囊收縮、膽汁分泌和排泄的作用，並有溶石作用。兩藥合用，可增強排石及溶石功效。

❷ **柴胡／郁金：**柴胡辛苦寒，歸肝膽經，辛能升發陽氣，能疏肝解鬱，苦能和解退熱，還有保肝、抗炎、解熱、抗病毒等作用。郁金性味與柴胡相似，辛能行氣解鬱、苦寒能利膽，還能保肝、抗菌、降血脂。柴胡和郁金具有相似的作用，兩藥合用，可增強保肝利膽之力，更能抗炎降脂，是肝膽病的常用對藥。

❸ **赤芍／枳實：**赤芍苦寒，入肝經，能清肝瀉火，涼血清熱，化瘀止痛，還能鎮痛、消炎。枳實辛苦寒，入脾胃、大腸經，善治氣機不暢、痞滿腹脹之症，還能抗病毒、抗炎。兩藥合用，一清一降，濕熱所致之痞滿不舒可除，對膽石症引發的膽囊炎起到加強抗炎作用。

❹ **虎杖／火麻仁、肉蓯蓉：**虎杖苦寒，歸肝膽經，苦寒能解毒，本品有利膽作用，還能抗炎、抗病毒，為治療肝膽病的常用藥。火麻仁歸大腸經，有滑腸通便之功，其含有的脂肪油能促進腸道蠕動，有瀉下作用；肉蓯蓉鹹溫，鹹入腎，溫助陽，能助陽補腎，制約虎杖之苦寒，使瀉而不傷陽。諸藥合用，能使濕熱下行，清肝利膽。

消化性潰瘍病

消化性潰瘍（Peptic Ulcer）是指腸胃與胃液接觸部位的慢性潰瘍。具體包括：胃、小腸前段（十二指腸）或幽門，有時也包含了食道下端的黏膜損傷導致的慢性潰瘍。由於潰瘍主要在胃與十二指腸，故又稱為「胃、十二指腸潰瘍」。根據臨床統計，本病可發生在任何年齡，但 10 歲以下，60 歲以上較為少見。男性多於女性，為 2~4：1。本病的發病率以十二指腸潰瘍發病率最高，佔 70%；胃潰瘍佔 25%；複合性潰瘍僅 5%。

本病屬中醫學的「胃脘痛」範疇，病位在胃，與脾、肝、膽等臟腑密切相關。本病的病因病機特點：

❶ 情志緊張，肝氣鬱結，肝鬱日久化火，致氣滯血瘀，橫逆犯胃，肝胃鬱熱，胃陰受損而虧虛。

❷ 因飲食失節，損傷脾胃，導致脾不運化，胃失和降，氣機壅滯，不通則痛。

❸ 脾胃虛弱，運化失權，累及胃府而引起胃脘疼痛而患本病。

❹ 因勞倦損傷，熱毒（幽門螺旋菌，*Helicobacter pylori*, HP）犯胃導致邪毒挾熱挾瘀膠凝於胃壁，寒熱與痰瘀毒犯胃，損傷胃壁。

以上病因，導致胃痛反覆發作，經久不癒，寒自內生，傷及脾陽，胃失溫養，進一步產生胃痛與潰瘍。

一．辨證分型

「胃、十二指腸潰瘍」活動期

1 脾虛肝鬱型

【主證】 胃脘攣痛，多因情志鬱滯而發，脘腹脹悶，腹中按之較舒，胃氣上逆而頻繁噯氣，食少納呆，舌苔薄白，脈弦緩或弦數。

【治則】 疏肝健脾，理氣止痛。

【選方】 芍藥甘草湯（《傷寒論》）合旋覆代赭湯（《傷寒論》）加減

【處方】

<table>
<tr><th>藥材及份量</th><th colspan="2">方解</th></tr>
<tr><td>白芍 30g</td><td>酸寒，養血斂陰，柔肝止痛。</td><td rowspan="2">二藥相伍，酸甘化陰，調和肝脾，有柔肝止痛之效。</td></tr>
<tr><td>炙甘草 30g</td><td>甘溫，健脾益氣，緩急止痛。</td></tr>
<tr><td>茯苓 15g</td><td colspan="2">健脾和中，利水滲濕，緩甘草因重用可助濕之弊。</td></tr>
<tr><td>黨參 15g，白朮 12g</td><td colspan="2">益氣以健脾胃。</td></tr>
<tr><td>旋覆花 12g</td><td colspan="2">理氣舒鬱，寬胸開結，善通肝絡而行氣。</td></tr>
<tr><td>赭石 12g（打碎先煎）</td><td colspan="2">重鎮降逆，收斂鎮痙。</td></tr>
<tr><td>香附 12g，枳殼 12g</td><td colspan="2">寬中理氣。</td></tr>
</table>

【加減】
- 若肝胃不和，肝火犯胃，胃脘灼痛難忍，加黃連、吳茱萸、木香、延胡索，以清肝泄火，行氣止痛。
- 若胃熱泛吐酸水者，加海螵蛸、黃連、吳茱萸，當中黃連、吳茱萸為左金丸（《丹溪心法》），是制吐酸水的佳效方劑；三藥合用有清胃降火，苦寒收斂制酸，斂潰瘍之功效。
- 若噯氣帶生食味者，加雞內金、麥芽，以消食健胃，下氣消滯。

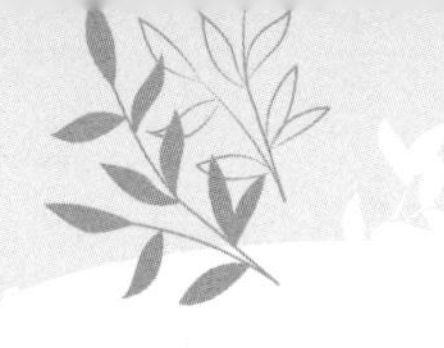

2 脾胃虛寒型

【主證】 胃脘隱痛，喜溫喜按，飢時痛甚，得食痛緩，噯氣反酸，疲乏無力，形寒肢冷，大便溏薄，舌質淡紅，苔白或滑，脈虛弱或沉細。

【治則】 益氣健脾，溫中止痛。

【選方】 黃芪建中湯（《金匱要略》）合良附丸（《良方集腋》）加減

【處方】

<table>
<tr><th>藥材及份量</th><th colspan="2">方解</th></tr>
<tr><td>黃芪 30g</td><td>益氣健脾胃。</td><td rowspan="5">黃芪建中湯重在溫養脾胃，是治療虛寒性胃痛的主方，用於氣虛裏寒，腹中拘急疼痛，喜溫喜按等症。</td></tr>
<tr><td>桂枝 10g</td><td>通陽溫胃，助胃陽以散寒。</td></tr>
<tr><td>白芍 15g</td><td>養血益陰，柔肝止痛。</td></tr>
<tr><td>生薑 10g，大棗 10g</td><td>健脾益氣，緩胃和中。</td></tr>
<tr><td>炙甘草 6g</td><td>甘溫益氣，助桂枝益氣溫中，合白芍酸甘化陰。</td></tr>
<tr><td>高良薑 6g，香附 12g</td><td>溫中祛寒，行氣止痛。</td><td>溫胃理氣，常用於寒凝氣滯，脘痛吐酸，脘腹脹滿等症。</td></tr>
</table>

【加減】
- 若脾胃虛寒導致心脾不足而失眠者，加柏子仁、法半夏、秫米。
- 若胃脘脹痛者，加川楝子、陳皮、延胡索。
- 若胃虛停飲，滯氣嘔逆者，加法半夏、赭石。

3 肝胃陰虛型

【主證】 脘脅隱隱灼痛，口乾咽燥，嘔吐酸水，食慾不振，五心煩熱，大便燥結，舌質紅，舌苔乾而裂，脈弦細數或弦虛。

【治則】 養肝益胃，柔肝和脾。

【選方】 一貫煎（《續名醫類案》）加減

【處方】

藥材及份量	方解
北沙參 12g，麥冬 12g	和胃養陰，為主藥。
生地黃 30g，枸杞子 15g	滋養肝陰。
當歸 10g	養肝活血，具疏通之性。
川楝子 10g	疏肝，潤而不燥，能泄肝通絡。
木香 6g（後下）	健脾行氣，化滯止痛。
生麥芽 15g	疏肝和胃。
甘草 6g	調中止痛。

一貫煎是滋養肝陰，柔肝和胃的驗效方劑。全方合用，有養肝益胃，柔肝和脾，行氣通絡止痛之效。

【加減】
- 若胃脘灼痛甚，加黃連、吳茱萸、赤芍、延胡索。
- 若食慾不振者，加山楂、雞內金、神曲。
- 若大便燥結者，加玄參、火麻仁。

4 寒熱夾雜型

【主證】 胃脘灼熱疼痛，脘腹脹滯，喜暖喜按，反酸噯氣，平素易性燥怒火，但又怕冷或肢冷，口乾口渴，大便時乾時溏，小便短赤，舌質淡，苔白膩或黃膩，脈弦細或弦細數。

【治則】 益氣和胃，寒熱平調，補中緩急，益氣斂瘍。

【選方】 甘草瀉心湯（《傷寒論》）加減

【處方】

藥材及份量	方解
炙甘草 12~15g	補中緩急，使胃虛得補，急利得緩，益氣斂瘍，為君藥。
法半夏 10g，乾薑 10g	辛溫燥濕，散寒止痛。
黃芩 10g，黃連 3g	苦寒燥濕，清瀉陽明胃熱。
黨參 30g，大棗 10g	甘緩，益氣和中。
茯苓 15g	健脾和中，利水滲濕，緩甘草重用可助濕之弊。

本方即半夏瀉心湯加重甘草用量而成。全方運用，有辛開苦降，寒熱平調，益氣和胃斂瘍之功效。

【加減】
- 若寒熱不調，陰陽升降失常之胃痛嘔逆者，原方法半夏的基礎上加竹茹。
- 若胃中停飲不化，大便燥結者，加生地黃、玄參、麥冬、火麻仁。

5 氣滯血瘀型

【主證】胃脘疼痛如針刺或刀割，痛有定處而拒按，食後痛甚，胃脘脹滿，噯氣頻繁，納食減少，舌質紫暗或瘀斑，脈弦或澀。

【治則】疏肝通絡，化瘀止痛，生肌斂瘍。

【方藥】柴胡疏肝散（《景岳全書》）合膈下逐瘀湯（《醫林改錯》）加減

【處方】

藥材及份量	方解
柴胡 6g，枳殼 12g	疏肝理氣。
白芍 15g	柔肝止痛。
香附 12g，烏藥 10g，延胡索 10g	行氣止痛。

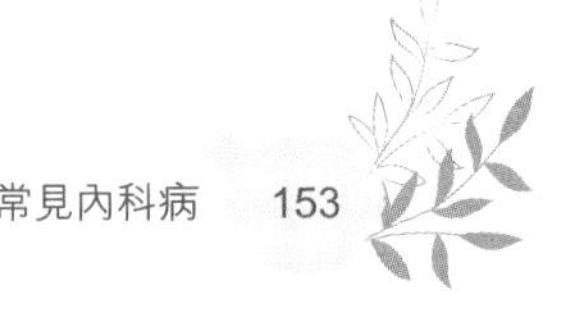

藥材及份量	方解
桃仁 6g，紅花 6g，當歸 10g，川芎 6g，五靈脂 10g，赤芍 15g	活血通絡，生肌斂瘍，化瘀止痛。
甘草 3g	益氣調中，調和諸藥。

【加減】
- 若噯氣頻繁者，加沉香、旋覆花，以降逆順氣。
- 若瘀血日久，耗傷正氣者，加黃芪、白朮，以益氣健脾胃。

「胃、十二指腸潰瘍」出血

1 脾不統血型

【主證】胃脘疼痛劇烈，痛處固定，拒按，有嘔血或便血史，平素神疲肢冷，食少便溏，舌質淡紅，苔白膩，脈細弱。

【治則】益氣健脾，攝血止血。

【方藥】黃土湯（《金匱要略》）加減

【處方】

藥材及份量	方解
人參 10g，黃芪 30g，白朮 12g，炮薑 3~6g，炙甘草 6g	益氣健脾，溫中攝血。
生地黃 15g，阿膠 10g，三七粉 10g，白及 15g	滋陰養血止血。
黃芩 10g	清熱止血。
赤石脂 30g	斂瘍生肌，收斂止血。

黃土湯出自《金匱要略》卷中，具有溫陽健脾，益陰養血止血之功效，適用於脾虛不統血，導致妄行出血等證的治療。諸藥配合，寒熱並用，標本兼治，剛柔相濟，溫陽而不傷陰，滋陰而不礙陽，使全方達到益氣健脾，斂瘍生肌，攝血止血的功效。

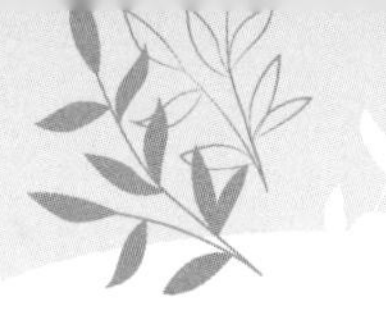

【加減】
- 若胃納差，阿膠可改為阿膠珠，以減其滋膩之性。
- 若胃脘疼痛劇烈者，加白芍、川楝子、砂仁、延胡索。
- 若胃脘灼痛甚，加黃連、吳茱萸、赤芍、延胡索。
- 若食慾不振者，加麥芽、雞內金、神曲。

2 血熱妄行型

潰瘍病患者，由於飲食不當或情緒波動、縱慾過度等因素，導致臟腑火熱之邪內盛，進入血分後損傷血絡。

【主證】胃脘劇烈疼痛，有灼熱感，痛處固定且拒按，起病急驟，可伴發熱、煩渴，舌質淡紅，苔黃濁而乾，脈滑數或弦數。

【治則】清熱涼血，益氣健脾。

【方藥】大黃黃連瀉心湯（《傷寒論》）加味

【處方】

藥材及份量	方解
大黃 10g，黃連 5g	以兩藥之苦寒，導瀉心下之虛熱，有清熱涼血之效。
生地黃 15g，白茅根 15g，三七粉 10g	清熱涼血，止血熱妄行，收斂止血。
白芍 15g，黃芩 10g	清熱養血斂陰，柔肝止痛。
黨參 30g，茯苓 15g，山藥 15g，大棗 10g	益氣健脾，統血止血。
甘草 6g	益氣，調和諸藥。

全方達到益氣健脾統血，清熱涼血止血，善治血熱妄行。

【加減】
- 若胃脘劇烈灼痛者，在原方黃連上加吳茱萸、木香、赤芍、延胡索。
- 若解柏油樣便者，加茜草、梔子，以加強涼血與止血熱妄行之效。

「胃、十二指腸潰瘍」癒合期

本病癒合期的病理特點為潰瘍面變小，甚至潰瘍面幾乎消失或表面為白色薄膜覆蓋，並合併較輕微炎症，表現為周邊有較輕的充血、水腫。因此，本病癒合期以脾胃虛寒，挾以局部血瘀為主要病機。

【主證】 胃痛隱隱，綿綿不休，冷痛不適，喜溫喜按，空腹痛甚，得食則緩，勞累或食冷或受涼後疼痛發作或加重，泛吐清水，食少，神疲乏力，面色紫暗，肢體麻木，大便溏薄，舌淡或有瘀點，苔薄白，脈虛弱。

【治則】 溫中健脾，和胃止痛，祛瘀生新。

【選方】 黃芪建中湯（《金匱要略》）加減

【處方】

藥材及份量	方解
黃芪 30g	甘溫益氣升陽，增強益氣健中之力，使陽生陰長諸虛不足得益，裏急得除。
桂枝 10g，白芍 15g	溫養脾陽。
白芍 15g，黃芩 10g	清熱養血斂陰，柔肝止痛。
大棗 10g，生薑 6g，炙甘草 6g	鼓舞脾陽以資氣血生化之源；與白芍、炙甘草同用，則緩急止痛，益氣和陰。
炒枳實 12g	通降和胃，防滋補藥壅滯。
白及 12g，蜂蜜 30g	補脾生肌癒瘍。
三七 10g	活血化瘀，促進潰瘍癒合。

全方合用，共奏溫中補虛，緩急止痛，和陰陽，調營衛，使之達到溫中健脾，和胃止痛，祛瘀生新，促進潰瘍癒合。

【加減】 • 「久痛入絡，久病留瘀」，潰瘍癒合後應重視調理氣血，養護胃絡，以促進潰瘍癒合與抗潰瘍復發。故應加丹參、檀香、砂仁、

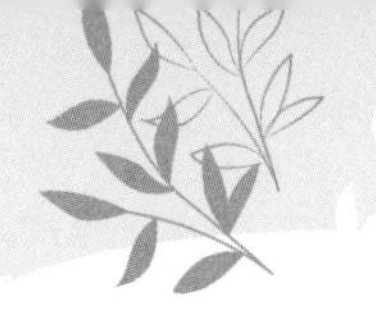

蒲黃、五靈脂等行氣化瘀，斂瘍生肌之藥，可提高與穩固療效。

- 若脾虛溏泄，食慾減少者，加白朮、木香、砂仁、枳實等，以健脾燥濕，健胃消食。

「胃、十二指腸潰瘍」疤痕期

疤痕期，即潰瘍部位僅見紅色或白色疤痕，周圍炎症已消失。所以，本期主要病機為因久病致脾胃虛弱，挾痰、濕、瘀。

【主證】 胃脘痛不顯著，或無胃痛，僅胃脘滿悶，納差，體倦乏力，舌質淡紅，苔薄白，脈濡細。

【治則】 調補脾胃，燥濕化痰，活血化瘀。

【選方】 四君子湯（《太平惠民和劑局方》）合平胃散（《太平惠民和劑局方》）加減

【處方】

藥材及份量	方解	
黨參 30g，白朮 12g，茯苓 15g，炙甘草 6g	甘溫益氣，健脾養胃，鼓舞脾胃清陽之氣。	四君子湯為補氣健脾的基礎方劑。
蒼朮 10g	燥濕健脾。	平胃散為治胃腸疾病的主劑。
厚朴 12g	苦溫燥濕，行氣除滿，氣行則濕化。	
陳皮 6g	理氣化滯，助厚朴下氣降逆。	
乾薑 6g，大棗 10g	調理脾胃，化濕和中。	
法半夏 10g	與陳皮為伍，健脾理氣，下氣降逆，燥濕化痰以和胃。	
三七 10g，血竭 1~2g（研末）	調中和胃，祛瘀生新，促進疤痕吸收。	

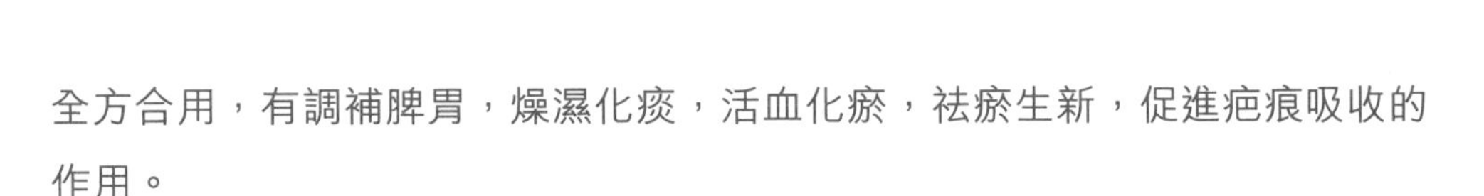

全方合用，有調補脾胃，燥濕化痰，活血化瘀，祛瘀生新，促進疤痕吸收的作用。

【加減】
- 若肝鬱氣滯，兩脅脹滿不適者，加柴胡、枳殼、郁金，以疏肝解鬱，消除脹滿。
- 若胃呆納差者，加砂仁、神曲、麥芽，以健脾開胃，行氣消食。

二．臨床經驗心得

1 提高潰瘍病療效的關鍵

（1）經久不癒的潰瘍，在健脾補益中，應用大量黃芪益氣祛瘀、托毒生肌，促進潰瘍癒合

潰瘍病無論發生在人體任何部位，都要補益、托毒、生肌為治療原則。因潰瘍經久不癒，常有氣血虧虛，氣滯血瘀之證。虛則補之，用補法非常必要。尤以「消化性潰瘍」，健脾補益很必要。在補益中不忘應用大量黃芪，使之達到補益健脾，益氣祛瘀，拔毒生肌之效，使瘡面癒合，自覺症狀消失，促進治癒。

（2）清熱解毒藥能消滅幽門螺旋菌（HP），促使潰瘍癒合及降低復發率

現代醫學認為，幽門螺旋菌與潰瘍病密切相關，一些能消滅幽門螺旋菌的清熱解毒藥可促使潰瘍癒合及降低復發率。中醫早就認識到潰瘍的發生與熱毒密切相關，根據《內經》中記載：「火鬱之發……瘍痱嘔逆。」又云「諸嘔吐酸，暴注下迫，皆屬於熱」。李東垣對脾胃病更有陰火之論，每於溫補中加入清熱解毒之劑，對後世醫家有深遠影響。

現代研究證明：

- 大黃、黃連、黃芩、蒲公英、金銀花、連翹、白頭翁等清熱解毒藥，有明顯清除幽門螺旋菌及促使潰瘍癒合的功效，以大黃的殺菌作用最顯著。

- **滅幽靈散：**本方由白頭翁湯（《傷寒論》）演變而來。處方有白頭翁、黃連、黃柏、玄參、三七、黨參、白及、香附、甘草，治 40 例幽門螺旋菌陽性之潰瘍病，治癒率可達 87.5%。

（3）血瘀阻絡是潰瘍病發生與纏綿難癒的病理關鍵，清熱化瘀斂瘍藥可提高潰瘍病的療效

胃鏡作為中醫望診的延伸，發現潰瘍病灶局部黏膜充血、瘀腫，應歸屬中醫學的「熱毒瘀結」範疇，故應清熱化瘀斂瘍藥治之。近 30 多年來，中醫在臨證中觀察到，血瘀阻絡是潰瘍病發生與纏綿難癒的病理關鍵，應用清熱化瘀斂瘍藥可提高潰瘍病的療效。

現代研究證明，潰瘍病不管屬於哪一類證型，局部辨病其中有一個基本病機，即熱瘀內蘊。在整體治療為主的前提下，加入清熱化瘀，斂瘍生肌之藥，如青黛、血竭、丹參、赤芍、郁金、茜草等，常可提高療效。

（4）「制酸斂瘍藥」在潰瘍病辨證用藥中不可忽視

現代研究證明，胃酸增高可導致潰瘍形成，十二指腸潰瘍的發病機制是由於胃壁細胞總數增多，分泌大量鹽酸，使胃酸升高，屬攻擊因子過強為主。大量臨床研究證明，抗酸藥物對消化性潰瘍有良好療效。凡不與酸性胃液接觸的消化道黏膜，均不產生消化道潰瘍。真正缺乏胃酸（惡性貧血）的病人，從不發生消化性潰瘍。

左金丸（《丹溪心法》）是制吐酸水，療效頗佳的方劑。本方由黃連、吳茱萸組成。黃連清胃降火，苦寒制酸；吳茱萸既制黃連苦寒敗胃之偏，也加強降逆制吐酸水之功效；再配伍海螵蛸收斂制酸，止血，斂瘡瘍。經現代研究證明，左金丸有調整消化道功能，有明顯制酸和制止消化道異常發酵的功效。

（5）治胃必調氣血，可促進潰瘍癒合

中醫學素有「久痛入絡」、「久病留瘀」的理論，消化性潰瘍在疾病發展過程中，胃氣阻滯，胃絡瘀阻乃是胃黏膜潰爛、潰瘍形成所致。胃絡瘀阻是病理產物，又是病因。現代病理學研究表明，潰瘍底部血管內膜可見炎症，局部

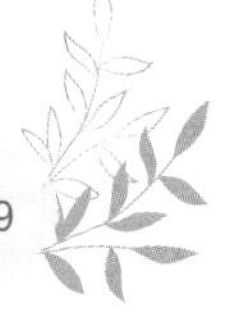

血液循環障礙，供血不足。所以，許多中醫名家指出「治胃必調氣血」，在臨證中重視在大量黃芪益氣袪瘀下，配以丹參飲、失笑散對活動期潰瘍有活血生肌，促進潰瘍癒合的積極功效。處方：

黃芪 30g，丹參 15g，檀香 2~5g，砂仁 10g，蒲黃 10g，五靈脂 10g。

黃芪益氣袪瘀，丹參、檀香、砂仁、蒲黃、五靈脂袪瘀生肌。全方合用，在潰瘍癒合後，通過益氣袪瘀，調理氣血，使血氣流暢，養護胃絡，起到活血袪瘀，行氣止痛；通絡消滯，舒解胃絡瘀阻；活血生肌，促進潰瘍癒合的功效。

（6）提高潰瘍病的止痛功效

❶ **腹中攣痛：**選用緩急柔肝法可止之。張仲景之《芍藥甘草湯》，為歷代治療腹中攣痛的效方，即凡腹中攣痛，只要符合痛而喜按這一點，則必然有效。因為白芍酸苦微寒，和營斂陰；甘草甘平緩急，益氣調中。兩藥合用，取酸甘化陰之意，甘苦相須，緩急解痙止痛之佳效。

❷ **腹中脹痛：**應用行氣活血止痛法。方中黃芪益氣袪瘀止痛；川楝子行氣通滯止痛；砂仁行氣和胃，寬中止痛；延胡索活血止痛。四藥合用，有行氣通滯，袪瘀止痛的佳效。

❸ **腹中灼痛：**應用清熱瀉火，理氣袪瘀止痛法。方中黃連、吳茱萸（左金丸）、海螵蛸清瀉肝火，降逆斂酸；木香、郁金理氣疏肝止痛，赤芍涼血散瘀止痛；延胡索行氣活血，加強諸藥止痛功效。

❹ **胃脘隱痛喜按：**選用溫補脾胃，散寒止痛法。方中高良薑溫中散寒止痛；大棗溫補脾胃，緩急以助高良薑止痛；白芍解痙鎮痛，有抗潰瘍與柔肝止痛之功效。

慢性胃炎

慢性胃炎（Chronic Gastritis）是指在各種致病因素作用下，引起胃黏膜上皮細胞變性，產生各種胃黏膜炎性病變。本病屬中醫的「胃脘痛」、「吞酸」、「嘈雜」、「痞滿」、「納呆」等範疇。中醫學認為，脾胃虛弱，邪滯胃府，胃失和降是本病的根本病機。因脾胃虛弱，寒邪犯胃，情志失調，飲食不節，外感六淫之邪等病因，侵及脾土，損傷脾胃，引發慢性胃炎。所以，本病應以脾胃虛弱為「本」；邪氣犯胃為「標」，在審證求因，辨證施治中尤應注意。

慢性胃炎分為慢性表淺性胃炎、慢性萎縮性胃炎，有時兩者可同時存在。表淺性胃炎的炎症僅及胃黏膜的表層上皮，包括糜爛、出血等；萎縮性胃炎的炎症已累及黏膜深處的腺體並引起萎縮；若胃黏膜出現不完全性結腸化生（腸上皮化生）和異常增生（上皮內瘤變），提示具有惡性轉化可能。

一. 辨證分型

慢性表淺性胃炎

慢性表淺性胃炎是臨床上最常見的消化系統疾病，患者主要表現為胃脘疼痛，飽脹，可伴噁心嘔吐，反酸噯氣，納差等。經胃鏡檢查，可見胃黏膜充血水腫，紅白相間或花斑樣改變，散在性糜爛及出血點，灰白色或黃白色滲出物。我們在香港臨證中，常見以下中醫辨證分型：脾胃濕熱型，肝氣犯胃型，胃寒氣滯型和寒熱錯雜型，特分述如下：

1 脾胃濕熱型

【主證】 胃脘痞悶隱痛，噁嘔厭食，口苦口黏，渴而不欲飲，大便溏泄，舌苔黃膩，脈滑或滑數。

【治則】 清化和中，通降胃氣，健脾化濕，行氣止痛。

【選方】 溫膽湯（《三因極——病證方論》）加味

【處方】

藥材及份量	方解
法半夏 6g	辛溫燥濕，和胃止嘔。
陳皮 6g	理氣行滯，燥濕化痰，與法半夏合用，微苦微溫，加強健脾化濕之效。
黨參 15g，茯苓 15g，山藥 15g	益氣健脾，和胃利濕。
木香 10g（後下），砂仁 10g（後下）	行氣止痛，健脾消食。
枳殼 12g	通降胃氣，條達氣機。
竹茹 10g，梔子 10g	清泄胃熱。
大棗 10g	調和脾胃。
生薑 9g	健胃止嘔，兼制法半夏的毒性。
甘草 6g	調和諸藥。

【加減】
- 若濕熱蘊結脾胃，導致食滯者，加焦三仙（山楂、麥芽、神曲），以化滯開胃。
- 若嘔吐呃逆者，酌加紫蘇葉或紫蘇梗、枇杷葉、旋覆花，以降逆止嘔。

2 肝氣犯胃型

本證多由外邪傳經入裏，氣機為之鬱滯，不得疏泄，陽氣內鬱所致，治療以透邪解鬱，疏肝理脾為主。

【主證】 胸脅、胃脹滿疼痛，呃逆噯氣，煩躁易怒，善太息，舌苔薄白，或薄黃，脈弦緊。

【治則】 疏肝和胃，理氣化濕。

【選方】 四逆散（《傷寒論》）加味

【處方】

藥材及份量	方解
柴胡 6g	入肝膽經，升發陽氣，疏肝解鬱，透邪外出，為君藥。
白芍 15g	斂陰養血柔肝為臣，與柴胡合用，疏肝柔肝，收舒並用，相反相成，以順乎肝臟體陰用陽之性；補養肝血，條達肝氣，可使柴胡升散而無耗傷陰血之弊。
枳殼 12g	下氣降逆；與白芍相配，酸甘化陰，又能理氣和血，使氣血調和，緩急止痛。
蒼朮 10g，厚朴 12g，陳皮 6g	化濕燥濕，開散鬱結。
佛手 12g	兼走肝胃，理氣止痛。
甘草 6g	調和諸藥，益脾和中。

【加減】
- 若脅腹諸痛者，加以香附、郁金、延胡索；若久痛入絡，刺痛如刀割者，加失笑散，以活血化瘀止痛。
- 若燒心泛酸者，加瓦楞子、海螵蛸制酸止痛。
- 若肝胃不和，氣滯血瘀者，加香附、川芎。
- 若嘔吐者，加黃連、生薑。

3 胃寒氣滯型

【主證】 胃脘脹痛，得溫痛減，口淡喜熱飲，舌質淡紅，舌苔薄白或白膩，脈弦或弦遲。

【治則】 溫中理氣，溫通止痛。

【選方】 良附丸（《良方集腋》）加味

【處方】

藥材及份量	方解
高良薑 10g，香附 12g	溫中散寒，下氣止嘔，溫通止痛。
青皮 6g	辛散溫通，苦泄下行，疏肝理氣，消積化滯，散結止痛。
木香 10g（後下）	辛行苦泄溫通，善通行脾胃之滯氣，為行氣止痛之要藥。
吳茱萸 6g，桂枝 6g	溫中散寒，止嘔止痛。
法半夏 10g，茯苓 15g	和胃降逆。
神曲 10g，雞內金 10g，麥芽 15g	消食健胃，化積消滯。
海螵蛸 30g	微溫收斂，制酸斂瘍。
甘草 6g	益氣調中。

全方達到行氣疏肝與溫中散寒並重，可使氣暢寒散，溫中理氣，溫通止痛，則諸症自癒。

【加減】
- 若偏於氣滯，起病於憂思，胸脅脹悶較甚者，可重用香附，或酌加川楝子、郁金等，以助行氣止痛。
- 若偏於寒凝，起病於受寒或飲食生冷，胃脘痛甚，形寒喜溫者，可重用高良薑，或酌加乾薑，以加強溫中祛寒之力。
- 若為氣滯寒凝之痛經，可酌加當歸、川芎和白芍等和血調經止痛。

4 寒熱錯雜型

本證型既有脾胃虛寒，又有濕熱氣滯。此為病情複雜，在表淺性胃炎中較為常見。面對這些複雜病情，我們在臨床上常選用數方合用，以之兼顧。

【主證】 胃脘嘈雜不適，兼有灼熱感，喜溫喜按，泛酸口苦，噁心嘔吐，畏寒肢冷，腸鳴溏便，舌質淡紅，苔薄黃或薄白相兼，脈弦細。

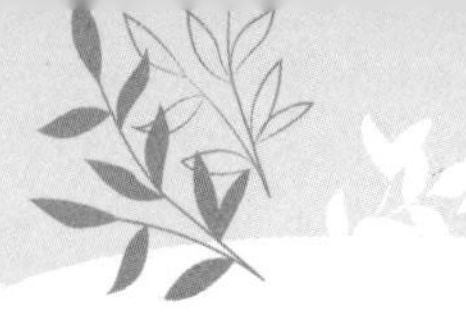

【治則】溫中理氣止痛，清肝瀉火，降逆和胃止嘔。

【選方】良附丸（《良方集腋》）合二陳湯（《太平惠民和劑局方》）、左金丸（《丹溪心法》）加減

【處方】

藥材及份量	方解
高良薑 10g，香附 12g	為良附丸，溫中理氣，溫通止痛。
法半夏 10g，陳皮 6g，茯苓 15g	為二陳湯，燥濕和胃，理氣止嘔止痛。
黃連 6g，吳茱萸 3g	為左金丸，可清肝瀉火，降逆和胃止嘔。
白芍 15g	和胃緩急。
延胡索 10g，川楝子 10g	疏肝泄熱，行氣止痛。
甘草 6g	調和諸藥。

【加減】
- 若偏於氣滯，起病於憂思，胸脅脹悶較甚者，可重用香附，或酌加郁金、木香，以助行氣止痛。
- 若偏於寒凝，起病於受寒或飲食生冷，胃脘痛甚，形寒喜溫者，可重用高良薑，或酌加乾薑、桂枝等，以加強溫中祛寒之力。
- 若吞酸重者，加海螵蛸、瓦楞子，以達制酸止痛之效。

慢性萎縮性胃炎

慢性萎縮性胃炎是一種以胃黏膜固有腺體萎縮為病變特徵的常見的消化系統疾病，是重要的胃癌前病變。本病大多由表淺性胃炎失治或誤治轉化而成，也有因煙酒嗜好等損害胃黏膜的屏障機能而引起慢性萎縮性胃炎。本病大致可歸屬中醫學的「痞滿」、「胃痛」等範疇。常見的臨床表現為上腹飽脹、噯氣、胃納減退等消化不良症狀。臨床表現與慢性表淺性胃炎有許多相似之處，單憑臨床症狀二者難以鑒別，常需根據疾病反覆發作，病程長短及結合

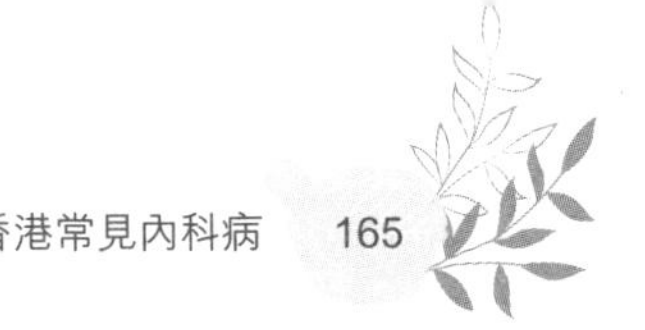

胃鏡檢查病理確診或血清學檢查等。在香港臨證中常見病證分型有脾胃濕熱型、胃陰虧虛型、脾虛氣滯型、瘀血阻絡型，現分述如下。

1 脾胃濕熱型

【主證】 表淺性胃炎經久不癒，胃脘灼熱疼痛，噁嘔厭食，口黏口臭，渴而不欲飲，納呆欲吐，大便溏泄，舌苔黃膩，脈滑或滑數。

【治則】 清熱化濕，理氣和中。

【選方】 連朴飲（《霍亂論》）加減

【處方】

<table>
<tr><th>藥材及份量</th><th colspan="2">方解</th></tr>
<tr><td>黃連 3g</td><td>清熱燥濕。</td><td rowspan="2">兩藥相配，苦降辛開，使氣行濕化，濕去熱清，升降復常。</td></tr>
<tr><td>厚朴 10g</td><td>理氣化濕。</td></tr>
<tr><td>梔子 10g，淡豆豉 10g</td><td colspan="2">清宣胃脘鬱熱，以除煩悶。</td></tr>
<tr><td>法半夏 10g</td><td>化濕和中。</td><td rowspan="2">兩藥相配，化濕和中，降逆止嘔。</td></tr>
<tr><td>石菖蒲 12g</td><td>芳香化濕濁。</td></tr>
<tr><td>蘆根 30g</td><td colspan="2">清胃熱，除口臭。</td></tr>
<tr><td>茯苓 15g，薏苡仁 30g</td><td colspan="2">健脾利濕，與黃連相合，祛除大便黏滯不爽。</td></tr>
<tr><td>甘草 3g</td><td colspan="2">調和諸藥。</td></tr>
</table>

全方相合，清熱祛濕，理氣和中，清升濁降，則濕熱去、脾胃和、吐瀉止，諸症消而癒。

【加減】
- 若腹瀉重者，可加白扁豆、薏苡仁，以滲濕止瀉。
- 若久痛入絡，灼痛者，加失笑散，以活血化瘀止痛。
- 若疼痛較劇者，可加乳香、沒藥、延胡索等，以化瘀止痛。
- 兼氣滯者，可加香附、川楝子，或配合金鈴子散，以行氣止痛。

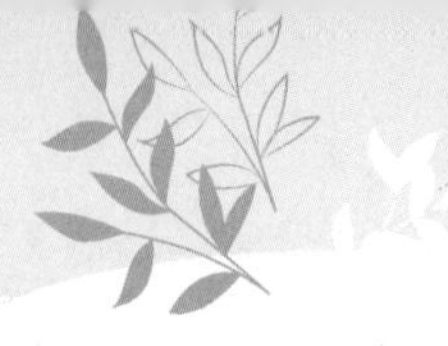

2 胃陰虧虛型

胃為水穀之海，十二經皆稟氣於胃，若治以胃陰復，則諸症癒。因此，本證型治則宜甘涼生津，養陰益胃為法。

【主證】 胃脘隱痛或灼痛經久難癒，長期不思飲食，口咽乾燥，大便乾結，心煩潮熱，舌紅少苔，脈細數。

【治則】 滋養胃陰，清熱生津。

【選方】 益胃湯（《溫病條辨》）加減

【處方】 本方為滋養胃陰的常用方，以復胃陰，納飲食，治病求本之效。

藥材及份量	方解
生地黃 30g，麥冬 15g	味甘性寒，甘涼益胃，功擅養陰清熱，生津潤燥。
太子參 12g，北沙參 12g	氣陰雙補，使其滋補胃津而不傷脾之陽氣。
玉竹 12g，石斛 10g	養陰生津，加強生地黃、麥冬益胃養陰之力。
白扁豆 10g，蓮子 12g	甘淡養脾，不燥不熱，不涼不寒。
甘草 5g	調和諸藥。

【加減】
- 若汗多，氣短，兼有氣虛者，加黨參、五味子，以益氣斂汗。
- 若食後脘脹者，加陳皮、神曲，以理氣消食。
- 若食慾不振、納呆者，加麥芽、山楂、神曲，以開胃消食。

3 脾虛氣滯型

【主證】 長期胃脘脹痛，胃納減少，常有食後胃堵，脘腹喜暖惡冷，面色蒼黃，四肢不溫，舌質淡，苔薄白，脈沉細無力。

【治則】 益氣健脾和胃，行氣導滯止痛。

【選方】 香砂六君子湯（《古今名醫方論》）加味

【處方】 清代名醫柯琴在六君子湯基礎上，加入木香、砂仁，創造出「香砂六君子湯」，用於治療脾胃氣虛、氣滯之證。

藥材及份量	方解
黃芪 30g，黨參 15g，白朮 12g	益氣補虛，健脾燥濕。
陳皮 6g，法半夏 10g，茯苓 15g	健脾燥濕，理氣和中。
木香 10g	健脾行氣，導滯止痛。
砂仁 6g	化濕醒脾，行氣和胃。
甘草 3g	固護脾胃，調和諸藥。

【加減】
- 若脾胃虛寒者，加吳茱萸、炮薑、肉桂。
- 若脾虛泄瀉者，加山藥、芡實。
- 若納呆者，加山楂、麥芽、神曲。
- 若濕盛口臭者，加藿香、佩蘭。

4 瘀血阻絡型

本證型因久痛血滯於絡，氣滯血瘀，互結於中焦，不通則痛而致病。

【主證】 胃脘劇痛，如針刺或刀割感，痛有定處，按之加重，面色晦暗，舌質暗紅或有斑點，脈細澀。

【治則】 益氣健脾胃，活血祛瘀，行氣通絡止痛。

【選方】 丹參飲（《時方歌括》）合失笑散（《太平惠民和劑局方》）加減

【處方】

藥材及份量	方解	
丹參 30g	活血化瘀止痛。	三藥相協，能使氣血運行通暢，氣調血和，則疼痛自除。
檀香 5g，砂仁 10g（後下）	調氣溫胃暢中。	

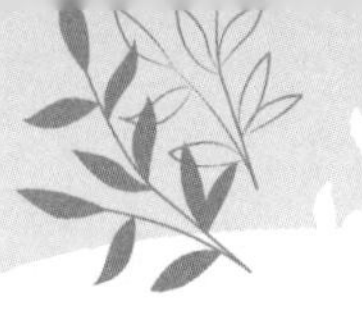

<table>
<tr><th>藥材及份量</th><th colspan="2">方解</th></tr>
<tr><td>五靈脂 10g</td><td>通利血脈，散瘀止痛。</td><td rowspan="2">二者相須為用，為失笑散，化瘀散結止痛的常用組合。</td></tr>
<tr><td>蒲黃 10g（布包）</td><td>行血通絡消瘀。</td></tr>
<tr><td>黃芪 30g</td><td colspan="2">重用以益氣健脾胃，通絡活血祛瘀。</td></tr>
<tr><td>太子參 15g，山藥 15g，法半夏 10g，茯苓 10g</td><td colspan="2">健脾益氣，和胃降逆。</td></tr>
<tr><td>神曲 10g，雞內金 10g，麥芽 15g</td><td colspan="2">消食健胃，化積消滯。</td></tr>
<tr><td>甘草 6g</td><td colspan="2">益氣和中。</td></tr>
</table>

【加減】

- 血瘀之證很少單獨出現，多兼有氣陰不足與氣滯不暢，原方中已有黃芪、太子參、山藥，益氣養陰；氣滯者應加柴胡、香附、延胡索。
- 陰血不足者，應加當歸、白芍。

二．臨床經驗心得

慢性胃炎是指在各種致病因素作用下，引起胃黏膜上皮細胞變性，產生各種胃黏膜炎性病變。在香港臨證中，幽門螺旋菌（*Helicobacter pylori*, HP）感染很常見，中醫治療可獲佳效，特小結如下。

1 抗幽門螺旋菌（HP）感染的有效中藥

大黃、黃連、黃芩、蒲公英、百藥煎、吳茱萸、延胡索、大青葉等有明顯消除 HP 的功效。

研究證實，中醫藥在治療 HP 感染時，既能發揮直接的抑菌或殺菌作用，又可以改善臨床症狀，提高患者的依從性，減少不良反應發生，還能調節機體及胃黏膜屏障功能，使其不利於 HP 的寄居，從而減少 HP 的復發。

2 抗幽門螺旋菌（HP）感染的有效對藥

❶ **黃芩 3~9g / 仙鶴草 10~15g：**黃芩苦寒，清熱燥濕，抗炎殺菌；仙鶴草苦辛平，健胃止血，本藥始載於《滇南本草》，有治赤白痢的記述。兩藥合用，有清熱殺菌止痛的功效，特別對 HP 感染胃炎有佳效。

❷ **蒲公英 10~15g / 連翹 10g：**二藥具有不同程度抗 HP 作用，還能抑菌消炎，促進胃黏膜恢復為正常結構。對胃火熾盛型合併 HP 感染的慢性胃炎，西藥療效不佳者，改服此藥常有佳效。

❸ **蒲公英 10~15g / 夏枯草 15g：**對肝胃鬱熱型合併 HP 感染的慢性胃炎或十二指腸潰瘍，有清熱殺菌之效。

3 抗「上皮內瘤變」的有效中藥

慢性萎縮性胃炎有惡變可能，故稱胃癌前疾病。若胃鏡中發現，胃黏膜病理改變表現為腸上皮化生和異型增生呈上皮內瘤變者，提示為胃癌前病變。專家們倡議取用以下中藥：白花蛇舌草 30g，半枝蓮 30g，半邊蓮 30g，藤梨根 30g，白英 15g；經中國中西醫結合學會消化內科專業委員會制定的《慢性萎縮性胃炎中西醫結合診療共識意見》，並於 2018 年在《中國中西醫結合消化雜誌》發表，説明上方有清熱解毒，抗癌（抑制癌細胞生長）的功效。

慢性泄瀉

慢性泄瀉是現代中醫學的病名，本病多見於西醫學的慢性結腸炎（Chronic Colitis）及過敏性結腸炎（Allergic Colitis）等。本病起病緩、病程長，或急性腹瀉遷延不癒，多表現為大便溏薄或水樣，或有腹痛和黏液血便，病程常超過 2 個月以上。中醫學的「泄瀉」即腹瀉，本證在《內經》稱為「泄」，有濡泄、洞泄、餐泄、注泄等稱；《難經》有胃泄、脾泄、大腸泄、小腸泄、大瘕泄等稱。「泄」與「瀉」有程度之分，「泄」者，有泄漏之意，一日排便數次，溏稀不成形，瀉勢緩和者；「瀉」者，有傾瀉之意，糞便傾瀉如水注下，瀉勢急迫者。宋代以後，統稱為「泄瀉」。

中醫學認為，本病主要病變在脾胃與大小腸。常見病因包括：

❶ 感受外邪，使濕邪困脾，脾失健運，水穀混雜，下迫大腸所致。

❷ 飲食不節，損傷脾胃，使濕熱內生，水穀精微停滯不化，下迫大腸所致。

❸ 情志失調，肝鬱氣滯，使肝失疏泄，橫逆乘脾犯胃，濕濁內盛流注於腸所致。

❹ 因素體脾虛、勞倦內傷、久病傷脾，致使脾胃虛弱而脾失健運，水穀停滯，清濁混雜，下迫大腸而致病。

❺ 因久病腎陽虛衰或年老命門火衰，不能溫煦脾胃，導致運化不及，水穀不化，濕濁內盛，濕濁腐毒下迫大腸而致病。

總之，正如《難經》的論述明確指出，發生泄瀉的臟腑有脾胃和大小腸，其中以脾胃功能失常最為主要，因胃主受納，為水穀之海；脾主運化水穀精微和水濕，若脾胃受病，則不能腐熟運化，致使清濁不分，混雜而下，下迫大腸，傳化失職，導致泄瀉。

一．辨證分型

1 濕熱型

濕熱型常見於慢性非特異性潰瘍性結腸炎，纏綿難治。本病主要病機為濕熱交蒸，熱邪偏盛，導致慢性炎症急性發作，治則應以清熱利濕為主。我們在臨床上選用葛根黃芩黃連湯（《傷寒論》）合黃芩湯（《傷寒論》）加減常可提高療效。

【主證】 起病較急，瀉下如注，瀉出黃色水樣便或帶黏液，腥臭，腹內腸鳴作痛，肛門灼熱疼痛；或伴有寒熱，口乾渴而不多飲，胸脘痞悶，小便赤澀。病情反覆發作，經久不癒。舌苔黃膩，脈滑數。

【治則】 清熱利濕，燥濕止瀉。

【選方】 葛根黃芩黃連湯（《傷寒論》）合黃芩湯（《傷寒論》）加味

【處方】

藥材及份量	方解
葛根 30g	重用，解肌退熱，升發脾胃清陽之氣，達到升清止瀉之效。
黃芩 10g，黃連 3g	清熱燥濕，使之泄下通腑，袪除邪滯，則可泄濕止瀉。
白芍 15g，大棗 3 枚	和中緩急，解痙止痛。
澤瀉 15g，豬苓 12g	清熱利濕；上能清肅肺氣，以通調水道，下可通利下焦濕熱，利小便以實大便，從而利水止瀉。
炙甘草 6g	甘緩和中，調和諸藥。

【加減】
- 挾食納呆者，加神曲、麥芽、山楂，以消食化滯。
- 濕熱泄瀉兼腹痛者，在上述黃芩湯（黃芩、白芍、大棗、甘草）的基礎上，加延胡索以行氣止痛。

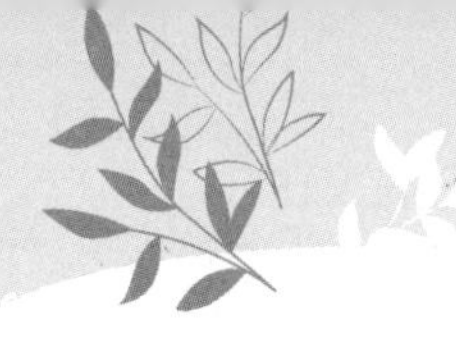

2 寒熱夾雜型

慢性非特異性潰瘍性結腸炎表現為寒熱夾雜型者，在臨床上也屬常見。烏梅丸是張仲景《傷寒論》為寒熱夾雜的蛔厥證而設，借用治久痢，由來已久。

【主證】 面色少華，長期大便不規則，時而硬結難解，時而大便溏稀，腹痛時作，噯氣、吞嚥不爽，煩悶嘔吐，手足厥冷，舌質淡，苔白膩，脈細弱。

【治則】 溫中健脾，佐以清熱燥濕止瀉。

【選方】 烏梅丸（《傷寒論》）加減

【處方】

<table>
<tr><th>藥材及份量</th><th colspan="2">方解</th></tr>
<tr><td>烏梅 15g，白芍 15g</td><td>二藥柔斂，使陽回氣轉，生機盎然。</td><td rowspan="3">烏梅丸之法，合各藥體現溫清並用，以溫助清，以通助塞之法則。</td></tr>
<tr><td>乾薑 10g，細辛 8g</td><td>二藥溫通，扶陽助運，開營衛之鬱陷。</td></tr>
<tr><td>黃連 6g，黃柏 10g</td><td>二藥起清解之效。</td></tr>
<tr><td>桔梗 10g，枳殼 15g</td><td colspan="2">使氣機升降通暢，升清止瀉，行氣祛濕滯止瀉。</td></tr>
<tr><td>檳榔 12g，木香 12g</td><td colspan="2">清熱燥濕，使之泄下通腑，祛除邪滯，則可泄濕止瀉。</td></tr>
<tr><td>黨參 15g</td><td colspan="2">益氣扶正。</td></tr>
<tr><td>甘草 15g</td><td colspan="2">益氣調中，緩急定痛。</td></tr>
</table>

【加減】

- 若瀉下膿血較多者，多為熱毒傷血，加半枝蓮、赤芍、地榆，以清熱解毒，涼血止血。
- 若瀉下黏白呈涕狀較多者，多屬濕邪盛，加蒼朮、薏苡仁、茵陳，以滲濕止瀉。

3 食滯型

【主證】 脘腹脹滿，時而腹痛，痛則欲瀉，瀉後痛減，初則瀉下糞便黃色，臭如敗卵；繼則腹痛腸鳴，瀉下溏稀，噯氣酸臭，不思飲食，或有噁心。舌苔厚膩，脈濡滑。

【治則】 消食導滯，理脾和胃止瀉。

【選方】 保和丸（《丹溪心法》）加減

【處方】

藥材及份量	方解
山楂 10g，神曲 10g，萊菔子 15g	消食行滯，通順氣機。
陳皮 6g，茯苓 15g，法半夏 6g	苦辛通降，和胃降逆。
竹茹 10g，枳實 12g	使食積下移，不致鬱蒸化熱。
連翹 10g，黃連 3g	清心胃之熱，解鬱透濁氣。
車前子 12g（包煎）	與茯苓相合，分別清濁，利小便以實大便。

【加減】
- 食滯較重，脘腹脹滿，瀉而不爽者，酌加大黃、檳榔，採取因勢利導，通因通用的原則，以推蕩積滯，祛邪安正。

4 肝鬱脾虛型

《傷寒論》中有四逆散治療腹中痛或痢下重的記載，本方具有調和肝脾，升清降濁的作用。四逆散的方證出現「四逆」，乃因氣機鬱遏，不得疏泄，致陽氣內鬱，清陽不達四末所致，與本證型為肝脾不和，氣滯濕鬱夾熱的肝鬱脾虛型泄瀉，證情基本一致。本證型選用的四逆散加味，具有疏肝和脾，理氣化濕，佐以清熱的功效。

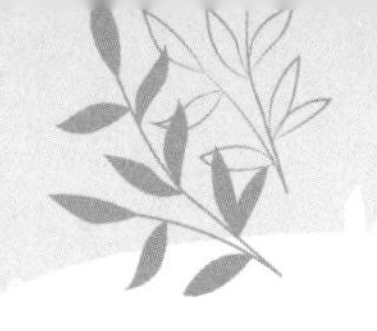

【主證】 素有胸脅脹悶，脘腹不適，噯氣少食，每因抑鬱惱怒或精神過度緊張，可導致病情加重。泄瀉腹痛，瀉後痛緩，每天 4~6 次不等，食慾不振，脘腹痞滿，噯氣不舒，舌質紅，苔黃膩，脈弦滑。

【治則】 疏肝健脾，理氣化濕，佐以清熱。

【選方】 四逆散（《傷寒論》）加味

【處方】

藥材及份量	方解
柴胡 6g	疏肝解鬱。
枳殼 12g	理氣除痞。
白芍 30g	緩急止痛。
甘草 6g	益氣和中。
木香 6g	調理腸胃。
大黃 6g	瀉濕止瀉。
黃連 6g	清心除煩，使肝脾相和而止瀉。
澤瀉 15g，豬苓 12g	分別清濁，利水止瀉。

全方達到疏肝理氣，和脾化濕之功。大量臨床實踐證明，本處方辨證加減，對肝脾不和，氣滯濕鬱型之慢性潰瘍性結腸炎確有佳效。

【加減】 • 若心火煩惱而失眠者，在原方黃連的基礎上，加黃芩，清心除煩，瀉肝而清腸胃，使土木相和而止瀉；再加炒酸棗仁、柏子仁，以養心安神、定志。

5 脾虛寒滯型

【主證】 大便時溏時瀉，完穀不化，稍進油膩之品或飲食寒涼可致大便次數增多，每有膿血便，經久不癒。平素畏寒怯冷，食慾減少，脘腹不適或隱痛喜按，納呆食少，舌質淡白，脈沉細。

【治則】 健脾益氣，溫中祛寒，澀腸止痢。

【選方】 理中丸（《傷寒論》）合桃花湯（《傷寒論》）加味

【處方】《傷寒論》理中丸所治之證，乃因脾胃虛寒所致，治宜溫中祛寒，以止腹中冷痛、泄瀉；因本型患者解膿血便，並確診為慢性潰瘍性結腸炎，故加用《傷寒論》桃花湯。全方合用，健脾益氣，溫中祛寒，澀腸止痢，可使多年頑疾痊癒。

藥材及份量	方解
黨參 30g，白朮 15g，炮薑 10g，炙甘草 6g	補益脾胃，健脾和中，以恢復中土之健運。
製附子 6g（久煎），吳茱萸 6g	加強溫中散寒止痛。
赤石脂 30g，粳米 30g	溫中斂腸止痢。

【加減】
- 若脾陽虛衰，陽寒內盛，腹中冷痛，手足不溫者，宜用附子理中湯，以溫中散寒。
- 若久瀉不止，中氣下陷而脫肛者，宜用補中益氣湯，以健脾益氣，升清止瀉。

6 寒濕內蘊型

本證屬脾胃素虛，中陽不振，寒濕內蘊，鬱久化熱，寒熱夾雜，遷延日久，脾病及腎，脾腎俱虛，故見五更瀉、黏液血便、畏寒怕冷等脾腎兩虛，寒濕夾雜之證候，治宜溫補脾腎，佐以化濕，消瘀導滯。理中丸（《傷寒論》）具有健脾益氣，溫中祛寒的作用。根據仲景論述，本方證主治脾陽素虛，以致納運無權，升降失常，出現嘔吐下利，脘腹冷痛，舌淡苔白，脈沉細等虛寒之證。但患者除中焦脾胃陽氣受損，尚有下焦腸虛失權，潰瘍黏液血便，故應合赤石脂禹餘糧湯治之。

【主證】 平素食慾不振，腹痛泄瀉，多呈五更瀉，並夾有黏液血便，每因過勞、受涼或飲食不當可加重病情，經常畏寒怕冷，少腹痛而喜暖，舌質淡，苔白滑，脈沉細。

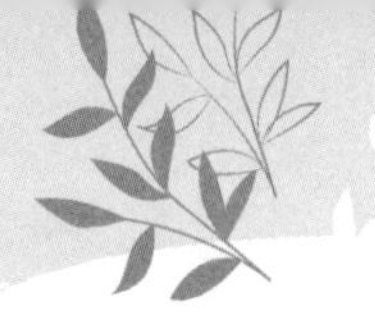

【治則】 溫補脾腎，佐以化濕，消瘀導滯。

【選方】 理中丸（《傷寒論》）合赤石脂禹餘糧湯（《傷寒論》）加減

【處方】

<table>
<tr><th>藥材及份量</th><th colspan="2">方解</th></tr>
<tr><td>黨參 30g</td><td>益氣健中。</td><td rowspan="5">即「理中丸」，對寒濕夾雜之證候有療效。</td></tr>
<tr><td>白朮 15g</td><td>燥濕健中。</td></tr>
<tr><td>炮薑 10g</td><td>溫中散寒。</td></tr>
<tr><td>炙甘草 6g</td><td>和中緩急。</td></tr>
<tr><td>製附子 6g（久煎）</td><td>溫補脾腎，促進祛寒除濕止痛。</td></tr>
<tr><td>赤石脂 30g，禹餘糧 30g</td><td>澀腸止瀉，收斂止血便。</td><td>即「赤石脂禹餘糧湯」。</td></tr>
<tr><td>大黃 10g</td><td colspan="2">行瘀導滯，泄濕止痢，改善裏急後重。</td></tr>
<tr><td>澤瀉 15g，豬苓 12g</td><td colspan="2">分別清濁，利小便以實大便，加強祛寒利濕止瀉。</td></tr>
</table>

【加減】
- 年老體衰，久瀉不止，中氣下陷者，宜加益氣升陽及收澀止瀉之品，如黃芪、訶子、赤石脂等，再加防風佐參朮升陽，升脾胃下陷之氣。

7 水飲泄瀉

苓桂朮甘湯（《金匱要略》）是張仲景用以溫化水濕，健脾滲濕的驗效方。本方證由中陽素虛，脾失健運，水飲停聚所致。因慢性泄瀉中的「水飲泄瀉」的病機證情與苓桂朮甘湯基本相符，故後世醫家在仲景的經方啟示下，選用苓桂朮甘湯加減，使之達到健脾利濕，以祛飲邪；前後分消，利水實便之佳效。

【主證】腸鳴漉漉有聲，便瀉清水，或糞呈泡沫樣，泛吐清水，腹脹尿少，形體消瘦，舌質淡，苔白滑，脈濡滑。

【治則】健脾利濕，以袪飲邪，前後分消，利水實便。

【選方】苓桂朮甘湯（《金匱要略》）加味

【處方】

藥材及份量	方解
桂枝 12g	通陽化氣，宣肺氣，升清氣，增強止瀉功效。
茯苓 15g，白朮 12g	健脾利濕。
防己 12g， 車前子 10g（包煎）	分別清濁，前後分消，利小便以實大便。
葶藶子 10g	瀉肺氣，通表裏，利水以實大便。
大黃 10g	瀉下水飲之邪，起到泄濕止瀉之效。
黃芪 30g	益氣利水。

【加減】
- 若久病體虛，傷及脾腎之陽，導致脾腎陽虛，命門火衰，虛冷泄瀉者，加補骨脂、菟絲子、益智仁，以溫補脾腎與溫補命門之火，使之達到助陽止瀉的功效。
- 若腸鳴如雷，暴下如注，久治無顯效者，加金櫻子、五倍子、烏梅，以斂氣澀腸，增強收斂腸鳴音與止瀉的功效。

8 録食泄瀉

録食泄瀉常見於西醫學的過敏性結腸炎或腸易激綜合症、結腸過敏症等，可發生於任何年齡，一般以 20~50 歲的青壯年居多，女性多於男性，當中女性佔絕大多數。

【主證】脾胃久虛之體，納穀尚可，但不能消化，不食則腹中尚安。每次進食後腸鳴咕嚕，腹肚拘急，須下盡所食之物。多見於左下腹鈍痛，

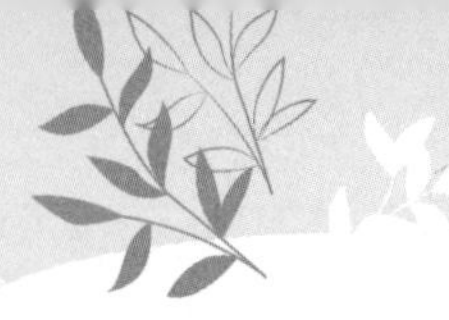

可持續數分鐘到數日不等，在排便、排氣後可暫時得到緩解。舌質淡，苔薄白，脈細滑。

【治則】 暖胃醒脾，益氣化穀，消食止泄。

【選方】 快脾丸（《魏氏家藏方》卷五）加減

【處方】

藥材及份量	方解
生薑 15~30g	溫中暖胃醒脾。
黨參 30g，白朮 15g，炙甘草 10~15g	益氣健脾，運化水穀精微。
陳皮 10~15g，茯苓 15~30g	理氣健脾，和胃降逆，消積化滯。
神曲 10g，麥芽 15~30g，雞內金 10g	健胃消食。
白芍 30~60g	平肝健脾，緩急止痛。

臨證體會

原方丁香溫中助陽，芳香健胃，能緩解腹肚拘急；但因本藥會導致憂鬱、癲癇、炎症、皮膚發炎、呼吸道受損、支氣管痙攣、肺水腫、瀰漫性血管凝血等副作用，故改重用白芍可平肝健脾，緩急止痛。經現代研究白芍含芍藥苷，可有效減慢腸蠕動，解除平滑肌痙攣，提高致痛閾，有抗炎、解痙及減少腸黏膜分泌的功效，是治療腸易激綜合症 (Irritable Bowel Syndrome, IBS) 的特效主藥。

【加減】
- 若有眠差、全身乏力者，可去黨參，加人參、柏子仁、炒酸棗仁，以益氣養心安神。
- 若有心悸者，加百合、知母，以潤肺清心，益氣安神定驚。

9 氣陷泄瀉

【主證】 平素倦怠無力，形體畏寒，間有燥熱，稍有不舒，即腸鳴腹瀉。有時如似暴泄，腸鳴即欲入厠；有時糞為溏便，隱隱作痛。舌苔薄白，脈濡或弦細。

【治則】 補中升陽，祛濕止瀉。

【選方】 升陽除濕湯（《蘭室秘藏》卷下）加減

【處方】

藥材及份量	方解
升麻 6g，柴胡 6g	升清陽，舉氣陷。
黃芪 30g，白朮 12g，陳皮 6g，甘草 3g	補中益氣，增進升陽舉陷之功。
蒼朮 10g，羌活 10g，防風 10g	助陽升，勝濕止瀉。
神曲 10g，澤瀉 15g	和中化滯，分消濕濁而止瀉。

【加減】
- 年老體衰，久瀉不止，中氣下陷者，在原方重用黃芪基礎上，加訶子、赤石脂等益氣升陽及收澀止瀉之品。

二. 提高中醫藥治泄瀉療效

1 補益脾胃為重要治法，並須貫穿始終

慢性泄瀉，久瀉多虛。本病患者多為元氣虧乏，脾陽虛損，不能運化，水濕內泛而致泄瀉。在施治時，必須重視扶正祛邪，補益脾胃，因為補益脾胃是扶正祛邪的重要手段，把此治法貫穿治療的始終，是提高療效的關鍵。具體用藥時，要顧護脾胃的特性，按照葉天士曰：「納食主胃，運化主脾，脾宜升則健，胃宜降則和。」

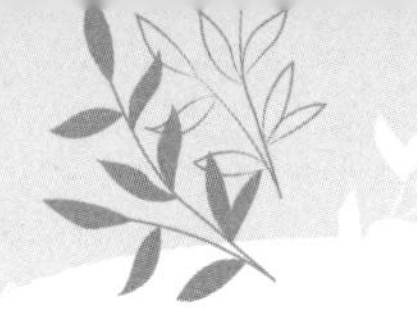

❶「理脾」多用益氣健脾，理氣升發之藥：黨參、黃芪、白朮、山藥、陳皮、升麻 、甘草等。

❷「調胃」多用柔潤降逆，理氣和胃之藥：紫蘇梗、厚朴、沉香、降香、北沙參、麥冬、石斛、烏梅等。

❸ 應用健脾益氣法時，忌用或慎用溫燥剛峻之品，以免助火劫陰；調胃不可柔降太過，以免有礙脾氣之升運。

❹ 健脾益氣法尤應重視脾陰虛的調理，山藥是補脾陰的良藥，其性質平和，不似黃芪之溫、白朮之燥，故常為選用之扶正健脾胃良藥。

2 重視「六腑以通為用」，通則邪滯自去，使傳化功能得以恢復

腹瀉病在腸道，累及脾胃，其發病機理主要是邪滯中焦，引起腸道功能紊亂。腸道屬六腑，應以通為用，傳導食糜，宜通不宜滯，不通則病。若氣滯、濕阻、食積等因素，導致腸道阻亂，即成泄瀉。治療應以疏通腸道着手，常用行氣、導滯、祛濕之法進行止瀉。

- **神曲、澤瀉：**行氣化滯，分消濕濁而止瀉。
- **神曲、陳皮：**行氣消食，調腸胃而實大便。
- **厚朴、陳皮：**行氣化濕，調理腸胃，溫中止瀉。
- **黃芩、黃連：**清熱燥濕，瀉火而清腸胃，使土木相和而止瀉。
- **大黃、黃連：**清熱導滯，瀉下水飲之濕邪，用於濕熱下痢，裏急後重。

【加減】 • 若食滯較重，脘腹脹滿，瀉而不爽者，酌加大黃、檳榔，採取因勢利導，通因通用的原則，以推蕩積滯，祛邪安正。

3 調整中焦氣機的升降，使濕邪、食積無以在腸道產生

脾胃居中焦，脾主升，胃主降，腸道為下泄之通道。若中焦氣機失常，水穀精微不能通過脾運化轉輸而上升，反與濁氣相混，使中焦氣機升降失調，濕

濁、食積混滯不暢，導致泄瀉難癒。在治療上注意升舉中焦的清陽，也要調整中焦的濁陰降滯，使升降相調，以扭轉改善失常的氣機，從而提高療效。

升舉中焦的清陽藥

- **升麻、柴胡：**升清陽，舉氣陷，調整中焦與濁陰降滯，使濕邪、食積無以在腸道產生。
- **升麻、防風：**升陽化風，扭轉改善失常的氣機，使濕邪、食積無以在腸道產生。
- **桔梗：**其性升浮，有升清氣，增強止瀉功效。
- **炒防風：**勝濕升清止瀉。
- **葛根：**清熱解肌，升清止瀉。
- **炒防風、木香、檳榔：**若腹痛腸鳴甚，肝氣乘脾明顯者，加之可使勝濕升清，調暢腸道氣滯，除風下氣，斂腸鳴止瀉之功效增強。

4 治肺以利大腸，利小便以實大便，可提高治瀉功效

肺主一身之氣，與大腸相表裏。大腸的正常通降，有賴肺的清肅功能；應用淡滲利濕之品，因勢利導，使腸道濕邪下滲膀胱，利小便以實大便，從而增強止泄瀉功效。

- **桔梗：**宣肺氣，升清氣，增強止瀉功效。
- **葶藶子：**瀉肺氣，利水以實大便。
- **烏梅、金櫻子：**斂肺澀腸，增強止暴瀉的功效。
- **車前子、澤瀉：**分清泄濁，利小便以實大便。
- **車前子、茯苓：**分別清濁，利小便以實大便。
- **澤瀉、茯苓、豬苓：**甘淡滲濕，通達膀胱陽氣，增強利化水濕之功。

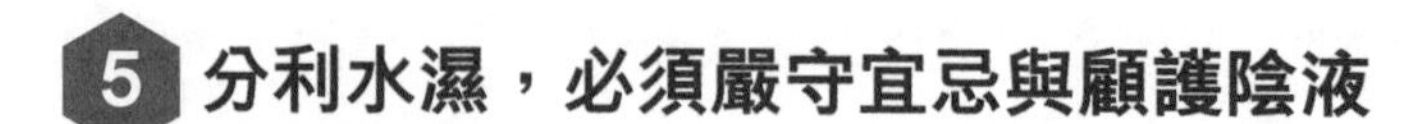

5 分利水濕，必須嚴守宜忌與顧護陰液

（1）分利水濕的宜忌

《景岳全書・泄瀉》記載「泄瀉之病，多見小水不利，水穀分則瀉自止。故曰治瀉不利小水，非治其也。」但利尿止瀉應有宜忌，正如張景岳告誡曰：「小水不利，其因非一，而有可利者，有不可利者，宜詳辨之。」因此，在臨證中為要提高療效，必須嚴格遵循「適應證」與「禁忌證」。

適應證：惟暴注新病者；形氣強壯者；酒濕過度，口腹不慎者；實濕過度，口腹不慎者；小腹脹滿，水道急痛者。

禁忌證：病久陰液不足者；口乾非渴而不喜冷飲。

（2）分利水濕必顧護陰液

慢性泄瀉水熱互結型者，因下利劫水，液枯火亢，煎熬津液，為寒濕化熱的重急變證。若治療分利則傷陰，育陰又礙邪，只有兩法合用，選用豬苓湯（《傷寒論》）加熟地黃（益血養陰）、烏梅（斂肺澀腸，育陰生津），使全方育陰利水，祛弊存利，相得益彰。

習慣性便秘

習慣性便秘（Habitual Constipation）是指長期的、慢性功能性便秘，可發生在任何年齡，以老年人常見。老年習慣性便秘是老年醫學常見的一種慢性消化道疾病，由於便秘長期纏綿難治，病程遷延，可能使腸內致癌物停留延長，增加大腸癌的發病機會，甚則會危及生命，故引起國內外臨床醫家的關注。

習慣性便秘屬中醫學的「便秘」、「陰結」、「陽結」、「脾約」、「大便難」等範疇。本病的病位在大腸，屬大腸傳導失職而導致大便難解，便次多為相隔 2~3 天，甚至 7 天或半個月排便一次，且大便乾結。

習慣性便秘的病機特點：

❶ 老年人臟腑功能衰退，腸蠕動下降，加上牙齒缺損，影響咀嚼消化功能，且膳食少渣、少纖維物。由於本病初起多表現氣虛、血虛或津虧，日久終為氣虛血虧，津液不足，使腸道失於濡潤，推動無力導致便秘。

❷ 便秘與肺、肝、脾、腎功能失調有關：因大腸與肺相表裏，主要功能為傳化糟粕，而傳導功能有賴於肺氣之肅降、肝氣之疏泄、脾氣之運化、腎氣之氣化開合。

因此，氣血虧虛、津液不足、腸道及相關臟腑失養、功能失調是本病發病的主要病因病機。

一．辨證分型

老年人便秘應重視「從虛論治」

便秘之病因複雜，並有虛實的不同，尤以習慣性便秘病程較長，且脾胃主運化腐熟水穀，直接影響大腸功能，故其病機多從虛而論。

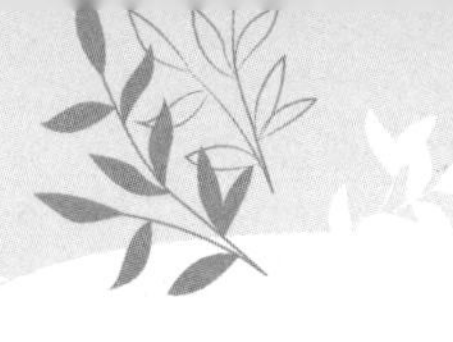

我們在香港常把習慣性便秘分為 3 種證型辨治：

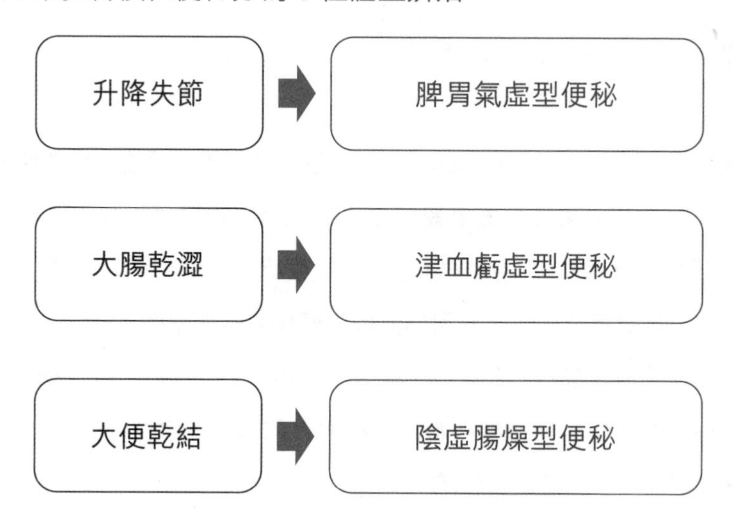

1 脾胃氣虛型

【主證】 大便無力，努掙難下，先乾後溏，伴下墜感；兼見神疲食少，乏力肢軟，少氣懶言，口淡，面色無華，舌淡胖苔白，脈沉細無力或遲緩。

【治則】 補中益氣，潤腸通便。

【選方】 補中益氣湯（《內外傷辨惑論》）加減

【處方】

藥材及份量	方解
黃芪 30g	益氣健脾，重用可加強升舉清陽之氣，為主藥。
白朮 15g，太子參 15g，炙甘草 6g	助黃芪益氣補中之效。
當歸 10g	養血滑腸。
升麻 6g，柴胡 6g	升提陽氣。
陳皮 6g	理氣和胃。
火麻仁 30g，郁李仁 12g	潤腸通便。
蜂蜜 15~30g（沖服）	益氣補中，潤腸通便。

2 津血虧虛型

【主證】 大便燥結如羊屎，兼見頭暈乏力，心悸健忘，面色蒼白，舌淡苔少，脈細澀。

【治則】 益氣養血，潤腸通便。

【選方】 四物湯（《太平惠民和劑局方》）合增液湯（《溫病條辨》）加減

【處方】

藥材及份量	方解
熟地黃 15g，當歸 10g，白芍 15g，川芎 10g	補血和血，活血祛瘀。
黃芪 30g，太子參 15g，白朮 12g，炙甘草 6g	補中益氣。
玄參 12g，生地黃 15g，麥冬 12g	味甘質潤，增液潤腸通便。
火麻仁 30g	潤腸通便。
桃仁 10g	祛瘀通便。
枳實 12g，萊菔子 15g，陳皮 6g	寬胸下氣，防止滋陰藥滋膩太過。

3 陰虛腸燥型

【主證】 大便燥結，兼見口渴，五心煩熱，夜寐不安、多夢，口乾，咽燥，腰酸，舌質紅且乾，脈細。

【治則】 滋養陰液，清熱潤腸。

【選方】 增液湯（《溫病條辨》）加味

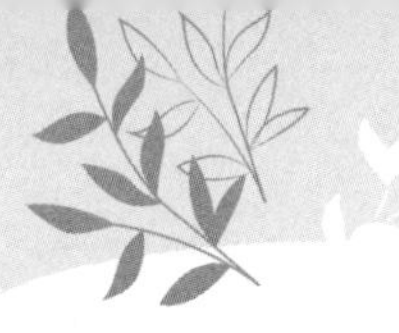

【處方】

藥材及份量	方解
玄參 15g，生地黃 15g，麥冬 15g	滋陰清熱，養陰增液潤腸。
火麻仁 30g	潤腸通便。
桃仁 10g	祛瘀通便。
枳實 12g，萊菔子 15g，陳皮 6g	寬胸下氣，防止滋陰藥滋膩太過。
西洋參 15g	益氣養陰，清熱。
黨參 30g，白朮 12g	補中益氣，使益氣而不燥。
甘草 6g	滋胃陰而不濕膩，調和諸藥。

從臟論治，治病求本

我們在香港經大量臨床實踐，發現老年習慣性便秘尚有不少與肺、肝、脾、腎功能失調有關。在辨治中，若肺氣鬱閉，宣降失職者，治以宣降肺氣，通下排便；若肝鬱氣滯，腑氣壅滯者，治以疏肝解鬱，順氣通便；若脾胃虛弱，中氣不足者，治以益氣升陽，健脾通便；若腎陽不足，陰寒內生者，治以補腎溫陽，潤腸通便；若腎陽虧虛，縮泉失職者，治以溫腎縮泉，潤腸通便；若腎水不足，津液虧虛者，治以滋陰補腎，增液潤腸，清熱通腑。特作如下分型辨證論述。

1 肺氣鬱閉型

本型屬肺氣鬱閉，宣降失職，上塞下閉，則腸道津虧液少，形成上竅塞而下竅閉之便秘。本處方能「開上竅以通下竅」、「開天窗以通地道」，達到宣降肺氣，滑腸通下的功效。

【主證】 便秘，咳嗽，咯痰，胸膈滿悶，喘憋，舌質淡紅，苔白膩或黃膩，脈沉滑。

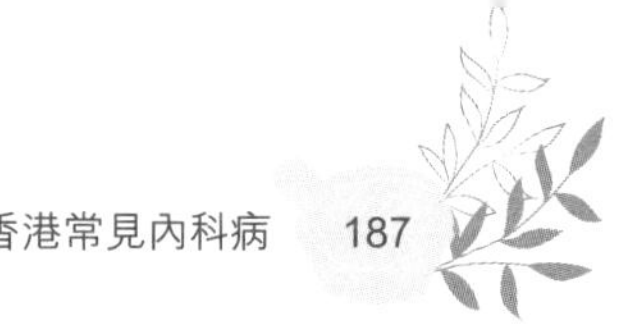

【治則】 宣降肺氣，通下排便。

【選方】 宣肺通腑湯（《中醫胃腸病學》）加減

【處方】

藥材及份量	方解
全瓜蔞 12g，苦杏仁 10g，枇杷葉 10g，紫菀 10g，桔梗 10g	宣發肺氣，降逆通便。
枳實 12g，萊菔子 15g	通腑下氣。
火麻仁 30g，郁李仁 10g	潤腸通便。
黃芪 30g，太子參 12g，白朮 12g，炙甘草 6g	補中益氣。

2 肝鬱壅滯型

因肝主疏泄，若肝鬱氣滯，木旺乘土，則腑氣不暢，胃失降濁，傳導失常，至使糟粕內停。本證屬肝氣鬱滯，通降失常，故用疏肝解鬱，順氣通便治之。

【主證】 憂愁思慮過度之後，大便秘結，飲食減少，噯氣頻作，胸滿腹脹，舌淡苔薄，脈弦。

【治則】 疏肝解鬱，順氣通便。

【選方】 疏肝通腑湯（《中醫胃腸病學》）加減

【處方】

藥材及份量	方解
柴胡 6g，郁金 12g	疏肝解鬱下氣。
白芍 15g	重用，以疏養肝木，助柴胡疏肝。
枳實 12g，萊菔子 15g，陳皮 6g，木香 10g（後下），烏藥 10g	通腑下氣。

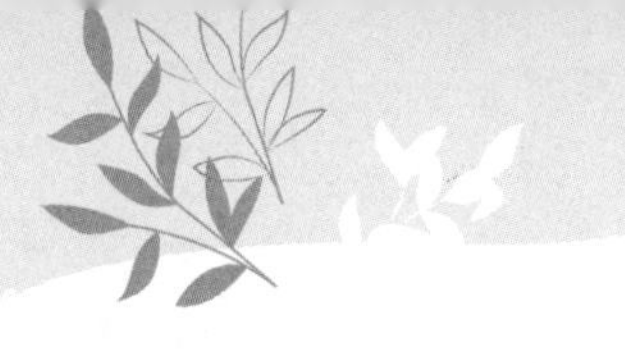

藥材及份量	方解
生地黃 15g	滋陰生津。
火麻仁 30g	潤腸通便。
黃芪 30g，太子參 12g，白朮 12g，炙甘草 6g	補中益氣。

3 胃腸燥熱，脾津受約型

《傷寒論》第 247 條的「脾約證」，乃指腸胃邪熱，使脾胃轉輸津液的功能受約束，津從尿出，胃腸缺津而便秘。

【主證】 脾約證的大便乾硬，小便數而赤，舌苔薄黃或膩，脈數或澀。

【治則】 運脾瀉熱，潤腸通便。

【選方】 麻子仁丸（《傷寒論》）合增液湯（《溫病條辨》）加減

【處方】

藥材及份量	方解
火麻仁 30g	多脂質潤，滋脾潤燥，生津通便。
白芍 15 g	養陰理脾，助火麻仁理脾潤燥通便。
苦杏仁 10g	肅肺潤腸，助火麻仁潤腸通便。
大黃 10g	泄熱導滯，瀉下通便。
枳實 12g，萊菔子 15g	通腑下氣。
玄參 12g，麥冬 12g，生地黃 15g	增液潤腸，滑腸通便。
黨參 30g	益氣健脾，滋養胃陰。

4 腎陽不足，陰寒內生型

本證屬腎陽不足，陰寒內生，不能蒸氣化津，津液虧損，腸道失潤，氣機鬱滯，通降失司而致便秘。故治宜溫補腎陽，促蒸氣化津則溫潤滑腸通便。

【主證】 大便堅澀，小便清長，面色素紫，惡寒肢涼，腰背酸冷，舌淡苔白，脈沉遲。

【治則】 溫陽散寒，破結滑腸。

【選方】 溫腎潤腸方（《中醫胃腸病學》）加減

【處方】

藥材及份量	方解
肉蓯蓉 30g，鎖陽 12g，核桃仁 12g	補腎助陽，潤腸通便。
桑椹 10g，當歸 10g	益血潤腸。
苦杏仁 10g	肅肺潤腸，助火麻仁潤腸通便。
肉桂 3g（後下或焗服）	溫經助陽。
牛膝 12g	補腎，性降下行。
火麻仁 30g	溫潤腸道，增液通便。
黃芪 30g，太子參 12g，白朮 12g，炙甘草 6g	補中益氣。

5 腎陽虧虛，縮泉失職型便秘

本證屬腎陽不足，腎虛不攝，不能蒸騰氣化，引致小便頻數，水分多由小便排出，使大便乾結。故選用縮小便而利大便之法，應用縮泉丸加味治之。

【主證】 大使乾而小便數，尿量多，手足欠溫，腰膝酸軟，舌質淡苔白，脈沉遲。

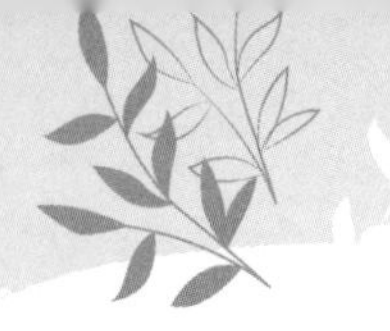

【治則】 溫腎縮泉，潤腸通便。

【選方】 縮泉丸（《婦人大全良方》）加味

【處方】

藥材及份量	方解
益智 10g，烏藥 10g，山藥 12g	溫腎縮泉。
肉蓯蓉 30g，熟地黃 15g，鎖陽 12g	溫腎助陽，固泉潤腸，通便。
枳實 12g，萊菔子 15g	通腑下氣。
火麻仁 30g	潤腸通便。

6 腎水不足，津液虧虛型

【主證】 大便堅澀，小便短赤，腰膝酸軟，骨蒸潮熱，咽乾舌燥，舌紅苔少，脈細數。

【治則】 滋陰補腎，增液潤腸，清熱通腑。

【選方】 增液湯（《溫病條辨》）加味

【處方】

藥材及份量	方解
玄參 15g，麥冬 15g，生地黃 15g	滋陰增液，潤腸通便。
肉蓯蓉 30g，熟地黃 15g，山茱萸 12g	益腎潤腸。
黨參 30g，西洋參 12g，山藥 15g	益氣益陰。
枳實 12g，萊菔子 15g	通腑下氣。
火麻仁 30g	潤腸通便。

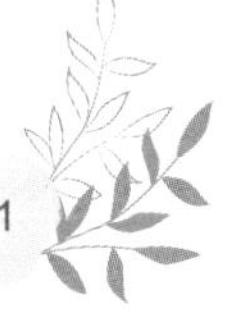

二. 臨床經驗心得

1 習慣性便秘治療勿忘補中益氣與增液行舟法

便秘常因中氣不足，津血生化欠佳，氣虛導致腸內容物推動乏力，腸道津枯血燥，竅失濡養，無水行舟則成便秘。因此，補益中氣與滋陰增液、潤腸通腑的增液行舟法不可忽略。

❶ **補益中氣：**重用黃芪 30g，加白朮 15g、太子參 15g，常可促進習慣性便改善，治習慣性便秘屢用屢效。

❷ **增液行舟法：**應用吳鞠通之增液湯，玄參 30g、麥冬 20g、生地黃 20g。本方鹹寒苦甘同用，旨在增水行舟，非屬攻下，欲使其通便，必須重用。

2 老年便秘要兼顧調肺氣，便自通

老年便秘的病因複雜，常兼有肺氣宣降失職、肺陰不足，不能潤下便秘。因肺與大腸相表裏，若在辨證選方中，加入潤肺利氣法治本，常可促使大腸排便獲顯效。因此，在辨治老年性便秘時，常注意在處方中加入以下藥材，可使「上竅開，而下竅通」，肺氣調，則便自通。

❶ **清潤肺陰之藥：**南沙參、天冬、麥冬（自選 1~2 味）。

❷ **宣降肺氣之品：**紫菀、苦杏仁、枇杷葉、桔梗、麻黃、紫蘇子等（自選 1~2 味）。

3 老年便秘應重視補腎滑腸

腎主五液，主二便。老年性便秘乃腎陽、腎水不足，津液虧損，腸燥失潤，氣機鬱滯，通降失司而致。臨床上，可選用以下具補腎、滑腸功效的中藥材：

- **肉蓯蓉：**補腎助陽，潤腸通便。

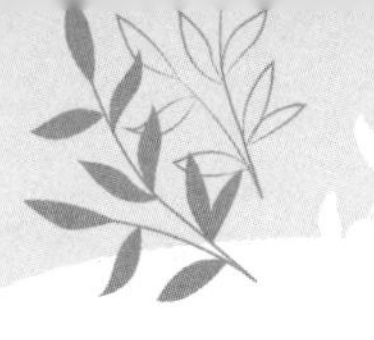

- **核桃仁：**補腎壯腰，斂肺定喘，潤腸通便，消石通淋。
- **鎖陽：**補腎助陽，潤腸通便。
- **蜂蜜：**補中益氣，緩急止痛，潤肺止咳，潤腸通便。

4 重用白朮，專治氣秘有卓效

《本草求真》認為，白朮既能燥濕實脾，更能緩脾生津。經現代藥理研究證實，白朮可促進腸液、胃液分泌，加速腸蠕動。應用白朮應注意重用，因為白朮對腸道有雙向調節作用，大劑量可通便，小劑量可止瀉。

❶ 生白朮最少用 30g，漸增到 50~80g。若臨床無兼證者，單用白朮一味均有效。

❷ 廣州中醫藥大學岑鶴齡教授自擬「便秘通」，白朮 6 倍於枳實，配伍以肉蓯蓉使全方達到健脾益氣，補腎養津，潤腸通便，並可長期保健服用有佳效。

❸ 北京中醫藥大學東直門醫院施漢章教授，治療習慣性便秘用白朮 30~50g，佐以火麻仁、苦杏仁、決明子有佳效。

5 老年性便秘切勿濫用攻伐藥

老年便秘病機多從「虛」而論。本病主要病因病機：氣血虧虛、津液不足、腸道及相關臟腑失養、功能失效，導致纏綿難治的便秘。若脾胃氣虛者，升降失節；血虛失調者，大腸乾澀；陰虛腸燥者，大便乾結均可導致便秘。所以，在治療上應當明辨臟腑虛實，善調氣血陰陽，切勿濫用攻伐。

臨床常見的攻伐瀉下藥：大黃、芒硝、番瀉葉等。大量臨床實踐告知，若濫用攻伐，雖可圖一時通快，實難長久奏效，反會傷及正氣，貽誤治機，犯虛實之戒，進一步加重病情，形成頑固性便秘。

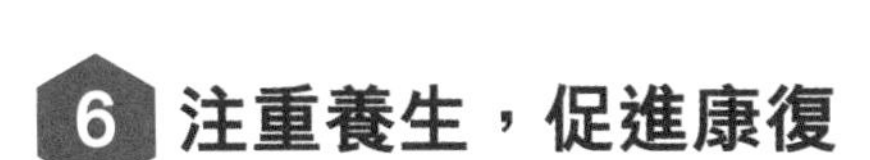

6 注重養生，促進康復

❶ 每日飲水不少於 1,200ml，且清晨飲溫開水或牛奶，蜂蜜是通便良藥。

❷ 合理選擇飲食，

熱秘：多用清涼潤腸之物如蘋果、青瓜、苦瓜、蘿蔔、芥菜等；

氣秘：多用軟堅潤腸之物如香蕉、海帶、竹筍等；

虛秘：多用健脾潤腸之物如山藥、白扁豆、無花果、核桃、芋頭、番薯、花生、芝麻、蜂蜜、桑椹等。

❸ 養成定時排便習慣。

7 腹部按摩排便法

仰卧位，患者舌尖頂向上顎（牙齒與牙齦交匯之處），使督任兩脈相通。術者一手按於臍上，另一手疊放其上，先順時針揉按腹部 5~10 分鐘；再逆時針揉腹 5~10 分鐘，可促使腹肌和腸道平滑肌張力增強，刺激腸蠕動，促進排便。

第五章

急性腎小球腎炎

急性腎小球腎炎（Acute Glomerulonephritis），簡稱急性腎炎，臨床上表現為急性起病，以血尿、蛋白尿、水腫、高血壓和腎小球濾過率下降為特點的腎小球疾病，故也常稱為急性腎炎症候群（Acute Nephritic Syndrome），臨床上絕大多數屬急性鏈球菌感染後腎小球腎炎（Acute Poststreptococcal Glomerulonephritis）。本症是小兒時期最常見的一種腎臟病，年齡以 3~8 歲常見，2 歲以下罕見；男女比例約為 2：1。本病屬於中醫學的「水腫」、「風水」、「腎風」、「溺血」等範疇，本病的病機為外邪內犯，濕（熱）毒瘀血內阻，病位在腎，可涉及肺脾，疾病發展至後期常出現腎虛、肺虛，氣不化水，瘀血阻絡之候。總之，急性腎炎的病邪不離風、濕（熱）、毒、瘀，臟腑涉及肺、脾、腎三臟。「水腫」期，治以宣肺利水為主；恢復期，則以清利濕熱兼顧滋陰為其大法，並把活血祛瘀貫穿於整個急性腎炎治療始終。

一．辨證分型

急性發作期——以「水腫」為重要特徵

「水腫」的病因，一為外邪入侵，肺失宣降，水液不能輸佈，泛濫於肌膚；二為濕熱邪毒入侵，內舍於腎或瀰漫三焦，使腎與三焦氣化不利，水液不能外泄，泛濫於肌膚而成水腫。我們在香港臨床所見，急性發作期主要有以下兩種類型。

1 風邪犯肺型

本證型為風邪外侵，肺失宣降，水液泛濫肌膚，治當宣肺透邪，佐以淡滲利水，故選用越婢湯合五皮飲加減治之。

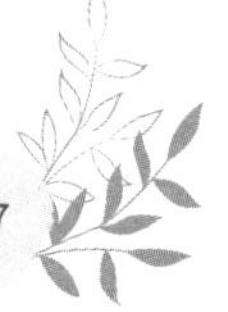

【主證】 眼瞼急起水腫，並迅速波及四肢全身，尤以面腫為顯著，尿少色赤，舌質淡，脈浮細。（合併有高血壓、蛋白尿、血尿、管型尿等。）

【治則】 宣肺透邪，利水消腫。

【選方】 越婢湯（《金匱要略》）合五皮飲（《太平惠民和劑局方》）加味

【處方】

<table>
<tr><th>藥材及份量</th><th colspan="2">方解</th></tr>
<tr><td>麻黃 10g</td><td>發汗解表，宣肺行水。</td><td rowspan="4">越婢湯為發越水氣、清泄裏熱之劑，對風水證有很好的療效。</td></tr>
<tr><td>生薑 10g，大棗 10g</td><td>增強發越水氣之功，使風邪水氣從汗而解，又可借宣肺通調水道，使水邪從小便而去。</td></tr>
<tr><td>石膏 15~30g</td><td>清肺胃之熱。</td></tr>
<tr><td>甘草 6g</td><td>與大棗相伍，則和脾胃而運化水濕之邪，並可益氣調中。</td></tr>
<tr><td>茯苓皮 30g</td><td>健脾滲濕。</td><td rowspan="5">五皮飲行氣化濕，利水消腫。</td></tr>
<tr><td>陳皮 6g</td><td>理氣醒脾化濕，使濕去則不致聚而成水。</td></tr>
<tr><td>桑白皮 10~15g</td><td>瀉肺行水。</td></tr>
<tr><td>大腹皮 10g</td><td>行水寬脹。</td></tr>
<tr><td>生薑皮 10g</td><td>宣胃陽以散水，水去則不致溢聚而為腫。</td></tr>
<tr><td>白朮 15g</td><td colspan="2">加強五皮飲健脾行氣化濕，利水消腫之功。</td></tr>
<tr><td>黃芪 30g</td><td colspan="2">益氣祛瘀利水。</td></tr>
</table>

全方合用達到疏風解表，宣肺通調水道，淡滲利水消腫之佳效。

【加減】
- 若腎性水腫合併高血壓者，加對藥車前子 12g / 牛膝 30g 治療。根據中醫學的「上病下取」之理，通過車前子利水而引血下行，使血壓下降；牛膝性善下走，能通利血脈，引血下行。兩藥合用，有提高降血壓的功效。
- 若瘀血重者，加丹參 30g，赤芍 15g，以活血化瘀。

2 濕熱邪毒內侵型

由於濕熱邪毒內侵，三焦水道不利，水液泛溢，治應清化分利，選五味消毒飲合五苓散加減。

【主證】全身性水腫，皮膚明亮並有癰瘡膿腫，頭痛，發熱，口乾口渴，小便不利，色赤量少，脘腹痞悶，舌苔黃膩，脈弦緩。(實驗室檢查呈急性腎炎改變。)

【治則】清熱解毒，利水滲濕。

【選方】五味消毒飲（《醫宗金鑒》）合五苓散（《傷寒論》）加減

【處方】

<table>
<tr><th>藥材及份量</th><th colspan="2">方解</th></tr>
<tr><td>金銀花 10~15g</td><td>入肺胃，可解中上焦之熱毒。</td><td rowspan="2">二藥相配，善清熱解毒，清氣分熱結。</td></tr>
<tr><td>野菊花 15g</td><td>入肝經，專清肝膽之火。</td></tr>
<tr><td>蒲公英 15g</td><td>利水通淋，瀉下焦之濕熱。</td><td rowspan="2">均具清熱解毒之功，為清解癰瘡疔毒之要藥。</td></tr>
<tr><td>紫花地丁 15~30g</td><td>善清血分之熱結。</td></tr>
</table>

<table>
<tr><th>藥材及份量</th><th colspan="2">方解</th></tr>
<tr><td>茯苓 15g，豬苓 15g，澤瀉 15g</td><td>通調水道，瀉濕利水。</td><td rowspan="3">為五苓散，其治療作用，在於化膀胱之氣以利水，運脾陽之機以制水，輸津於皮毛以發汗，蒸液於口舌以止渴。</td></tr>
<tr><td>白朮 15g</td><td>健脾燥濕。</td></tr>
<tr><td>桂枝 10g</td><td>溫通陽氣；增強膀胱氣化功能，使小便通利，又能解除頭痛、發熱等表證，促進滲濕利水的藥物充分發揮作用。</td></tr>
<tr><td>木通 10g，茵陳 15g，瞿麥 10~15g</td><td colspan="2">瀉血熱瘀阻，清熱毒而利水。</td></tr>
<tr><td>黃芪 30g</td><td colspan="2">重用，益氣祛瘀利水。</td></tr>
</table>

全方運用，有清熱解毒，化濕利水，善治濕熱邪毒內侵，水濕泛溢之證。

臨證體會

中醫學認為：「血不利則為水，活血可促進利水」。所以，無論濕熱邪毒內侵，或風邪犯肺導致水濕泛溢，應重視配合活血化瘀藥。經現代研究證明，活血化瘀藥丹參、益母草、赤芍、澤蘭可擴張腎小球動脈，增加腎小球濾過率，從而促進急性腎炎的腎性水腫消退。

若急性腎炎出現高血壓、頭痛、眩暈等，此為邪犯厥陰，水氣上擾清竅，治應清瀉肝火，加大黃、黃連、夏枯草、鈎藤等，以瀉濁平肝。

恢復期——以「血尿」及「蛋白尿」為主要臨床表現

急性腎炎發病至臨床痊癒所經歷的時間很不一致，一般經 4~6 週後臨床症狀與體徵可完全消失。隨着水腫的消退，血壓也可恢復正常，此時大多以鏡下血尿及蛋白尿為主要臨床表現，少數患者呈肉眼血尿。中醫認為，血尿多與熱邪有關，並有虛實之分。實則多為濕熱未除，傷及腎絡，迫血妄行；虛則

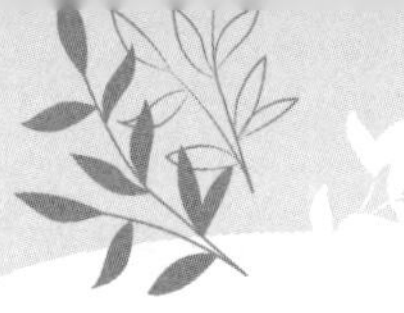

以陰虧為常見，陰虛不僅與患者素體陰精不足，由於陰精虧虛，虛火內擾，灼傷腎絡，致使血溢脈外；出血必有瘀滯，瘀血結於下焦，壅阻脈絡，絡破血溢，血滲膀胱發為血尿。

本證因熱結下焦，陰虛火旺，虛火內擾，灼傷腎絡，致使血溢脈外。

【主證】 血尿（肉眼血尿或鏡下血尿），或尿液檢查有蛋白尿，伴有手足心熱，口乾喜飲，大便偏乾，舌質暗紅，無苔，脈沉細或弦細。

【治則】 滋陰涼血止血，清熱利濕消腫，活血化瘀。

【選方】 滋陰化瘀清利湯（《當代名醫時振聲經驗方》）合小薊飲子（《濟生方》）加減

【處方】

<table>
<tr><th>藥材及份量</th><th colspan="2">方解</th></tr>
<tr><td>女貞子 15g</td><td>甘苦而涼，善能滋補肝腎之陰。</td><td rowspan="2">二藥性皆平和，補養肝腎而不滋膩共成「二至丸」，為補益肝腎，養陰止血的名方。</td></tr>
<tr><td>旱蓮草 15g</td><td>甘酸而寒，補養肝腎之陰，又涼血止血。</td></tr>
<tr><td>白花蛇舌草 15~30g</td><td colspan="2">清熱解毒，活血利水消腫。</td></tr>
<tr><td>小薊 10g</td><td colspan="2">涼血止血。</td></tr>
<tr><td>生地黃 30g，梔子 10g</td><td colspan="2">清熱，涼血，滋陰，止血。</td></tr>
<tr><td>竹葉 10g，滑石 15g</td><td colspan="2">清熱，利尿通淋，淡而滲之，使邪熱從下竅而出。</td></tr>
<tr><td>益母草 10g</td><td colspan="2">活血利水，行血而不傷新血，養血而不致瘀血。</td></tr>
<tr><td>石韋 10g</td><td colspan="2">利水通淋，清熱祛濕。</td></tr>
<tr><td>黃芪 30g</td><td colspan="2">益氣祛瘀利水。</td></tr>
<tr><td>甘草 3g</td><td colspan="2">調和諸藥。</td></tr>
</table>

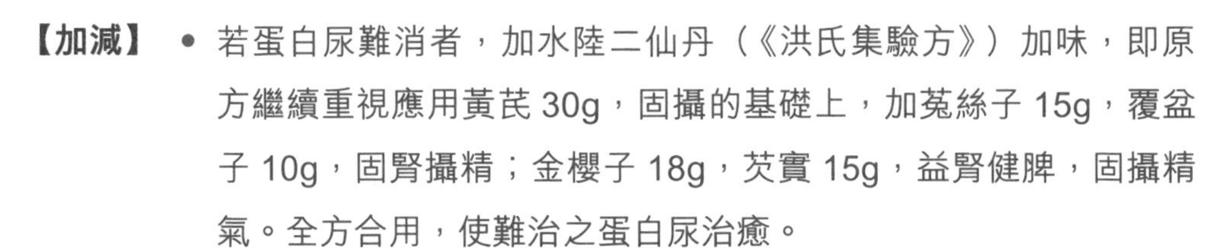

【加減】
- 若蛋白尿難消者，加水陸二仙丹（《洪氏集驗方》）加味，即原方繼續重視應用黃芪 30g，固攝的基礎上，加菟絲子 15g，覆盆子 10g，固腎攝精；金櫻子 18g，芡實 15g，益腎健脾，固攝精氣。全方合用，使難治之蛋白尿治癒。
- 下焦濕熱者，加知母 10g，黃柏 10g，以清熱利濕。

二. 民間常用驗方

❶ 冬瓜 500g（連皮洗淨），赤小豆 30g，共煮湯不放鹽，喝湯吃冬瓜，對急性腎炎浮腫者，有清熱消腫作用。

❷ 鮮白茅根 250g，水煎服，每日一劑，適用於急性腎炎血尿顯著者。

❸ 益母草、白茅根乾品各 30~60g；或鮮品各 90~120g，水煎服，每日一劑，適用於急性腎炎急性發作期水腫與恢復期出血。

❹ 倒扣草 30g，車前草 30g，馬鞭草 30g，每日一劑，水煎服，適用於急性腎炎急性發作期水腫及恢復期。

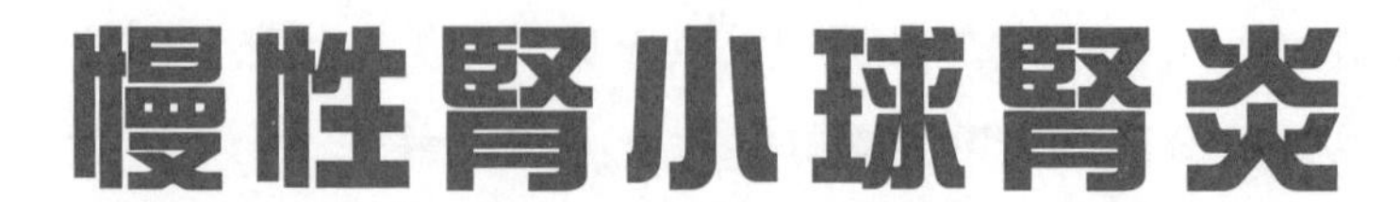

慢性腎小球腎炎

慢性腎小球腎炎（Chronic Glomerulonephritis），簡稱為慢性腎炎，是一種自身免疫反應疾病，由於免疫機能紊亂，引起腎小球組織損傷而發病。本病因多見於扁桃腺炎慢性感染或乙型肝炎病毒感染，使人體血管與腎臟之病理反應持續發展或增劇，因而發展成為慢性腎炎；只有少數病人是急性腎炎轉變而來。本病以男性患者較多，並多發病在青壯年期（20~39 歲），大部分呈不同程度之水腫，常反覆發作，至晚期常因腎機能衰退而引起尿毒症。

根據本病的臨床表現，慢性腎炎類似中醫學的「水腫」、「虛勞」、「腰痛」、「血尿」等範圍。本病起病緩慢，病情遷延，時輕時重。臨床典型症狀為水腫、蛋白尿、血尿、高血壓，但也可以無症狀。患者大多數有倦怠乏力、面色無華、腰膝無力、胃納差等症，晚期可出現貧血、視網膜病變及尿毒症。根據 1986 年「第二屆全國中醫腎病學術會議」討論修訂的辨證分型方案，把本病分為脾腎氣虛型、脾腎陽虛型、肝腎陰虛型、氣陰兩虛型。

一. 辨證分型

1 肺腎氣虛型

【主證】 面浮肢腫（初起先見面部眼瞼浮腫，繼而遍及下肢及全身），面色萎黃，少氣無力，腰背酸痛，舌質淡紅，苔白有齒印，脈細弱。

【治則】 補益肺氣，固腎利水。

【選方】 五子衍宗丸（《證治準繩》）加味

【處方】

藥材及份量	方解
黃芪 30g	重用以益氣利水。
黨參 15g	補益肺氣。
核桃仁 12g	溫腎益肺利水。
菟絲子 12g，覆盆子 12g，五味子 6g，枸杞子 15g，車前子 10g	固腎利水消腫。
枇杷葉 10g	肅降肺氣，使水道通調。
甘草 6g	益氣調中。

【加減】
- 若蛋白尿多者，在方中重用黃芪 30~60g，加山楂 10g。
- 若尿中紅細胞多者，加旱蓮草 18g。
- 腰背酸痛者，加杜仲 15g，續斷 15g，延胡索 10g，以壯腰補腎止痛。

2 脾腎陽虛型

【主證】全身高度浮腫，面色蒼白，畏寒肢冷，腰酸腿痛，性功能減退，舌質淡胖，脈沉細或沉遲無力。

【治則】溫腎健脾，通陽利水消腫。

【選方】真武湯（《傷寒論》）合五苓散（《傷寒論》）加減

【處方】真武湯為治腎陽衰微，脾失健運之常用方，五苓散則主治水濕內停，膀胱氣化功能減弱，所致的水蓄下焦。

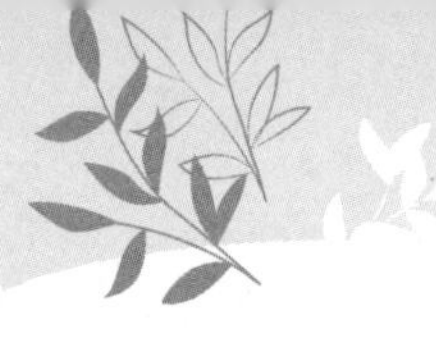

<table>
<tr><th>藥材及份量</th><th colspan="2">方解</th></tr>
<tr><td>製附子 10g（先煎），
乾薑 10g</td><td colspan="2">溫養脾腎，扶陽抑陰，化氣利水。</td></tr>
<tr><td>白芍 15g</td><td colspan="2">養血和陰，防水氣消而生燥熱。</td></tr>
<tr><td>白朮 12g</td><td>健脾燥濕行水。</td><td rowspan="3">四藥同用，具有祛濕利尿的作用。</td></tr>
<tr><td>茯苓 15g</td><td>淡滲利水。</td></tr>
<tr><td>豬苓 15g，澤瀉 15g</td><td>有通調水道，瀉濕利水。</td></tr>
<tr><td>桂枝 10g</td><td colspan="2">溫通陽氣，增強膀胱氣化功能，使小便通利，促進滲濕利水的藥物充分發揮作用。</td></tr>
<tr><td>桑白皮 10g</td><td colspan="2">瀉肺行水。</td></tr>
<tr><td>大腹皮 10g</td><td colspan="2">行水寬脹。</td></tr>
<tr><td>黃芪 30g</td><td colspan="2">益氣利水。</td></tr>
<tr><td>甘草 6g</td><td colspan="2">益氣調中。</td></tr>
</table>

【加減】

- 若患者偏脾虛者，改以實脾飲（《濟生方》）加減。處方：製附子 10g（先煎），乾薑 10g，茯苓 15g，白朮 12g，木瓜 10g，厚朴 15g，木香 10g（後下），大腹皮 10g，大棗 10g，甘草 6g。方中製附子、乾薑溫養脾腎，扶陽抑陰；茯苓、白朮、木瓜健脾和中，滲濕利水；厚朴、木香、大腹皮下氣導滯，化濕利水；大棗、甘草益脾溫中。諸藥合用，共奏溫脾暖腎，利水消腫之功。
- 若水腫甚者，合五皮飲，促進利水消腫。
- 若陰囊水腫者，加車前子、木通，以利水消腫。

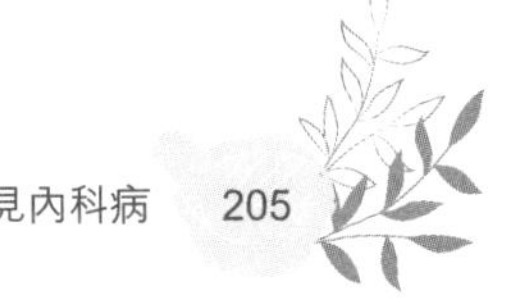

3 肝腎陰虛型

【主證】 目睛乾澀或視物模糊，五心煩熱，口乾咽燥，腰背酸痛或夢遺，或月經失調；舌紅少津，脈弦數或細數。

【治則】 滋養肝腎。

【選方】 六味地黃丸（《小兒藥證直訣》）加味

【處方】

藥材及份量	方解
熟地黃 15~20g	滋補腎陰，壯水制火。
山茱萸 12g	養肝補腎，固澀精氣。
山藥 15g	健脾益腎，養陰固澀。
澤瀉 15g	瀉腎火，引火下行。
牡丹皮 12g	清肝瀉火，涼血，除骨蒸。
茯苓 15g	健脾滲濕，清利濕熱。
枸杞子 12g，菊花 10g，夏枯草 10g	滋陰平肝，清肝明目。
麥冬 15g，五味子 10g	滋陰清熱。
甘草 6g	益氣調和諸藥。

【加減】

- 若蛋白尿者，重用黃芪 30g 以益氣固攝；加金櫻子 18g、芡實 15g（水陸二仙丹），菟絲子 15g、覆盆子 10g，以益腎健脾，固腎攝精。
- 若腰膝疼痛者，加牛膝、杜仲、桑寄生。
- 若肝血虛者，加當歸、白芍。

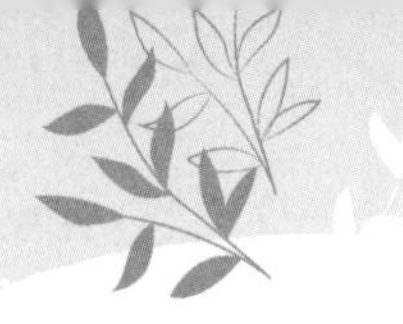

4 氣陰兩虛型

【主證】全身乏力，腰膝酸軟，畏寒肢冷，手足心熱，口乾咽燥，舌質偏紅，少苔，脈細數。

【治則】健脾益腎，益氣養陰。

【選方】參芪地黃湯（《雜病源流犀燭》）加減

【處方】

藥材及份量	方解
人參 10g	大補元氣，健脾益氣，養陰生津。
黃芪 30g	益氣健脾。
生地黃 15g，山茱萸 15g，山藥 15g，茯苓 15g，澤瀉 15g，牡丹皮 12g	滋腎填精。
知母 10g，玄參 10g，黃柏 10g	加強清熱降火之效。
甘草 6g	益氣調中。

【加減】
- 益氣養陰是氣陰兩虛的基本治則，但養氣容易，養陰較難，若益氣太過又有傷陰之弊。所以，若以氣虛為主者，重用益氣；若陰虛為主者，重在養陰；氣陰兩虛均衡者，則益氣養陰並重。
- 若肺腎氣陰兩虛者，常用麥味地黃湯加減。
- 若心腎氣陰兩虛者，常用生脈飲合六味地黃湯加減。
- 若脾腎氣陰兩虛者，常用參芪地黃湯加減。
- 若腎氣陰兩虛者，常用大補元煎加減等。

二．慢性腎炎蛋白尿論治

尿蛋白（Urine Protein）是指尿液常規檢查中測量尿液中的蛋白質濃度，也就是蛋白質的意思；而蛋白尿（Proteinuria）則是一種病理體徵。腎臟是由100 多萬個腎元組成，而腎元是由腎小球（Glomerulus）和腎小管（Tubule）組成，負責從血液中過濾身體的廢物和毒素，讓這些身體不需要的物質從尿液排出。若腎小球濾過功能或腎小管重吸收功能病變，可把體內的蛋白濾入尿中，產生蛋白尿。所以，蛋白質若進入了尿液中，代表腎臟功能有病變。中醫學認為，蛋白尿的主要病機是脾腎兩虛，由於損傷脾腎的因素很多，他臟的損傷也可影響脾腎，故應結合辨證進行分型辨治。

1「益氣固腎法」降尿蛋白

本法適用於肺氣虛、脾腎氣虛患者，主要臨床表現為氣短，全身乏力，面黃水腫，食慾不振，眩暈，耳鳴，腰膝酸軟，舌淡苔白，脈細弱。我們對肺脾腎精氣不足之蛋白尿長期難消者，常選用水陸二仙丹（《洪氏集驗方》）加味治之。水陸二仙丹由芡實、金櫻子組成，因芡實生長在水中，而金櫻子則長於山上，一在水而一在陸，且功效神奇，故被稱讚為「仙丹」。

【選方】 水陸二仙丹（《洪氏集驗方》）加味

【處方】

藥材及份量	方解	
芡實 15g	甘澀，固腎澀精。	兩藥配伍，使腎氣得補，精關自固，故治蛋白尿佳也。
金櫻子 18g	酸澀，固精縮尿。	
菟絲子 15g，覆盆子 10g	固腎攝精。	
黃芪 30g，黨參 30g	益氣固攝。	

全方運用，可促使尿蛋白恢復正常。

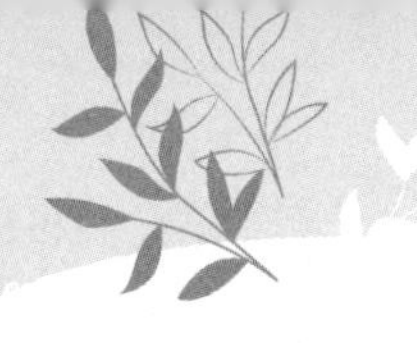

2 「溫補脾腎法」降尿蛋白

本法適用於脾腎陽虛者，在臨床上凡有畏寒肢冷，氣短懶言，身體倦怠，腰痛腰酸，大便溏泄，肢體浮腫，甚則腹水臌脹，舌淡苔白滑，脈虛大或細弱者，均屬脾腎陽虛證，可選用理中湯、附子湯合真武湯治之。

【選方】 理中湯（《傷寒論》）加味

【處方】

藥材及份量	方解
人參 10g	大補元氣，健脾助運。
白朮 10g	健脾燥濕。
乾薑 6g	辛熱，溫脾胃而袪寒邪。
金櫻子 18g，芡實 15g，菟絲子 15g， 覆盆子 10g	益腎健脾，固攝精氣。
炙甘草 6g	補氣和中，調和諸藥。

全方合用，溫中以袪裏寒，補氣而補腎健脾，使升降得復則運化復常，固腎攝精得法，蛋白尿及諸症自癒。

【選方】 附子湯（《傷寒論》）合真武湯（《傷寒論》）

【處方】

<table>
<tr><th>藥材及份量</th><th colspan="2">方解</th></tr>
<tr><td>製附子 10g（先煎）</td><td colspan="2">溫腎助陽，化氣利水。</td></tr>
<tr><td>人參 10g</td><td>助陽補虛。</td><td rowspan="2">兩藥配伍，助陽補虛。</td></tr>
<tr><td>白芍 15g</td><td>養血和陰。</td></tr>
<tr><td>生薑 6g</td><td>溫散水氣。</td><td>防水氣消而生燥熱。</td></tr>
</table>

藥材及份量	方解	
白朮 10g	燥濕行水。	同用有健脾之功。
茯苓 15g	淡滲利水。	

本方為治腎陽衰微，脾失健運，致使脾腎精氣不足，導致蛋白尿長期難消之常用方。

3「滋養腎陰法」降尿蛋白

本法適用於慢性腎炎，因長期應用激素治療，或治療期間應用溫補腎陽過度，導致腎陰虧損，臨床表現為面色紅赤，頭暈眼花，口乾咽燥，心煩性躁，五心煩熱，腰膝酸軟，舌質紅，脈細數。

【選方】 六味地黃丸（《小兒藥證直訣》）加味

【處方】

藥材及份量	方解
熟地黃 15g	滋補腎陰，壯水制火。
山茱萸 12g	養肝補腎，固澀精氣。
山藥 15g	健脾益腎，養陰固澀。
澤瀉 15g	瀉腎火，引火下行。
牡丹皮 10g	清肝瀉火，涼血，除骨蒸。
茯苓 15g	健脾滲濕，清利濕熱。
野菊花 15g，白花蛇舌草 15g	清熱解毒。

全方合用，有滋養腎陰，降尿蛋白的功效。

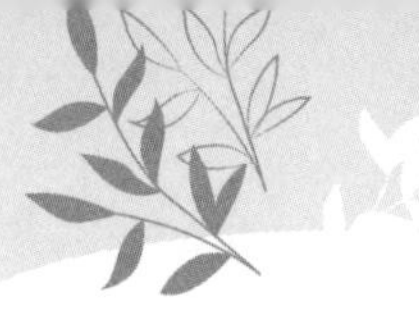

4「氣陰兩補法」降尿蛋白

本法適用於慢性腎炎因久病耗氣傷陰，或應用大量激素耗傷腎陰，導致氣陰兩虛，而氣虛中以脾氣虛症狀（食慾不振，精神不振，少氣懶言，面色萎黃不華）為多見；陰虛中以腎陰虛症狀（五心煩熱，口乾咽燥，腰膝酸軟，舌質紅，脈細數等）為主。

【選方】 參芪地黃湯（《雜病源流犀燭》）加減

【處方】

藥材及份量	方解
黃芪 30g，黨參 30g	益氣健脾，統攝精氣。
生地黃 15g，山茱萸 12g，山藥 15g，牡丹皮 10g，茯苓 15g，澤瀉 15g	滋陰補腎。
菟絲子 15g，覆盆子 10g	固腎攝精。

全方合用，有益氣養陰，固攝精氣，降尿蛋白的功效。

三. 腎性血尿的證治

【治則】 養陰清熱，涼血止血，利尿消腫。

【選方】 小薊飲子（《濟生方》）加減

【處方】

藥材及份量	方解
小薊 10g，藕節 10g，生地黃 15g，蒲黃 10g	涼血止血，化瘀。
三七 10g，琥珀 1~1.5g（研末沖服）	祛瘀止血。
滑石 15g，竹葉 10g，梔子 10g，石韋 10g	清熱瀉火，利尿消腫。

藥材及份量	方解
荷葉 10g	生發元氣，清熱散瘀，治下血。
黃芪 30g	益氣祛瘀。

全方合用，有養陰清熱，涼血止血，利尿消腫，有治慢性腎炎的腎性血尿功效。

四．腎性高血壓辨治

1 腎陰虛肝陽上亢型

【主證】 頭暈目眩，面色潮紅，心情煩躁，口乾喜飲，腰膝酸軟，血壓升高，舌紅少苔，脈弦細。

【治則】 滋陰補腎，平肝潛陽。

【選方】 六味地黃丸（《小兒藥證直訣》）加味

【處方】

藥材及份量	方解
生地黃 15g，山茱萸 12g，山藥 15g，茯苓 15g，澤瀉 12g，牡丹皮 12g	滋補腎陰。
生龍骨 30g，生牡蠣 30g，僵蠶 10g，鈎藤 10g	平肝潛陽。
車前子 10g，牛膝 15~30g，白茅根 10g，澤蘭 10g	活血利水，引血下行。

全方合用，有滋陰補腎，平肝潛陽，降血壓的功效。

2 氣虛脾損，瘀水交結型

【主證】 面色萎黃，眼瞼、顏面、下肢浮腫，甚至全身水腫，氣短乏力，頭暈耳鳴，口淡不渴，兩腰酸痛，蛋白尿，血壓升高，舌質淡紅，苔薄膩，脈沉細。

【治則】 益氣健脾，化瘀行水。

【選方】 防己黃芪湯（《傷寒論》）、當歸芍藥散（《傷寒論》）、澤瀉湯（《傷寒論》）合方加減

【處方】

藥材及份量	方解	
黃芪 30g	益氣健脾，祛瘀行水消腫。	兩者相合，有利水而不傷正之效。
防己 12g	祛風行水。	
白朮 12g	補氣健脾祛濕，更助黃芪益氣健脾祛瘀。	
茯苓 15g，澤瀉 15g，車前子 10g	利水滲濕。	
當歸 10g，白芍 15g，川芎 10g，丹參 12g，澤蘭 10g	活血化瘀。	
牛膝 15~30g	活血祛瘀，引血下行。	

全方合用，有益氣健脾，化瘀行水，降血壓的功效。

五. 慢性腎功能衰竭論治

慢性腎功能衰竭，簡稱慢性腎衰竭，由於腎單位受到破壞，致使腎臟排泄調節功能和內分泌代謝功能嚴重受損，造成水與電解質、酸鹼平衡紊亂而出現一系列症狀、體徵和併發症。由於腎病後期，大量腎臟組織已被破壞，導致氮質血症，血中尿素、肌酐、尿酸等非蛋白氮（NPN）含量顯著升高，從而出現尿毒症。中醫學認為慢性腎功能衰竭的病機為脾腎虛衰，濕毒瘀滯留。

【選方】 溫脾湯（《備急千金要方》）加減

【處方】

藥材及份量	方解
生大黃 10g	蕩滌瀉下而除污濁。
製附子 10g（先煎）	溫補脾腎。
乾薑 10g	助製附子溫補脾腎。
龜板膠 10g（烊化），鹿角膠 10g（烊化）	填陰補精，益氣溫陽。
丹參 15g，赤芍 15g，益母草 10g	因久病必瘀，故活血化瘀。
車前子 10g	利水消腫。
牛膝 15g，白茅根 30g	使利水不傷陰，引血可下行，祛瘀兼止血，促進腎功能改善。

本方是中國中醫科學院西苑醫院治療慢性腎功能衰竭的經驗名方，我們在香港臨床實踐中加上龜鹿二仙膠與牛膝、白茅根，療效佳。

生大黃蕩滌瀉下而除污濁，經近代研究證明，大黃具有通補兼施的雙重功能，特別是早期小劑量運用，具有補益功效，不僅適合於病情，並對延緩慢性腎衰竭有良好的遠期療效。經研究證明大黃可降低血尿素氮（BUN）及通腑瀉濁；通過神經體液免疫系統的調節，改善腎功能；促使體內毒素排出或減少其毒害作用；抑制組織中的蛋白質及血尿素氮含量；糾正腎衰竭的鈣、磷代謝異常，防止腎組織瀰漫鈣化。因此，是目前最受國內外學者關注的治療慢性腎衰竭的有效藥。

經驗體會

1）腎病氮質瀦留時期，若應用溫陽利水藥，可使血中尿素、肌酐、尿酸等非蛋白氮（NPN）含量升高，而加重尿毒症，故應注意。

2）補益氣血宜用「滋補」，可選用黃芪、當歸、熟地黃、枸杞子、白芍、沙苑子等滋補藥；忌「溫補」，因人參、附子、肉桂、鹿角膠、阿膠等溫補藥可使血中尿素、肌酐、尿酸等非蛋白氮含量升高，故應忌服。

3）平素多吃淨素（鮮蔬菜、水果）是有益的，因有助促使血中尿素、肌酐、尿酸等非蛋白氮含量降低。

泌尿系統結石

泌尿系統結石（Urolithiasis, Urinary Lithiasis）又叫泌尿系統結石、尿路結石或尿石症，是泌尿系統的常見病。結石可見於腎、膀胱、輸尿管和尿道的任何部位，但以腎與輸尿管結石為常見。泌尿系統結石十分普遍，據估計，全球約每 10 個人當中，便有一個在一生中患有至少一次泌尿系統結石，而香港亦有約 6% 人士患上泌尿系統結石。

尿路結石中醫稱「石淋」、「砂淋」，若見血尿則稱「血淋」。主要病因病機為過食肥甘辛熱，導致脾胃運化失常，積濕生熱，濕熱流注下焦而成結石；或因外感濕熱風邪，內感七情化火，導致腎陰虛損；或因勞累過度，房室不節，導致脾腎虧虛；或因久病腎氣受損，導致氣化不行。上述諸病因導致濕熱結於下焦，日久成結石。

泌尿系統結石的種類與概述：

結石名稱	發病率	尿液酸鹼度	概述
草酸鈣結石	80%	酸性或中性	男性發病為多見，多有家庭史。
磷酸鈣結石	6~9%	鹼性	青壯年男性為多見，常有尿路感染和梗阻病史。
磷酸鎂胺結石	10~15%	鹼性	以女性多見，病因常與飲食相關，尿 pH 值小於 7.2 時，結石可溶解。
尿酸鹽結石	5~10%	酸性	以男性多見，尤以痛風患者常見，多有家庭史，當尿 pH 值大於 6.7 時，結石可溶解。
胱氨酸結石	1~2%	酸性	罕見的遺傳疾病，尿 pH 值大於 7.0 時，結石可溶解。

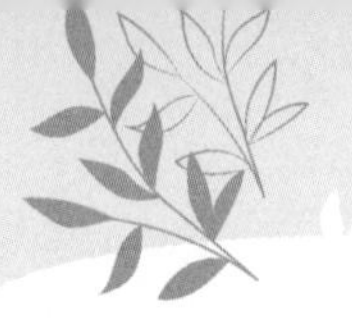

一．辨證分型

1 急性發作期——濕熱蘊結型

【主證】小便頻急、澀痛、混濁、血尿或尿出砂石，腰部或少腹部持續疼痛，發熱，噁心嘔吐，舌質紅，苔黃膩，脈滑數。

【治則】清熱利濕，通淋排石。

【選方】八正散（《太平惠民和劑局方》）加味

【處方】本方適用於濕熱蘊結膀胱、水道不利，是治療濕熱淋證的重要方劑。

藥材及份量	方解
瞿麥 10g，萹蓄 10g	專入膀胱，善於清利濕熱，為主藥。
木通 10g，車前子 10g，滑石 10g	清熱利水，使利水通淋作用更強。
大黃 10g，梔子 10g	清熱瀉火，增強通淋止痛。
石韋 10g，青蒿 10g	清利濕熱，通淋排石。
金錢草 10g，海金沙 10g，雞內金 10g	利尿通淋排石。
甘草 6g	調和諸藥。

【加減】
- 若血尿者，加小薊、生地黃、旱蓮草、白茅根。
- 若尿痛者，加延胡索、枳殼。
- 若心煩口渴者，加麥冬、五味子。
- 若小便熱痛者，加黃連、生地黃。

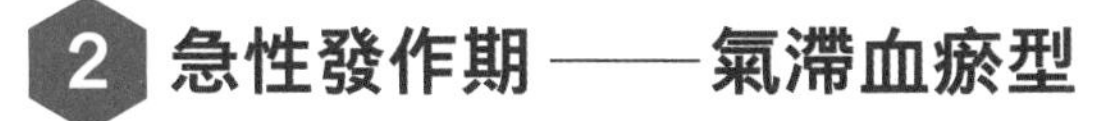

2 急性發作期——氣滯血瘀型

【主證】 結石閉塞尿路，小便澀滯或尿線中斷，少腹、會陰部窘急疼痛難忍，痛而拒按，舌質黯或有瘀斑，苔薄白，脈弦。

【治則】 理氣化瘀，通淋排石。

【方藥】 桂枝茯苓丸（《傷寒論》）加減

【處方】

藥材及份量	方解	
桂枝 10g	溫通血脈以行瘀滯。	二藥合用能行血消瘀，共為君藥。
茯苓 15g	益心脾之氣，滲利下行。	
桃仁 10g	破血，助君藥以利化瘀消癥。	為臣藥。
牡丹皮 12g，赤芍 15g	破瘀，清熱。	共為佐藥。
白芍 15g	養血活血，緩急止痛。	
延胡索 12g，香附 12g	理氣止痛。	
王不留行 12g	活血利水。	
石韋 10g，雞內金 10g	清熱化石通淋。	
甘草 6g	調和諸藥。	為使藥。

全方達到活血祛瘀，消癥化積，利水通淋的功效。

【加減】
- 若尿結石阻塞，排尿不暢，尿線中斷，或呈點滴狀，加車前子、牛膝、白茅根、澤蘭，以活血利水，引血下行，促進排石。
- 若尿結石阻塞導致淋痛者，加延胡索、枳殼、木通。
- 若心煩口渴者，加麥冬、五味子。
- 若小便熱痛者，加黃連、生地黃。

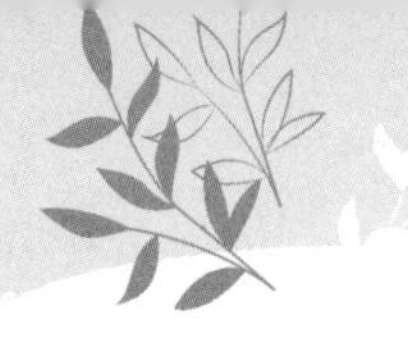

3 穩定期——腎氣虧虛，結石阻滯型

【主證】 腰部隱痛、酸痛纏綿不止，神疲乏力，小便淋澀，少量血尿，舌質淡紅，苔少，脈沉細或細數。

【治則】 補腎益氣，通淋排石。

【選方】 大補元煎（《景岳全書》）合八正散（《太平惠民和劑局方》）加減

【處方】

藥材及份量	方解	
人參 10g	大補元氣。	兩藥相配，即是張景岳之「兩儀膏」，善治精氣虧虛之證。
熟地黃 15g	滋陰補血。	
枸杞子 12g，山茱萸 12g，杜仲 15g	補肝腎，暖下。	
瞿麥 10g，萹蓄 10g	專入膀胱，善於利尿通淋。	
木通 10g，車前子 10g，滑石 10g	清熱利水，使利水通淋作用更強。	
甘草 6g	助補益而和諸藥。	

諸藥配合，功能大補真元，補腎益氣，通淋排石。

【加減】
- 若結石難排者，加金錢草、海金沙。
- 若有血尿者，加小薊、生地黃、白茅根。
- 若尿痛者，加延胡索、枳殼。
- 若元陽不足多寒者，加製附子、肉桂、炮薑。
- 若氣分偏虛者，加黃芪、白朮。
- 若血滯者，去山茱萸，加川芎。

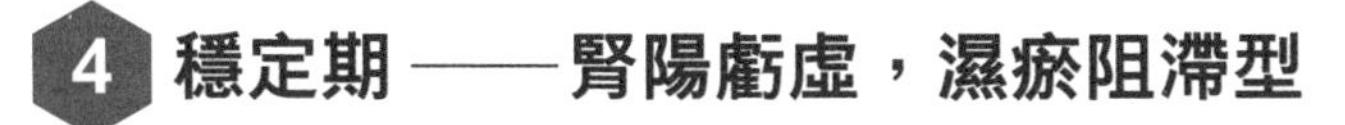

4 穩定期——腎陽虧虛，濕瘀阻滯型

【主證】 腰部隱痛，肢體畏寒，伴排尿澀痛，少量血尿，舌質暗淡，苔薄白，脈沉細無力。

【治則】 補腎助陽，祛瘀化濕。

【選方】 濟生腎氣丸（《濟生方》）加減

【處方】 濟生腎氣丸適用於腎陽虧虛，氣化失常，無力通調水道和利尿通淋。本方是由桂附地黃丸加入車前子、牛膝而成，具有溫補腎陽之功效。

藥材及份量	方解
熟地黃 15g，山茱萸 12g，山藥 15g，澤瀉 12g，牡丹皮 10g，茯苓 15g	滋腎填精，補而不滯。
桂枝 10g，製附子 10g（先煎）	陰中求陽，微生少火。
川牛膝 15g，車前子 10g	活血利水，引邪下行，利尿通淋。
金錢草 10g，雞內金 10g	利尿通淋，消石排石。
王不留行 12g	活血利水。
黃芪 30g	益氣祛瘀利尿。

全方合用，有補腎助陽，祛瘀化濕，促進排石的功效。

【加減】
- 若小便淋漓者，加木通、萹蓄。
- 若血尿者，加小薊、生地黃、旱蓮草、白茅根。
- 若腰痛、尿痛者，加杜仲、延胡索、枳殼。

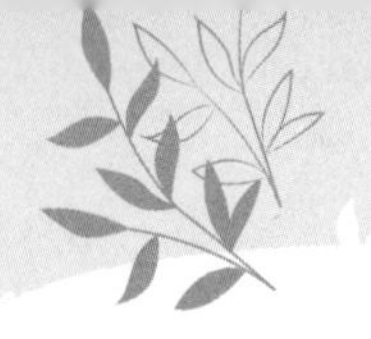

5 穩定期——結石黏滯，瘀血阻絡型

【主證】結石存留日久，與周圍組織黏連，瘀血阻絡出現腰痛、少腹刺痛或隱痛，部位固定、拒按，日輕夜重，舌質紫黯或有瘀斑，脈弦澀。

【治則】祛瘀通絡，軟堅散結，利尿通淋。

【選方】活絡效靈丹（《醫學衷中參西錄》）加味

【處方】

<table>
<tr><th>藥材及份量</th><th colspan="2">方解</th></tr>
<tr><td>黃芪 30g</td><td colspan="2">重用，其力專性走，大補元氣兼祛瘀，使氣旺則血行。</td></tr>
<tr><td>當歸 10g，丹參 15g</td><td>活血化瘀，通絡止痛，兼以養血。</td><td rowspan="2">為活絡效靈丹之組成，有活血通絡，化瘀止痛之效。</td></tr>
<tr><td>乳香 3~6g，沒藥 3~6g</td><td>增強活血行氣，消腫祛瘀定痛之效。</td></tr>
<tr><td>琥珀 1.5~3g（沖服）</td><td colspan="2">活血化瘀除癥瘕，利尿通淋。</td></tr>
<tr><td>車前子 10g，生地黃 15g，麥冬 15g，玄參 12g</td><td colspan="2">宣肺開揭上蓋，增液利水行舟通淋。</td></tr>
<tr><td>甘草 6g</td><td colspan="2">益氣調中。</td></tr>
</table>

【加減】
- 若尿石阻塞，排尿不暢，尿線中斷，或呈點滴狀，加金錢草、牛膝、白茅根、澤蘭，以活血利水，引血下行，促進排石。
- 若尿石阻塞導致淋痛者，加延胡索、枳殼、木通。
- 若心煩口渴者，加麥冬、五味子。
- 若小便熱痛者，加黃連、生地黃。

二. 臨床經驗心得

1 治療「泌尿系結石」排石、下石、溶石三法

我們在香港臨證中，常重視應用結石治療三法，即排石、下石、溶石。「排石」、「下石」兩法異中有同，排中有下，下中有排，相輔相成，力促結石下行，排出體外；而溶石一法，研究價值尤高，溶中寓排、寓下，既不受結石位置、大小、形態之限，適於一切結石溶解縮小後，更有利排石與下石。根據長期大量臨床實踐及結合國內的文獻報道，排石、下石、溶石的驗效藥分述如下：

❶ **常用排石藥：**石韋、瞿麥、萹蓄、海金沙、金錢草等清熱利尿通淋藥。

❷ **常用下石藥：**川牛膝、滑石、冬葵子、桃仁、延胡索、穿山甲等滑潤攻竄導下藥，以導結石下行。

❸ **常用溶石藥：**金錢草、海金沙、雞內金、魚腦石、威靈仙、桑根、核桃仁、玄明粉、米糠等消積磨堅化石藥，力求溶解結石。

2 車前子的利尿排石現代研究

近年來，中國學者對車前子、車前草進行了較為廣泛的原植物鑒定與研究。在藥理作用研究中，證實其對泌尿系統的影響，證明它可使實驗犬、家兔及人的尿量增多，並增加尿酸、尿素、氯化鈉的排出。實驗研究證明車前子有以下的功效：

❶ 顯著增加尿量和使尿量排出增多。

❷ 使輸尿管蠕動頻率增加，輸尿管上段腔內壓升高。

❸ 降低尿液草酸濃度及減少尿結石形成。

❹ 有較強的抑制腎臟草酸鈣結晶沉積的作用。

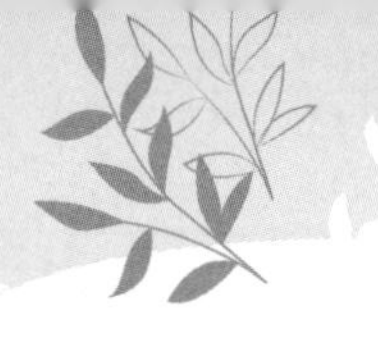

3 金錢草的排石、溶石作用現代藥理學研究

❶ **利尿排石作用：**金錢草可使輸尿管腔內蠕動壓力增高，尿量明顯增加，從而促進結石排出。

❷ **利尿溶石作用：**金錢草對草酸鈣結石有溶石作用，並對草酸鈣結晶的生長、聚集有一定的抑制作用；可使尿液變為酸性，促使存在酸性條件下的磷酸鈣結石、磷酸鎂胺結石溶解。在臨床應用中，配伍雞內金，可加強消石功效。

三. 泌尿系統結石的預防

結石多呈混合性，很少是由一種鹽類形成。雖是混合性，但臨床上常見其中必有一種鹽類為主的。無感染形成之結石以草酸鹽、尿酸鹽結石多見；有感染時以磷酸結石為多見。泌尿系統結石是可以預防的，預防措施如下：

❶ **多飲水：**每天最好能喝 8 杯水以上，使尿量保持在 2,000-3,000ml 以上，可降低尿內形成結石的濃度，減少尿鹽沉澱形成結石的機會；也可促進小結石的排出（直徑 0.5~0.8cm 以下的結石可自行排出。）及炎症分泌物的引流。

❷ **減少攝取鹽分：**要減少進食鹽分或鈉質高的食物，因為它們會改變尿液的成分，容易產生結晶，吃得多會容易生石；尤以曾經生石或想避免復發者，飲食宜清淡，不要吃鹽分高的食物。

❸ **攝取足夠的鈣：**很多人以為腎石患者不應攝取太多鈣，因為覺得容易生石，這是錯誤的。因為食物中的鈣本身對身體有益，它在腸道會黏住導致結石的某些物質，使之經大便排出，並不會吸收到血或小便中，從而減低結石的形成。

❹ **調節飲食：**根據尿液中的結石成分，調整飲食。

- 因為尿酸結石在酸性尿中形成，故應減少進食容易產生尿酸的食物，如紅肉、西洋菜、貝殼類等。多吃水果疏菜，使尿液轉為鹼性，對防止尿酸結石形成較好。
- 草酸鹽結石在酸、鹼性尿液均可形成，故應減少茶葉、菠菜、莧菜、蛋黃、香菇、蝦皮、蘿蔔、芹菜、馬鈴薯等高草酸食品的進食，對防止草酸鹽結石有幫助。
- 磷酸鹽結石在鹼性尿中形成，故適當加強酸性飲食，避免進食動物之骨骼、肝臟等高鈣、磷食品，尤以高鈣食品，以及菠菜、莧菜等高草酸食品，要求低鹽、低蛋白、低動物脂肪飲食。
- 磷酸鎂胺結石在鹼性尿中形成，飲食注意同上；亦應限制蛋白質的攝入量，每日蛋白質的總攝入量應在 48~80g（0.8~1.0g / kg / 日）之間。
- 胱氨酸結石在酸性尿中形成，故多吃水果疏菜，減少進食肉類，使尿液轉為鹼性，對防止形成胱氨酸結石較好。

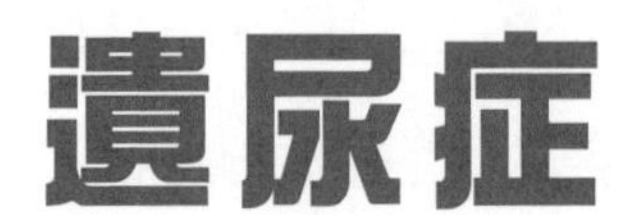

遺尿症

遺尿症（Enuresis）俗稱尿床，部分地區也稱「瀨尿」。根據香港政府衞生署健康資訊報道，5 歲或以上的兒童日間排尿正常，只在夜間「瀨尿」者，便是患了「夜遺尿」；約有 15~20% 5 歲的兒童有夜遺尿情況，5 歲後的自然痊癒率大概為每年 15%，因此，到了 15 歲的年齡，只有 1~2% 的青少年仍然會尿床。我們在香港的臨床實踐中，也遇到個別 18~21 歲自幼至今均遺尿的腎陽虛病例。根據文獻報道，男孩比女孩更容易受到影響。一般來説，輕微（即不頻密）的尿床並不算是一種疾病。隨着年齡的增長，尿床的現象通常都會自然消失。相反，若頻密而持續的尿床，很可能和隱藏的病理原因有關，必須給以正視和適當的治療。

中醫學認為，遺尿的病位在膀胱，因肺、脾、腎三焦精氣不足，導致膀胱氣虛，失於約束，即發生遺尿。本病的病因多為先天稟賦不足，導致腎精虧損。若後天調養失誤，也可引致脾肺氣虛；或因外感，導致肺氣宣降失調等，使腎攝納失約而發生遺尿。另外，人體大病後，可致肺、脾、腎精氣受損，心、肝兩臟神魂不寧，肝經濕熱阻滯等，導致膀胱不約而致遺尿。

一・辨證分型

1 小兒腎氣不固型

【主證】 晚上遺尿，白天小便清長，全身乏力，下肢疲軟，舌淡苔薄嫩，脈沉遲弱。

【治則】 補腎填精，益氣固脬。

【選方】 腎氣丸（《金匱要略》）合縮泉丸（《婦人大全良方》）加減

【處方】

藥材及份量	方解
熟地黃 10g，山茱萸 6g，山藥 10g	滋補腎陰，以「陰中求陽」，達到補腎填精固本的功效。
菟絲子 6g	既能補益腎陽腎陰，又可固精縮尿。
黃芪 10g	益氣固脬。
益智 6g，烏藥 6g，桑螵蛸 6g	溫腎固脬，縮尿止遺。
炙甘草 3g	益氣調中。

【加減】
- 若腎精不足，加鹿角膠，以補腎填精。
- 若腎陽虛，加淫羊藿，以溫腎助陽。
- 若腎陰虛，原方熟地黃的基礎上加龜甲，以滋陰潛陽。
- 若固澀止遺之力不足，可酌加鹿角霜、桑螵蛸、海螵蛸、煅牡蠣等固腎斂澀之品。

2 腎陽虧虛型

本病多由先天不足，稟賦素弱，或房勞傷腎，或年高腎氣已衰，或兒童任督未充，足心受寒；上述諸因，均可導致腎陽虧虛，下元虛寒，使閉藏失職，膀胱不約而發生遺尿。

【主證】 睡中遺尿或小便不禁，面色㿠白，畏寒肢冷，腰膝酸軟，小便頻數清長，舌質色淡，脈沉細弱。

【治則】 溫腎固攝，益氣固脬。

【選方】 腎氣丸（《金匱要略》）加減

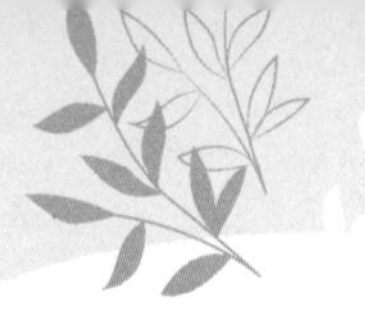

【處方】

藥材及份量	方解
熟地黃 10g	滋補腎陰。
山茱萸 6g，山藥 10g	滋補肝脾，輔助滋補腎中之陰。
桂枝 3g，製附子 3g（先煎，久煎）	溫補腎中之陽，意在微微生長少火以生腎氣。
牡丹皮 12g	清瀉肝火，與溫補腎陽藥相配，意在補中寓瀉，補而不膩。
黃芪 30g	益氣固脬。
益智 6g，烏藥 6g，桑螵蛸 6g	固澀斂脬縮尿。
甘草 6g	益氣調和諸藥。

* 此為 14 歲以上青少年藥量，兒童按年齡酌減。

根據《醫宗金鑒》記載：「此腎氣丸納桂，附於滋陰劑中十倍之一，意不在補火，而在微微生火，即生腎氣也。」其中目的在於益火之源，以消陰翳。本方配伍方法，屬於陰中求陽之類，正如張景岳說：「善補陽者，必於陰中求陽，陽得陰助而生化無窮。」全方達到溫腎固攝，益氣固脬縮尿的功效。

【加減】

- 若久病傷陰，虛火上炎，唇乾舌燥者，加黃柏、知母滋陰降火。
- 若固澀止遺之力不足，可酌加鹿角霜，海螵蛸、煅牡蠣等固腎斂澀之品。
- 若尿道或泌尿系統感染者，加金銀花、蒲公英，或原方合豬苓湯。

3 腎陰虧虛型

本病多因傷精耗液，性慾亂思，相火妄動，而使膀胱開闔失司，發生遺尿。此為腎陰不足者，治以滋陰降火，選用知柏地黃丸加減治之。

【主證】 晚上遺尿，平素尿頻而少，色深而熱，顴紅唇赤，甚或潮熱盜汗，腰酸腿軟，手足心熱，舌質紅，苔少，脈沉細數。

【治則】 滋陰降火，益氣固脬。

【選方】 知柏地黃丸（《筆花醫鏡》）加減

【處方】 本方為六味地黃丸加知母、黃柏而成，方中六味地黃丸的熟地黃、山茱萸、山藥三補，與澤瀉、牡丹皮、茯苓三瀉，全方以補為主，肝脾腎並補，以腎陰為主，補中寓瀉，可長期服用。

藥材及份量	方解
熟地黃 30g	滋補腎陰，壯水制火。
山茱萸 12g	養肝補腎，固澀精氣。
山藥 15g	健脾益腎，養陰固澀。
澤瀉 12g	瀉腎火，引火下行。
牡丹皮 12g	清肝瀉火，涼血，除骨蒸。
茯苓 15g	健脾滲濕，清利濕熱。
知母 10g，黃柏 10g	滋腎水，降虛火。
黃芪 30g	益氣固脬。
芡實 30g，金櫻子 10g	固濕止遺尿。
甘草 6g	益氣調和諸藥。

* 此為 14 歲以上青少年藥量，兒童按年齡酌減。

全方達到補腎陰之不足，且能降上炎之虛火，又能益氣固脬，從而有止遺尿症的功效。

【加減】
- 若口乾咽痛者，加玄參、桔梗。
- 若腰酸背痛者，加牛膝、杜仲、延胡索。
- 若盜汗者，加浮小麥、當歸、生地黃。
- 若失眠、驚悸者，合天王補心丹。

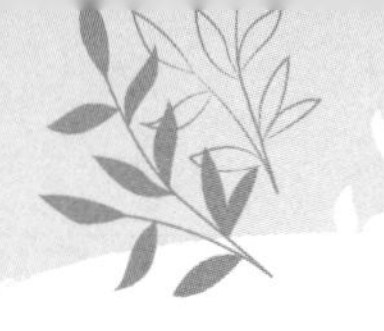

4 脾虛氣陷型

本型多因脾虛濕濁內蘊，升降失司所致。

【主證】 體虛或過勞則夜遺尿，平素嗜臥，乏力，食少，食入即脹，或兼有脫肛，舌質淡，苔少，脈象緩弱。

【治則】 益氣健脾，固脬止遺。

【選方】 固脬方（《千家妙方》引王立泉方）加減

【處方】

藥材及份量	方解
黃芪 30g	益氣健脾，祛濕固脬。
升麻 10g，葛根 20g	助黃芪升提脾胃之氣，使濕濁得以運化。
桑螵蛸 20g，煅牡蠣 30g，五味子 10g	固澀膀胱之氣，使尿液得以止住。
甘草 6g	益氣調和諸藥。

* 此為 14 歲以上青少年藥量，兒童按年齡酌減。

【加減】

- 因氣虛下陷，或胃腸濕熱下注所致的脫肛，治宜補氣升提，用補中益氣湯，重用人參、黃芪、升麻。
- 若脫肛，虛中挾火而痛者，加黃芩、黃連、槐花。
- 若虛寒者，用理中湯。

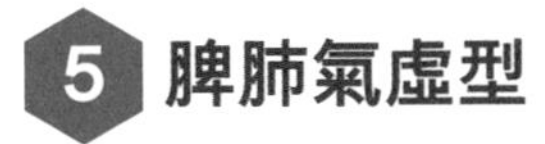

5 脾肺氣虛型

脾肺氣虛，三焦氣化不利，膀胱失約，故睡中遺尿，治以補中益氣湯合縮泉丸加減。

【主證】 睡中遺尿，少氣懶言，神倦乏力，面色少華，常自汗出，食慾不振，大便溏薄，舌質淡，苔薄，脈細。

【治則】 益氣健脾，培元固澀。

【選方】 補中益氣湯（《內外傷辨惑論》）合縮泉丸（《婦人大全良方》）加減

【處方】

藥材及份量	方解
黃芪 30g，黨參 15g，白朮 12g，炙甘草 6g	益氣健脾，培土生金。
升麻 10g，柴胡 6g	升舉清陽之氣。
當歸 10g	配黃芪調補氣血。
陳皮 6g	理氣調中。
益智 10g，山藥 15g，烏藥 10g	溫腎健脾固脬。

【加減】
- 若常自汗出，加煅牡蠣、五味子，以潛陽斂陰止汗。
- 食慾不振、便溏，加砂仁、焦神曲，以運脾開胃，消食止瀉。
- 痰盛身胖，加蒼朮、山楂、法半夏，以燥濕化痰。
- 困寐不醒，加石菖蒲、麻黃，以醒神開竅。

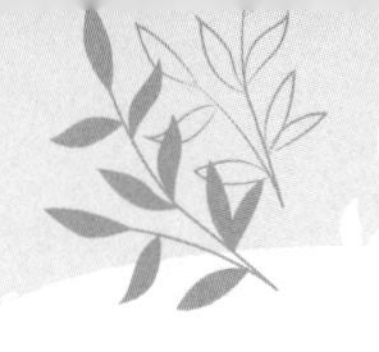

6 肝經濕熱型

肝經濕熱，蘊伏下焦，耗灼津液，迫注膀胱，故睡中遺尿，尿黃量少，尿味臊臭，以龍膽瀉肝湯加減治之。

【主證】 睡中遺尿，尿黃量少，尿味臊臭，急躁易怒，或夜間夢語磨牙，舌質紅，苔黃或黃膩，脈弦數。

【治則】 清瀉肝火，清熱利濕，益氣固脬。

【選方】 龍膽瀉肝湯（《醫方集解》）加減

【處方】

藥材及份量	方解
龍膽草 10g，黃芩 10g，梔子 10g	清瀉肝火。
澤瀉 12g，木通 10g，車前子 10g	清利膀胱濕熱。
當歸 10g，生地黃 10g	養血滋陰。
柴胡 6g	疏調肝氣以柔肝。
黃芪 30g	益氣固脬。
甘草 6g	益氣調和諸藥。

濕熱下注的遺尿，應以清利濕熱治則，祛除濕熱之邪，而達到治遺尿之效。處方中切忌應用益智、桑螵蛸、金櫻子、覆盆子等助陽固澀縮尿之中藥，否則影響清熱利濕的療效。

【加減】
- 若夜寢不寧，加黃連、竹葉、連翹，以清心除煩。
- 尿味臊臭重，舌苔黃膩，加黃柏、滑石，以清利濕熱。

二．臨床經驗心得

1 因主水在腎，制水在脾，重視「脾腎同治」，可獲佳效

小兒遺尿正是腎氣未充之症，故以腎氣不足為多見。若濫用固澀之劑，只固其門戶，治其標之意，非塞源之道。因主水在腎，制水在脾，我們常從脾腎同治，習慣應用真武湯加味，往往應手而癒。

處方：製附子 6g（先煎，久煎），白朮 5g，茯苓 10g，生薑 2 片，白芍 10g，黃芪 30g，白果 7 枚。

本方為治腎陽衰微，脾失健運之常用方。方中製附子溫腎助陽，化氣利水；白朮燥濕行水；茯苓淡滲利水，朮、苓同用又有健脾之功；生薑溫散水氣，白芍養血和陰，以防水氣消而生燥熱；黃芪益氣斂脬，再加白果 7 枚以斂尿。根據北京名醫祝諶予的經驗，白果形似膀胱，有斂尿佳效。全方應用，一般 7 劑見效，多至 21 劑亦效。

2 對腎氣不足者，必須重視溫補腎陽或滋陰扶元

偏於陽虛者，加用製附子、黃芪、黨參、黃精、太子參等，補氣助陽，使「下元固，尿遺癒」；偏於陰虛者，方用生地黃、山藥、山茱萸、菟絲子等滋腎填精之藥，使腎氣充復，遺尿自止矣。

3 製附子是治療「腎陽虛遺尿」的主藥

腎陽虛遺尿，製附子用量必須在 6g 以上（先煎，久煎），才有顯效。根據上海中醫藥大學龍華醫院治療小兒遺尿經驗，有一患童，應用 9g 不效，改用 15g 也未見效，後加用至 24g，果然獲效。應用製附子，只要審證明確，並無副作用；或配熟地黃、白芍，兼顧陰分，其效滿意。

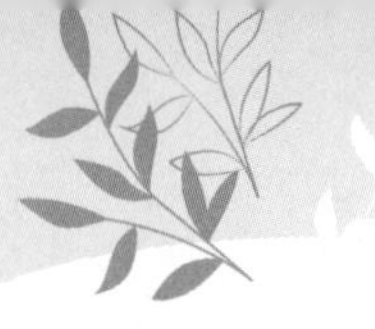

4 民間驗效單方

❶ 蛤蚧一條，去腦，與瘦肉切成肉餅，調味蒸食。每天一次，連服 18 天，多能見效。

❷ 桑螵蛸炒焦研末，每次 3g，加白糖或蜜糖適量，開水調服，連服 10 天。

❸ 益智用醋炒研末，每次 10g，加白糖或蜜糖水調服。若再加石菖蒲 10g 研末沖服，療效更佳。

❹ 烏梅 6g、蠶繭 20g、白果 7 枚，酌加白糖或紅糖，水煎服，連服 10 天。

患童服上述各民間藥方後，夜間若有尿意即不能安睡，輾轉反側，此時大人需要按時喚起，可自行小便，養成習慣，不再遺尿。若熟睡不易叫醒，此為心腎不交，下虛上亦不足，加石菖蒲、遠志，以交通心腎，有助醒之效。

第六章
生動案例

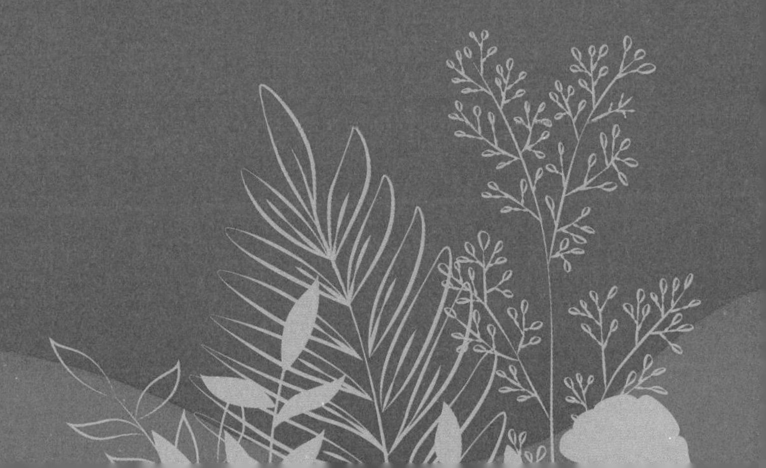

前列腺炎與前列腺肥大

前列腺炎（Prostatitis）指發生於前列腺組織的炎症，屬於男性常見疾病。本病相當於中醫學的「淋濁」範疇，有急、慢性之分。在解剖學位置上，前列腺是位於後尿道的男性內分泌腺體。本腺體若出現炎症，最常見的致病原因是細菌感染，感染途徑，包括經尿道感染、經血液感染、經淋巴系統感染。雖然前列腺炎多數是由細菌感染引致，但在一部分病人中查不到致病菌。某些前列腺炎可能與免疫功能或前列腺周圍的神經和肌肉出現異常變化有關。急性前列腺炎往往繼發於體內的感染病灶，如尿路感染、精囊炎、附睾炎、直腸附近的炎症等。由於病因與途徑不同，臨床表現也隨之而異。慢性前列腺炎症狀繁多，纏綿難治，有些患者可無明顯症狀，易於誤診。

主要臨床表現：

❶ 急性期可有發熱寒戰，前列腺充血水腫；慢性期前列腺的硬度增加，或有結節、纖維化、縮小。

❷ 尿道口有灼熱感，可見乳白色黏稠分泌液，並有不同程度的炎症刺激症狀（尿頻、尿急、尿痛）和直腸刺激症狀，甚則有尿潴留。

❸ 疼痛：主要在會陰、腰骶部、睪丸、精索呈不適、鈍痛或酸脹。

❹ 性功能障礙：部分病例可有性功能減退、陽痿、遺精、早洩等。

前列腺肥大（Benign Prostatic Hyperplasia）為老年人多見病證，本病屬「癃閉」範疇，因年老虧虛，腎虧精少，命門火衰；脾陽虧虛，中氣下陷；肺氣虛衰，宣佈無力，產生上竅閉鬱而下竅不利，難以維持正常水液運化，膀胱氣化失司導致癃閉。本病以腎氣虧虛為本，就臟器而言，與腎、脾、肺有關，其發病之「本」在腎，其「制」在脾，其「標」在肺，以虛為多見。因腎主水，前列腺腫根在腎虛，治當峻補腎虛，參合消瘀通關；脾居中焦，為水液運輸的樞紐，治當益氣健脾，以助生化之源；肺為水之上源，治當宣發肺氣，提壺揭蓋，開上通下；膀胱為藏溺之

處，州都之官，津液藏焉，前列腺屬後尿道，位於膀胱之下，故「膀胱氣化」不可忽略。所以，總治則應以補腎為主，兼顧肺脾，通利水道，兼夾活血祛瘀。

一．辨證分型

前列腺炎

1 急性前列腺炎——膀胱濕熱下注型

【主證】 因濕熱下注，毒熱壅滯，膀胱氣化失司所致。證見尿頻、尿急、尿痛，尿道流膿液，會陰部疼痛及下垂感，舌紅苔黃膩，脈滑數。

【治則】 清熱瀉火，利水通淋。

【選方】 八正散（《太平惠民和劑局方》）合五味消毒飲（《醫宗金鑒》）加減

【處方】 本方適用於濕熱蘊結膀胱、水道不利，引起少腹急痛，小便短赤，尿道澀痛，淋瀝不暢，甚或癃閉不通等證。

藥材與份量	方解
瞿麥 12g，萹蓄 12g	專入膀胱，善於清利濕熱，為主藥。
木通 10g，車前子 10g，滑石 15g	清熱利水，加強利水通淋作用。
大黃 10g，梔子 10g	清熱瀉火，增通淋止痛之效，為治濕熱淋證的重要方藥。
益母草 10g，澤蘭 10g，琥珀 1.5~3g（研末沖服）	活血化瘀，利水消腫，助消癃閉。
金銀花 20g，野菊花 15g，蒲公英 15g	清熱解毒，消腫散膿毒。
甘草 6g	調和諸藥。

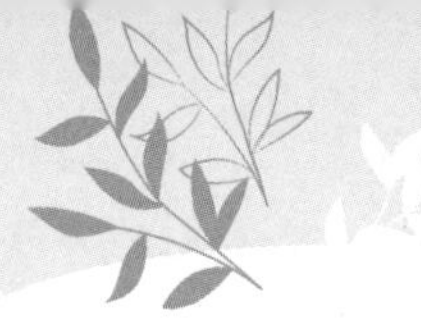

【加減】
- 血尿者，加小薊、生地黃、旱蓮草、白茅根。
- 淋痛者，加延胡索、枳殼。
- 小便熱痛者，加黃連、生地黃。
- 感染重者，加蒲公英，或合豬苓湯。

2 急性前列腺炎——肝經濕熱下注型

【主證】尿頻、尿急、尿痛、尿熱，目赤口苦，陰部腫癢、潮濕有汗，小便淋濁，舌質紅，苔黃膩，脈弦滑數。

【治則】瀉肝膽實火，清下焦濕熱。

【選方】龍膽瀉肝湯（《醫方集解》）加減

【處方】本方清肝利濕之力甚強，適用於肝膽實火上炎或濕熱下注所致之證。

藥材與份量	方解
龍膽草 12g	大苦大寒，上瀉肝膽實火，下清下焦濕熱，除濕瀉火兩擅其長。
黃芩 10g，梔子 10g	苦寒瀉火，助龍膽草瀉肝膽經濕熱。
木通 10g，車前子 10g	清利濕熱，使肝膽濕熱從小便出。
生地黃 15g	滋養肝血，並防苦寒藥耗傷陰血。
柴胡 6g	疏暢肝膽之氣，並作引經藥。
牛膝 12g，王不留行 12g	活血祛瘀，通絡消腫。
生大黃 10g	清熱瀉火，導熱下行。
甘草 3g	調和諸藥。

諸藥合用，使瀉中有補，疏中有養、使邪去而不傷正。

【加減】
- 尿血者，加大薊、小薊、白茅根、生側柏葉，以清熱涼血止血尿。
- 尿閉者，加桔梗、浙貝母、瞿麥、萹蓄、木通、桃仁，以達到「啟上通關，化瘀利水」之功效。

3 慢性前列腺炎——濕熱瘀滯型

【主證】 尿路刺激症狀（尿頻、尿急、尿痛），尿混濁且尿末滴白液，陰囊潮濕，舌質紅，苔薄黃而膩，脈弦數。

【治則】 清熱利濕，分清化濁，活血化瘀。

【選方】 萆薢飲（《醫學心悟》卷三）加減

【處方】 本方適用於濕熱濁下注所致的小便白濁如米泔。

藥材與份量	方解
粉萆薢 15g	清熱利濕化濁，為治白濁之要藥。
萹蓄 12g，澤瀉 12g，車前子 10g	清利濕熱。
茯苓 15g	健脾化濕。
石菖蒲 12g	化濕通竅，分利小便。
當歸 10g，赤芍 15g，丹參 12g	疏暢肝膽之氣，並作引經藥。
蒲公英 10g，金銀花 10g	清熱解毒。
黃芪 30g	益氣通絡祛瘀，利水退腫。
甘草 6g	用梢，清熱解毒，通淋止痛，調和諸藥。

【加減】
- 睪丸、腹股溝脹痛不舒者，加青皮、川楝子、香附、延胡索，以疏肝經氣滯而行瘀。
- 排尿點滴不暢，陰莖刺痛者，加琥珀，以化瘀通絡，利水通淋。

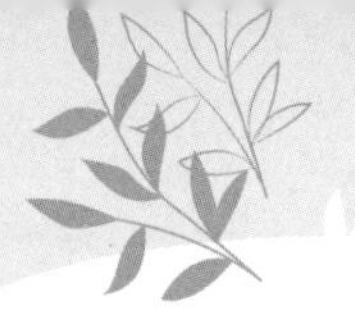

4 慢性前列腺炎——下焦虛寒型

【主證】 素體虛寒，小便頻數，渾濁不清，白如米泔，凝如膏糊，舌淡苔白，脈沉細。

【治則】 溫腎利濕，分清化濁。

【選方】 萆薢分清飲（《丹溪心法》）加味

【處方】 本方適用於小便白濁如米泔，因腎陽不足，濕濁下注所致。

藥材與份量	方解
粉萆薢 15g	利濕化濁，為治白濁之要藥，為君藥。
石菖蒲 10g	辛香苦溫，化濁祛濕，化濕通竅，分利小便，以助萆薢之力，為臣藥。
茯苓 15g	健脾化濕。
烏藥 10g	溫腎散寒，除下元冷氣，善止尿頻。
益智 10g	補腎助陽，縮泉止遺，善止腎虛尿頻。
黃芪 30g	益氣扶陽，祛瘀利濕。
甘草 6g	清熱解毒，通淋止痛，調和諸藥。

【加減】

- 若虛寒腹痛者，加肉桂、製附子，以溫陽祛寒。
- 若年老或久病氣虛者，加黃芪、白朮，以益氣健脾。
- 若陰囊瘙癢者，加萹蓄、蛇床子。
- 若腎氣不固，尿頻嚴重者，加桑螵蛸，以固腎縮尿。

5 慢性前列腺炎——腎虛濕熱型

【主證】 素有手淫、遺精病史，尿道症狀一般較輕，尿道有灼熱感，或有少許白黏液流出，腰部酸痛，可伴早洩、陽痿、性慾低，舌質淡紅，脈細數。

【治則】 滋陰補腎，清化濕熱。

【選方】 知柏地黃丸(《醫方考》)合通關滋腎丸(《蘭室秘藏》)加減

【處方】

藥材與份量	方解
熟地黃 15g，山茱萸 12g，山藥 15g，澤瀉 10g，茯苓 15g，牡丹皮 12g	滋陰補腎。
菟絲子 12g，韭菜子 10g	溫腎壯陽，固精。
牛膝 12g，鹿角粉 1.5~3g（沖服）	補肝腎，化瘀通絡。
知母 10g，黃柏 10g，萆薢 12g，澤瀉 10g，車前子 10g，茯苓 15g	清利濕熱。

【加減】
- 病情緩解，症狀消失，可繼續服六味地黃丸或五子衍宗丸，以善其後。
- 若腎虛導致精液的封藏固攝與疏泄調節失常，致使患者早洩者，方用秘精丸（菟絲子、韭菜子、煅牡蠣、煅龍骨、五味子、桑螵蛸、白石脂、茯苓），以寧心固攝。
- 若腎陰虛遺精者，以六味地黃湯加知母、黃柏，清陰虛所生的內熱。
- 若腎氣虛精關不固而遺精者，多兼有滑精現象，宜補腎溫陽，固精止遺，方以秘精丸為主，酌加巴戟天、淫羊藿、補骨脂等補腎益精之品。

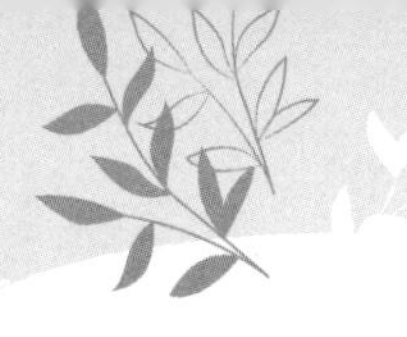

6 老年慢性前列腺炎

本病因年邁下元早衰，瘀熱凝阻，腺腫癃閉，根在腎虛。

【主證】 年老體虛，腰骶部隱痛或脹痛，排尿不暢，尿線變細或尿線中斷，舌質淡紅，脈沉細或弦細。

【治則】 益氣補腎，散瘀通關。

【選方】 補腎散結湯（上海顧丕榮教授驗方）

【處方】

藥材與份量	方解
肉蓯蓉 30g	溫腎助陽。
熟地黃 15g，山茱萸 12g	滋腎益陰。
黃芪 30g	益氣扶正，袪瘀利水。
丹參 12g，紅花 10g，桃仁 10g，赤芍 15g，牛膝 15g	散瘀通絡。
莪朮 15g，鱉甲 30g	軟堅散結，消散前列腺硬腫。
白花蛇舌草 15g	清熱消癰腫。

全方合用，有益氣補腎，散瘀通關，利水消腫，治癃閉的功效。

【加減】
- 若前列腺液含有大量紅血球者，加知母、生地黃、茜草、白茅根，以清熱涼血止血。
- 若排尿陰莖刺痛，小便點滴不暢者，加琥珀、王不留行，以活絡通淋。
- 若尿液混濁者，加萆薢、土茯苓，以利濕化濁。

前列腺肥大

1 老年前列腺肥大

【主證】 尿頻，尿急，尿線細小、滴瀝不盡，甚則尿閉。舌質淡紅，脈沉細或弦細。

【治則】 以補腎為主，兼顧肺脾，通利水道。

【選方】 補腎通關利水湯（《中醫內科治療學》）

【處方】

藥材與份量	方解
黃芪 30g，黨參 15g，白朮 12g	益氣健脾，以助生化之源。
桔梗 10g	宣發肺氣，提壺揭蓋，開上通下。
桑寄生 10g，續斷 15g，覆盆子 12g，烏藥 10g，山藥 15g	溫振脾腎氣化，仿縮泉丸意反其意而用之。
茯苓 15g，澤瀉 15g，牡丹皮 12g	為六味地黃丸之三瀉，以清利下焦濕熱。
車前子 10g	以助利尿。

【加減】

- 若癃閉尿瀦留者，加萆薢 15g，瞿麥 12g，萹蓄 12g，琥珀 1.5~3g（研末沖服），以清熱利濕，祛瘀消癃。
- 若會陰及少陰脹痛者，加川楝子 10g，青皮 6g。
- 若睪丸及精索痛者，加荔枝核 15g，橘核 10g，川楝子 10g，延胡索 10g。

2 老年前列腺硬腫

本證因年邁下元虛衰，瘀熱凝阻州都之隘，癃閉由乎腺體腫大、硬結；又因腺腫根在腎虛，治法當峻補腎虛，參合益氣消瘀通關；亦補亦消，半補半消，可收佳效。

【主證】 年老腰骶及會陰部脹痛，前列腺腫大呈硬結，排尿不暢，尿線變細，舌質紅，脈弦細或沉細。

【治則】 益氣補腎，利濕化瘀，散結通癃開閉。

【選方】 補腎散結湯（上海顧丕榮教授驗方）加減

【處方】

藥材與份量	方解
黃芪 30g	益氣祛瘀，利水消腫。
熟地黃 15g，山茱萸 12g，山藥 15g，肉蓯蓉 15g	補腎填精。
茯苓 15g，白花蛇舌草 30g，赤芍 15g，桃仁 10g，海藻 10g，生牡蠣 30g	利濕化瘀，散結通癃開閉。
莪朮 15g，鱉甲 30g	軟堅散結。
川楝子 10g，青皮 6g	行氣止會陰及少陰脹痛。

【加減】
- 若結節較硬難消者，可加三棱、昆布、皂角刺。
- 若濕熱重者，加蒼朮、黃柏、萆薢、冬葵子。
- 若尿液混濁者，加萆薢、土茯苓。
- 若血尿者，加生側柏葉、益母草、白茅根。

二. 臨床經驗心得

1 在補腎虛中，勿忘實邪致病，犯「實實」之戒

慢性前列腺炎纏綿難癒，因病久多具虛象，最易被泛泛作腎虛而誤治，忘記實邪致病真情，一味蠻補，故臨證中應注意清熱利濕、活血化瘀、扶正補腎三大治則不可缺。

❶ **清熱利濕**——半枝蓮（清熱解毒，活血消腫，利尿），加茯苓、澤瀉、牡丹皮（此為六味地黃丸之三瀉，以清利下焦濕熱）。

❷ **活血化瘀**——琥珀（活血化瘀，利尿通淋，鎮驚安神，緩解括約肌痙攣），皂角刺（本品性極銳利，攻散力強，助消腫散瘀消炎排毒力強）。

❸ **扶正補腎**——偏陰虛者，喜用知柏地黃湯加人參、黃芪；偏陽（氣）虛者，用參芪地黃湯（六味地黃丸加人參、黃芪）。

2「宣發肺氣，提壺揭蓋，開上通下」可提高療效

癃閉一證，就臟器而言，與肺、脾、腎、膀胱有關。因肺為水之上源，應用桔梗宣發肺氣，提壺揭蓋；再加浙貝母清熱化痰，開鬱散結；大黃瀉下攻積，活血祛瘀，使之達到「開上通下」的功效。

3 慢性前列炎與前列腺肥大的證治注意要點

❶ 因腎氣不足，腺體萎縮者，可重用黃芪 30g，肉蓯蓉 30g，淫羊藿 15g。

❷ 前列腺硬腫者，加莪朮、鱉甲、琥珀、皂角刺。

❸ 慢性前列腺炎每因受涼、受濕、過勞、飲酒、過食辛辣、房勞過度而誘發，故應避免這些因素。

❹ 慢性前列腺炎之濕熱症狀消失，但化驗前列腺液尚有較多白細胞者，應在益氣補腎的治則基礎上，加入萆薢、萹蓄等清利濕熱之品。

男性不育症

男性不育症（Male Infertility），也稱為男性不孕症，凡育齡夫婦同居 3 年以上，女方確診生育能力正常，男方確診不正常者，即屬本病。常見男性不育的病因除了先天性睪丸畸形和發育不良外，常由於精子數量少，精子畸形，無精液，死精，精子活動力減弱與活動率降低，精液不液化，射精時輸精管受阻或射精異常，即性交不射精，或逆行性射精（即射精不從陰莖尿道外口射出，而是精液逆行排入膀胱）等。

中醫學認為，腎為先天之本，主生殖之精。因腎精由睪丸產生，故睪丸又稱「外腎」。由於先天稟賦不足、七情內傷、長期暴飲酒與煙，可引起命門火衰，腎精虧虛，精關不固，導致陽痿、性功能減退、精子畸形、死精、絕精、滑精等病徵，從而患上男性不育症；又因脾為後天之本，脾虛不攝或脾虛血弱，引至先天無後天滋養，精關不固，均可導致陽痿、滑精、射精無力，從而患上男性不育症。

正常精液特點：

- 精液量：2~6ml（灰白色，久未射精可呈淡黃色）
- 精子數：6 千萬 ~1.5 億個 /1ml（$60 \times 10^6 \sim 150 \times 10^6$ / 1ml）
- 酸鹼度（pH 值）：7.2~8.5（弱鹼性）
- 黏稠度：稠性，半小時內應完全液化。
- 精子形態：畸形精子不超過 20%；白細胞在高倍鏡下不超過 5 個。
- 精子活動率：射精後 2 小時內，60% 以上有活動力。

男性不育症特點：

❶ 無精症：無存活精子。

❷ 少精症：精子數少於 2 千萬 /ml（20×10^6/ ml）。

❸ 死精症：精力活動力弱，活動率低於 60%。

❹ 畸精症：畸形精子多於 40%。

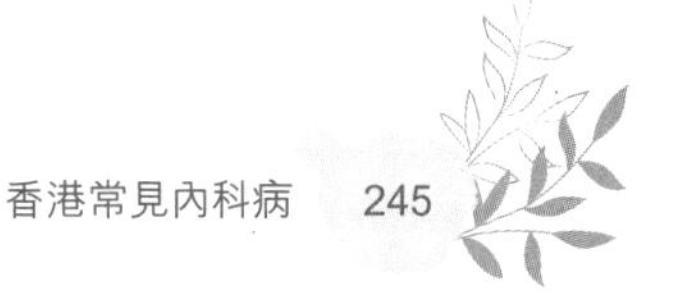

❺ 精液不液化症：射精後 60 分鐘，精液不能液化。

❻ 在 4~5 日以上未排精，精液量少於 1.5ml。

❼ 由於患前列腺炎、精囊炎、睾丸附睾炎可導致精液量大於 8ml，使精子密度下降而影響生育；精液 pH 值異常，精子生存環境受到破壞，也可影響生育。

一. 辨證分型

1 腎陽不足型

【主證】 畏寒肢冷，面色蒼白無華，性慾下降，精液清稀，陰莖冷且疼痛，遺精早洩，舌質淡，苔薄白，脈沉細。

【治則】 補腎益精，扶陽助火，活絡通精。

【選方】 補腎扶陽湯（《中醫內科治療學》）加減

【處方】

藥材與份量	方解
黃芪 30g	益氣助陽。
製附子 10g（先煎），肉桂 1~5g，鹿茸 1~5g	補腎助火祛寒。
仙茅 10g，淫羊藿 10g，肉蓯蓉 15~30g，巴戟天 12g，菟絲子 10g，補骨脂 10g	益腎助陽，益精助育。
枸杞子 15g，熟地黃 15g	滋腎陰，助腎陽，養腎精。
丹參 12g，益母草 10g	活血養血，活絡通精。

【加減】
- 若陽虛精關不固而遺精、滑精者，加韭菜子、煅牡蠣、煅龍骨、五味子、桑螵蛸，以固精止遺。
- 若久病陽衰腰酸神疲，畏寒肢冷，陽痿滑精或帶濁便溏者，改用右歸丸，使之溫補腎陽，填精固攝，溫補命門火衰。

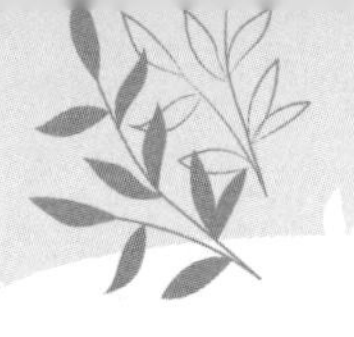

2 腎精不足型

【主證】 腰背酸軟，目眩耳鳴，健忘精弱，精液稀少，精子數量少或有死精、畸形精子等，舌質淡，苔薄白，脈沉細。

【治則】 滋陰補腎，益氣填精。

【選方】 五子衍宗丸（《證治準繩》）加味

【處方】

<table>
<tr><th>藥材與份量</th><th colspan="2">方解</th></tr>
<tr><td>菟絲子 12g，枸杞子 15g</td><td>補腎陽，益精血。</td><td rowspan="3">五子衍宗丸，古籍記載本方有添精、補髓、益腎的作用，稱之為「種子方」。取「以子補子」之義，有生精補腎，助於繁衍宗嗣的作用。</td></tr>
<tr><td>五味子 10g，覆盆子 10g</td><td>補腎固澀。</td></tr>
<tr><td>車前子 10g</td><td>補益肝腎。</td></tr>
<tr><td>熟地黃 15g，天冬 10g，
龜甲 30g，鱉甲 30g，
黃精 15g</td><td colspan="2">滋補腎陰，生精贊育。</td></tr>
<tr><td>黃芪 30g，人參 10g，
甘草 6g</td><td colspan="2">益氣養陰，調中。</td></tr>
</table>

全方合用，有滋陰補腎，益氣扶陽，生精贊育的功效。

【加減】
- 若滑精量較多，精液黏稠、不液化者，加訶子、烏梅，既可收斂滑精，又可苦泄降火潤燥。
- 若精液畸形異常，不能生育者，重加枸杞子 15~30g，以滋陰養精，促進生育。
- 若陰精不足，加製何首烏、熟地黃、女貞子。
- 若精室濕熱，加知母、黃柏、金銀花。

3 腎陰不足型

【主證】 腰背酸軟，低熱顴紅，手足心發熱，虛煩失眠，精液不液化，精量少，或射精後陰莖疼痛，舌紅苔少，脈細數。

【治則】 滋陰清熱，益氣養陰。

【選方】 左歸丸（《景岳全書》）加減

【處方】

藥材與份量	方解
熟地黃 15g	滋陰填精。
山茱萸 15g	補腎養陰與益精，又能溫腎助陽，是補益肝腎之要藥。
山藥 10g	補脾益陰，滋腎固精。
枸杞子 10g	補益肝腎而明目。
生地黃 15g，麥冬 12g，玄參 10g，龜甲 30g	清熱，滋腎養陰。
黃芩 10g，黃柏 10g，知母 10g	苦寒堅陰。
黨參 15g，西洋參 10g	益氣養陰。

【加減】
- 若脾胃運化乏力者，加陳皮、砂仁。
- 氣虛者，加黃芪、茯苓、白朮。
- 虛熱者，加牡丹皮。
- 汗多者，加黃芪、浮小麥。
- 不眠者，合天王補心丹。

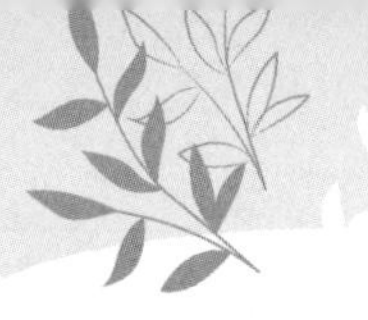

4 脾腎兩虛型

【主證】 精神困倦，氣衰神疲，腰膝酸軟，畏寒肢冷，喜臥懶動，食慾欠佳，射精無力或遺精、早洩，舌質淡紅，脈細滑。

【治則】 益腎健脾，助陽填精。

【選方】 右歸丸（《景岳全書》）加味

【處方】

藥材與份量	方解
熟地黃 15g，山茱萸 12g，山藥 15g	陰中求陽，填補腎陰以養精。
製附子 10g（先煎），肉桂 2~5g，鹿角膠 10g，巴戟天 12g	溫補腎中之元陽，以固精。
菟絲子 10g，杜仲 15g	強腰益精。
當歸 10g	養血補虛以養精。
枸杞子 15g	補益肝腎，養精贊育。
黃芪 30g，黨參 15g，白朮 12g	益氣健脾。

諸藥合用，益腎健脾，溫陽益腎，填精補血，助陽填精，共獲贊育之效。

【加減】
- 若腎陽虛導致陽痿、不孕及尿頻等證，加淫羊藿、肉蓯蓉、仙茅，有溫腎壯陽，益精起痿之效。
- 若陽虛滑精或帶濁便溏者，加補骨脂、韭菜子，以益腎固精。
- 若脾胃虛寒者，加乾薑、吳茱萸，以溫中散寒，溫脾暖胃。
- 若脾腎兩虛致五更泄瀉者，加五味子、肉豆蔻，暖脾腎，固大腸，澀腸止瀉。

5 肝鬱氣滯血瘀型

【主證】 精神抑鬱，性功能隨精神、情緒因素影響而減退，由於不育而思想負擔沉重，少腹脹滿時輕時重，舌質淡紅，脈弦細。

【治則】 益氣補腎，疏肝解鬱，通絡祛瘀。

【選方】 柴胡疏肝散（《景岳全書》）加減

【處方】

藥材與份量	方解
柴胡 6g	疏肝解鬱。
枳殼 12g，香附 12g	行氣散結。
郁金 12g，川芎 10g	活血行氣。
桃仁 10g，僵蠶 10g，地龍 12g	化瘀血，通脈絡。
黃芪 30g，肉蓯蓉 30g，續斷 15g	益氣通絡，補腎養血益精。
甘草 6g	益氣，調和諸藥。

【加減】
- 若精神緊張，心煩難以入睡，畏寒，腰酸發涼，精神萎靡者，加柏子仁、炒酸棗仁、法半夏、夏枯草，以養心安神，協調陰陽，交通心腎。
- 若煩熱不眠者，加黃柏、知母。
- 若健忘驚悸者，加石菖蒲、白芍。

6 腎虛寒濕型

【主證】 小腹冷痛，會陰部與腰部酸痛，精冷、精稀，睾丸收縮，下陰部濕冷感，性慾低，冬天明顯，舌苔白膩，脈沉細。

【治則】 益氣補腎，溫化寒濕。

【選方】 溫化寒濕方（《實用中醫內科學》）加減

【處方】

藥材與份量	方解
黃芪 30g，人參 10g	益氣溫陽，扶助正氣。
肉蓯蓉 30g，核桃仁 10g，巴戟天 12g，蛇床子 10g	溫腎助陽，益精固精。
蒼朮 10g，白朮 10g，吳茱萸 10g	溫化寒濕。
甘草 6g	益氣和中，調和諸藥。

【加減】
- 若精子畸形率高者，參考生精贊育丸組成，加淫羊藿、山藥、枸杞子，以贊育益精。
- 若陽虛，加製附子、肉桂、巴戟天。
- 若陰精不足，加製何首烏、熟地黃、女貞子。
- 若無精子症者，加雄蠶蛾、淫羊藿、鹿角膠、菟絲子，以促進睪丸生精。

二. 臨床經驗心得

1 增加精子數量和質量的中藥

❶ **人參：**使大腦皮層興奮與抑制過程得到平衡，促使下丘腦—垂體—性腺軸興奮，導致性激素增多和促進性成熟；尤以使睪丸重量增加，促使精子數目增加、活動力增強、體外生存期延長。

❷ **黃芪：**益氣增強性腺功能，延長動情期，使精子活動力顯著增強，增加受孕機會，同時亦能有助提升人工授精、體外授精的成功率。

❸ **淫羊藿：**促使腦垂體分泌雄性激素水平增高，睪丸間質細胞分泌睪丸酮增多，睪丸精曲小管產生精子形態正常和精子數目增多、精子活躍和性慾增強；又可使精液、前列腺液分泌增多，從而使精液總量增多。

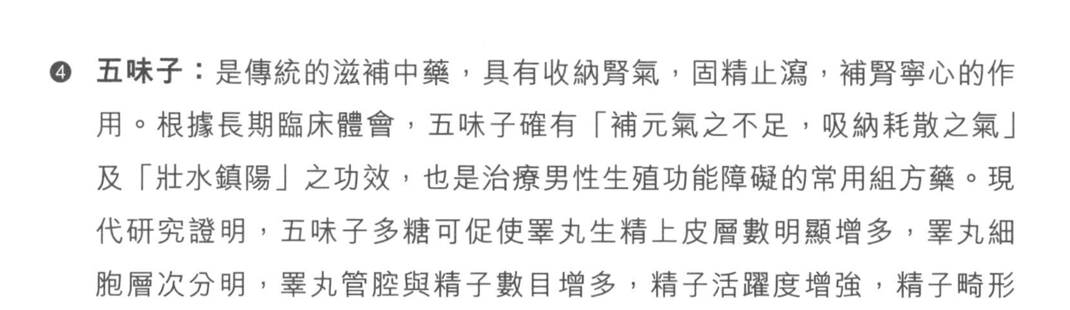

❹ **五味子：**是傳統的滋補中藥，具有收納腎氣，固精止瀉，補腎寧心的作用。根據長期臨床體會，五味子確有「補元氣之不足，吸納耗散之氣」及「壯水鎮陽」之功效，也是治療男性生殖功能障礙的常用組方藥。現代研究證明，五味子多糖可促使睪丸生精上皮層數明顯增多，睪丸細胞層次分明，睪丸管腔與精子數目增多，精子活躍度增強，精子畸形率降低。

❺ 大量研究證明仙茅、肉蓯蓉、巴戟天、蛇床子、製何首烏、熟地黃、韭菜子、女貞子可增加精子數量和質量。若精液稀薄、精子數量減少者，常吃魚鰾膠有佳效。

2 增加精子數量和質量的複方中藥——生精湯

【處方】 人參 10g，黃芪 30g，菟絲子 12g，枸杞子 12g，覆盆子 10g，五味子 10g，車前子 10g，仙茅 10g，淫羊藿 10g，巴戟天 12g，蛇床子 10g，肉蓯蓉 15g，當歸 10g，熟地黃 10g。

【方解】 人參、黃芪益氣扶陽；菟絲子、枸杞子、覆盆子、五味子、車前子贊育種子方——五子衍宗丸，來源自《證治準繩》，具有添精補腎，助於繁衍宗嗣的作用，可調節下丘腦—垂體—性腺軸，保護睪丸生精功能。仙茅、淫羊藿、巴戟天、蛇床子、肉蓯蓉、當歸、熟地黃是古方贊育丹的主要組成，摘錄於《景岳全書》卷五十一，主治男子陽痿精衰，虛寒不育。全方經現代藥理學研究證明，本方有增加精子數量與質量的作用。

3 增強精子活動率——五子補腎丸

【處方】 枸杞子 15~30g，菟絲子 12g，覆盆子 10g，五味子 10g，車前子 10g，熟地黃 15g，山藥 15g，山茱萸 12g，桂枝 10g，製附子 10g（先煎，久煎），茯苓 15g，澤瀉 15g，牡丹皮 12g。

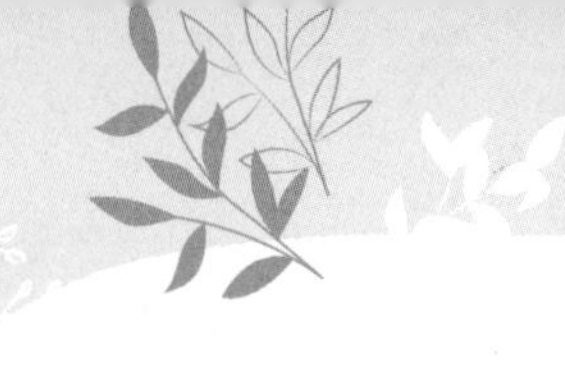

【方解】五子衍宗丸（菟絲子、枸杞子、覆盆子、五味子、車前子），有補腎固精的功效；熟地黃是腎氣丸主藥，滋補腎中陰精；山藥、山茱萸助熟地黃「養腎中之陰，以濟腎中之陽」；桂枝、製附子溫補腎陽，微火鼓腎氣，增強陽氣活力；茯苓、澤瀉滲利水濕，通調水道；牡丹皮清瀉肝火，與補腎藥並用，補中寓瀉，補而不膩。全方運用，有增強精子活動率功效。

4 滑精量較多，精液黏稠、不液化

【處方】在上方的基礎上加訶子 3~10g，烏梅 6~12g，甘草 3~6g。

【方解】在溫腎固精的基礎上，加訶子酸收苦降，既可收斂滑精，又可苦泄降火潤燥；烏梅收斂滑精，生津潤精；甘草補中益氣，瀉火緩中。

5 糾正精子畸形率高

（1）生精贊育丸

【處方】淫羊藿 12g，肉蓯蓉 15~30g，山藥 15g，枸杞子 15~30g。

【加減】
- 陽虛，加製附子、肉桂、巴戟天。
- 陰精不足，加製何首烏、熟地黃、女貞子。
- 精室濕熱，加知母、黃柏、金銀花。

（2）精液異常驗效單方

【處方】枸杞子 15g，洗淨在臨睡前嚼服，經上海中醫藥大學於 2020 年《中醫藥理學》報道，42 例精液畸形異常不能生育者，連服一月，33 例正常，隨訪 2 年，均能生育。（我們在香港有 3 個成功病例。）

6 無精子症驗方

【處方】 淫羊藿 12g，鹿角膠 12~15g，菟絲子 12g，桃仁 10g，紅花 6g，當歸 10g，路路通 10g，虎杖 10~15g，蒲公英 10g，紫花地丁 10g，柴胡 6g，郁金 12g。

【方解】 方中淫羊藿、鹿角膠、菟絲子促進睪丸生精；桃仁、紅花、當歸、路路通、虎杖、蒲公英、紫花地丁、柴胡、郁金，清熱化濕、祛瘀。全方合用，有促進睪丸生精功效。

7 射精異常辨治精萃

❶ 不射精症在上述辨證方劑上，加入通竅、通絡、活血的藥物以調節精關開闔，常能提高療效。常用中藥：路路通、莪朮、王不留行、牛膝等。

❷ 房事後陰莖脹痛，在辨證選方中，加入乳香、沒藥、桃仁、沉香、琥珀、丹參等活血祛瘀藥，常有更好療效。

❸ 不射精症是因體質、疾病、心理、精神狀態等因素綜合致病，對於無器質性疾病的患者，我們運用心理療法，常可成功促使早日康復。

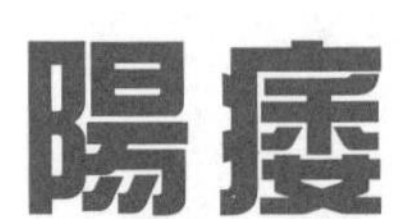

陽痿

陽痿，又稱勃起功能障礙（Erectile Dysfunction, ED）。中醫學認為，男性未過「八八」天癸未盡之年，陰莖不能勃起，或勃起不堅，或堅而不持久，導致不能進行性交者，統稱陽痿。

陽痿始載於《內經》，當時稱之「陰萎」、「陰器不用」、「不起」、「筋萎」等。《太平惠民和劑局方》稱「陽事不舉」。直至明代《景岳全書》正式定名「陽痿」，並提出病因病機、分型辨治，使古代醫家論析趨於全面。陽痿一證，是因宗筋之絡失養或阻滯，使陰莖痿軟不舉，或勃起不堅，或堅而不能持久，從而不能進行性交。我們在香港臨證中，觀察到本病的主要病變臟腑為肝腎，此乃腎陽虧虛、肝鬱氣滯、痰瘀互結、濕熱下注、驚恐傷腎、心脾兩虛等相合而病，故常見證型有腎陽虧虛型、肝氣鬱滯型、痰瘀互結型、濕熱下注型、腎陰陽兩虛型、心脾兩虛型，特分述如下。

一．辨證分型

1 腎陽虧虛型

【主證】陰莖勃起不堅，神疲乏力，畏寒肢冷，情緒低落，腰膝酸軟，舌質淡，苔薄白，脈沉細。

【治則】溫陽益腎，滋陰助陽起痿。

【選方】右歸丸（《景岳全書》）加減

【處方】 右歸丸是溫補腎陽，填精起痿，壯命門火衰之要方。

藥材與份量	方解
菟絲子 15g，仙茅 15g，淫羊藿 15g	溫補腎陽，培元固本，為主藥。
熟地黃 15g，山茱萸 12g，山藥 15g	填補三陰，以陰中求陽，助陽起痿。
製附子 10g（先煎，久煎），肉桂 10g，鹿角膠 12g	溫補腎中之元陽。
杜仲 15g	強腰益精。
黃芪 30g	重用，補氣舉痿。
酸棗仁 15g，合歡皮 30g	養血安神，舒緩精神壓力。

【加減】
- 若久病胸脅鬱悶而陽痿、早洩者，加柴胡 6g，沙苑子 12~15g，以疏肝解鬱，補腎助陽起痿。
- 若久病體虛，身寒肢冷尤甚者，加肉桂、細辛各 3~6g，以溫陽補腎填精，使能鼓舞氣化，有陽生陰長之效。

2 肝氣鬱滯型

【主證】 陰莖勃起不堅，胸脅悶痛，頭痛目眩，食慾不振，疲倦無力，口燥咽乾，舌淡紅且乾，脈弦而虛。

【治則】 疏肝理氣，補腎興陽起痿。

【選方】 逍遙散（《太平惠民和劑局方》）加減

【處方】

藥材與份量	方解
柴胡 6g，枳殼 12g	疏肝理氣解鬱。
當歸 10g，白芍 15g	與柴胡合用，疏肝理氣，養血柔肝。

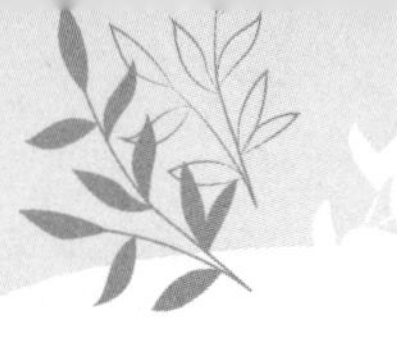

藥材與份量	方解
沙苑子 15g	疏肝解鬱，補腎助陽起痿。
杜仲 15g，續斷 15g	培補肝腎，強腰健筋，有助宗筋起痿。
菟絲子 15g，仙茅 15g，淫羊藿 15g，熟地黃 15g	補腎溫陽，並加陰中求陽，以求腎氣充達，增強補氣舉痿之功。
黃芪 30g	益氣扶陽起痿。

【加減】
- 陽痿久病入絡者，每有瘀滯精竅，使真陽之氣難達陰莖，勢遂不舉，加用赤芍、丹參、桃仁、紅花，並少佐製蜈蚣、炒水蛭等活血通絡之品，少量沖服。
- 若精神壓力大，失眠與陽痿者，加酸棗仁 15g，合歡皮 30g，地龍 12g，以養血安神，舒緩壓力。

3 痰瘀互結型

【主證】 陰莖勃起不堅，平素咳嗽痰多，胸脅鬱痛，兩目黯黑或唇黯，肢體困倦，舌質暗紅，或舌邊有瘀斑，苔滑膩，脈弦遲或滑澀。

【治則】 化痰燥濕，化瘀通絡，壯陽舉痿。

【選方】 二陳湯（《太平惠民和劑局方》）合桃紅四物湯（《醫宗金鑒》）加減

【處方】

藥材與份量	方解
法半夏 6g，橘紅 15g，茯苓 10g	溫化痰濕，理氣和中。
熟地黃 24g，菟絲子 24g，仙茅 15g，淫羊藿 15g	補腎益精，養陰助陽，促進精力，以求腎氣至，溫補命門而起痿。
桃仁 9g，紅花 6g，當歸 10g，川芎 6g	養血活血，祛除精竅瘀滯，使真陽之氣通達陰莖，達到通絡舉痿之效。
黃芪 30g	重用以益氣祛瘀，通絡精竅，增顯舉痿之功。

【加減】
- 若眼瞼黯黑，為瘀結尤甚，加赤芍 12g，牡丹皮 12g，以活血通絡，常用此對藥，有助腎絡通暢，精竅瘀滯祛散之效。
- 若有遺精者，加山茱萸 12g，補骨脂 12g，可助處方中的菟絲子加強補腎固精之效。

4 濕熱下注型

【主證】陰莖痿軟不堅，面色淡黃，肢體倦怠，小便短赤，大便秘結，舌質紅，苔黃膩，脈滑數。

【治則】清熱利濕，益氣升陽舉痿。

【選方】茵陳蒿湯（《傷寒論》）合四妙丸（《成方便讀》）加味

【處方】

藥材與份量	方解
茵陳 18g，梔子 12g，大黃 6g	清熱利濕，祛黃染。
黃柏 12g，蒼朮 12g，牛膝 15g，薏苡仁 15g	加強清熱利濕之效。
柴胡 6g，郁金 12g	疏肝理氣，助茵陳清熱利濕。
黃芪 30~120g	益氣升陽舉痿。
熟地黃 24g，菟絲子 24g，巴戟天 12g	以陰中求陽，陽得陰助，則生化無窮。

【加減】
- 若精神壓力大者，加酸棗仁 15g，合歡皮 30g，以養心安神，使心理壓力舒緩。
- 若肝鬱煩躁，脅肋脹悶者，加柴胡 12g，枳實 10g，白芍 9g，以疏肝解鬱，調理氣血，既使方藥直達宗筋，又促使助腎起痿之功效。

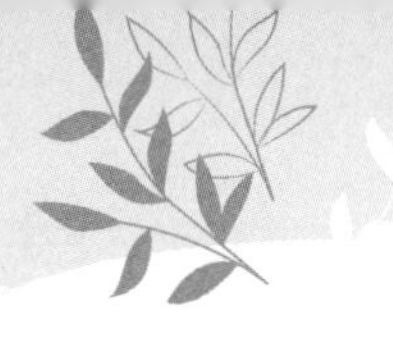

5 腎陰陽兩虛型

【主證】陰莖痿軟不堅，目眩落髮，惡寒喜暖，陰部寒冷，腰酸遺精，四肢冷凍，驚慌心悸，失眠，舌質淡紅，脈細無力。

【治則】益腎安神，調和陰陽。

【選方】桂枝加龍骨牡蠣湯（《金匱要略》）加減

【處方】

藥材與份量	方解
桂枝 12g，白芍 9g	調和陰陽氣血，陽氣溫升。
大棗 10g	益氣補中，滋脾生津，助白芍養陰血。
龍骨 30g，牡蠣 30g	溫陽散寒，重鎮安神，使陰能固澀，陽能內守。
酸棗仁 15g，合歡皮 30g，首烏藤 15g	養血安神，加強鎮心定驚之效。
熟地黃 30g，菟絲子 12g，仙茅 15g，淫羊藿 15g	補腎益精，養陰助陽，使固本培元，生化無窮。
黃芪 30g	重用，以增強益氣舉痿之功。

【加減】
- 遺精者，加山茱萸 12g，補骨脂 12g，助菟絲子加強補腎固精之效。
- 氣虛明顯者，加人參 10g，與方中黃芪為對藥，以加強益氣補虛舉痿之功。
- 血虛明顯者，加當歸 10g，與方中熟地黃合用，加強滋補陰血之效。

6 心脾兩虛型

【主證】 陰莖痿軟不堅，面色萎黃，心悸怔忡，健忘失眠，多夢易驚，體倦食少，舌淡苔薄，脈細弱。

【治則】 補養心脾，調和陰陽，益氣舉陽。

【選方】 歸脾湯（《校注婦人良方》）加減

【處方】

藥材與份量	方解
黃芪 30~120g，人參 10g，白朮 12g	補氣升陽舉痿。
當歸 10g，龍眼肉 10g，酸棗仁 30g，遠志 6g	益氣健脾，養心安神。
桂枝 12g，白芍 9g	調和陰陽氣血，使陽氣溫升助舉痿。
熟地黃 15g，菟絲子 12g，仙茅 15g，淫羊藿 15g	補腎溫陽，育陰助陽，使之固本興陽，舉痿有力。
炙甘草 6g	益氣調中。

【加減】
- 胸脅鬱悶，痿軟乏力者，加沙苑子 15~24g，疏肝解鬱，補腎興陽起痿的功效。
- 若心陽不振，心悸氣短者，宜溫補心陽，方用桂枝甘草龍骨牡蠣湯治之。
- 若心血虛，心悸怔忡，面色不華，心煩不寐而難治者，宜養心益血，安神定志，宜在歸脾湯的基礎上，合用河車大造丸加減治之。
- 若驚恐擾心，心悸善驚，惕而不安者，宜鎮驚安神，補心扶虛，方用桂枝去芍藥加蜀漆龍骨牡蠣救逆湯治之。

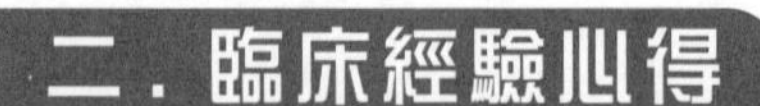

二．臨床經驗心得

1 辨治陽痿，應當先「辨虛實」

陽痿病變，證機複雜，臨證當先辨虛實。實證者，肝氣鬱滯、濕熱下注、痰瘀互結；虛證者，腎陽虛衰、腎陰陽兩虛、心脾兩虛。

2 善補陽者，必於陰中求陽；陽得陰助，生化無窮

我們在香港臨證中體會，大量溫陽藥的處方中，常佐以滋腎養陰益精之藥，既防止溫補太燥，又可達到陽從陰生，生化無窮之妙。

在處方中，重用熟地黃 24g，菟絲子 24g，以補腎益精，培元固本，佐用仙茅 15g，淫羊藿 15g，溫腎興陽，以達陰中求陽，陽得陰助，生化無窮之妙。

3 重用黃芪可促進補氣舉痿之功

根據《湯液本草》記載，黃芪「氣溫，味甘，純陽……入手少陽經、足太陰經，足少陰、命門之劑」，能補元氣而益五臟。若重用黃芪 30g 以上，與熟地黃、菟絲子配伍，以求腎氣充達，常可增顯補氣舉痿之功。黃芪初量 30g，漸加至 90~120g。若求肝氣至，配加當歸、徐長卿；若求心氣至，配加黨參、製何首烏、桂枝；若求腎氣至，配加熟地黃、巴戟天、菟絲子。

4 常用「桂枝 / 白芍」對藥，以達到調和陰陽氣血的治病大法

桂枝辛甘而性溫，可通陽化氣；白芍苦酸性寒，可和血益陰。兩藥配伍，一陰一陽，既辛甘化陽，又酸甘化陰。若本病屬陽虛者，處方中的桂枝量應重於白芍，即桂枝 12g / 白芍 9g，取其溫升陽氣之意。

5 因肝腎同源，強調「從肝論治」及「肝腎同治」

❶ **從肝論治：**主要是調理氣血，或疏肝理氣、解鬱通絡、活血通絡等，常用四逆散、逍遙散、柴胡疏肝散、丹梔逍遙散等。

❷ 我們在辨治的處方中，常用對藥：

- 柴胡 / 郁金：疏肝理氣
- 柴胡 / 白芍：疏肝解鬱
- 白芍 / 當歸：柔肝養血
- 梔子 / 黃連：清瀉濕熱
- 赤芍 / 牡丹皮：活血通絡

❸ **肝腎同治：**若在治療陽痿處方中加續斷、桑寄生，為培補肝腎，強腰健膝之品；加柴胡、枳實、白芍，為疏肝解鬱，調理氣血之藥，既使方藥直達宗筋，又能疏肝解鬱，佈運肝血，促進助腎起痿之功效。

❹ 我們在臨證中，重用沙苑子 15~24g，取其一藥多功，為常用單味有效中藥，既可疏肝解鬱，又可興陽起痿，以善全方之效。

6 陽痿久病入絡者，當活血通絡

陽痿久病入絡者，每有瘀滯精竅，真陽之氣難達陰莖，勢遂不舉。常用赤芍、牡丹皮、丹參、桃仁、紅花，並少佐製蜈蚣、炒水蛭等活血通絡之品，小量沖服，每次約 3~6g，以活血通絡；且製蜈蚣直入宗筋，辛竄走散，為引經良藥，大有裨益。

7 重視調攝心神，緩解心理壓力：

陽痿患者常有心理壓力，故應重視調攝心神，使君主安位，養心安神，心壓舒緩，對舉痿充滿信心。處方常佐以酸棗仁、首烏藤、合歡皮養血安神；重症者加生龍骨、生牡蠣安神定志之品，有助提高療效。

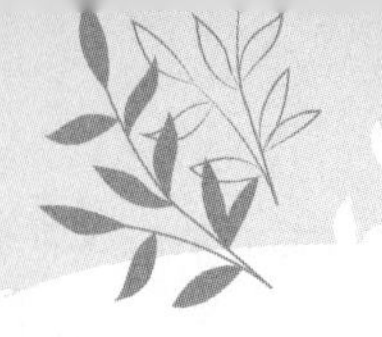

臨證體會

陽痿與早洩不同，早洩是欲同房時，陰莖能勃起，但因過早射精，致使射精之後因陰莖痿軟而不能進行正常性交；而陽痿是欲性交時陰莖不能勃起。在一切性機能減退疾病中，二者病情比較，早洩較輕，陽痿是病情較重的一種。臨床常見遺精、早洩等疾病日久不癒，也可進一步發展，導致陽痿的發生。在治療時，若處方中按照上述 7 大點嚴謹配伍，遵本用藥特色，以益腎溫陽、疏肝解鬱、活血通絡為主，後隨證加減，可獲佳效。

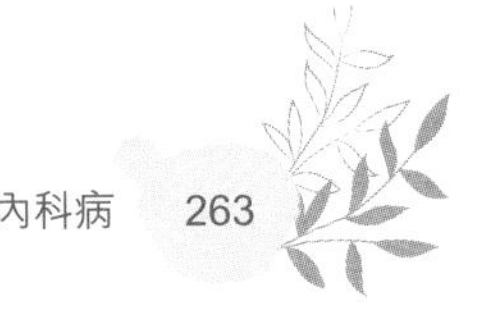

遺精

遺精（Spermatorrhoea）指不因性交而精液頻繁外泄的病症，凡於睡中有夢而遺者，稱「夢遺」；無夢而遺，甚至醒時精液流出者，稱滑精。兩者病因一致，有夢而遺者輕，無夢而滑者重，臨床統稱「遺精」，為男性生殖系統的常見病。本病多發生於青壯年，患者若頻繁遺精，每週 3 次以上，甚者一日數次，同時伴有頭暈、神疲、乏力、腰酸等症狀者則為病。若未婚成年，或婚後長期獨居者，每月遺洩 1~2 次，且無其他自覺不適症狀者，為非病理性遺精，不必治療。

《內經・上古天真論》謂，男子「二八腎氣盛，天癸至，精氣溢瀉」。歷代醫家把本病均歸屬於虛勞範圍，《內經・本神》篇稱「精自下」，《金匱要略》稱「夢失精」，《諸病源候論》稱「夢泄精」，《千金方》稱「夢泄」。根據《臨證指南醫案》論述，遺精一症，「變幻雖多，不越乎有夢、無夢、濕熱三者之範圍而已」。其治療方法，常分有火無火，虛實兩端而已。

有夢者，責之相火之強，當清心肝之火，病自可已；

無夢者，全屬腎虛不固，又當專用補澀，以固其脱；

若濕熱為病，當清利其濕熱。

我們在香港臨證中，常見精氣滿溢型、心火亢盛型、心脾兩虛型、心腎兩虛型、相火妄動型、腎氣不固型、濕熱下注型，現分述如下。

一. 辨證分型

1 心火亢盛型

【主證】 平素心悸不寧，夜則多夢遺精，易驚，健忘，或兼小便黃赤，舌尖紅，脈數。

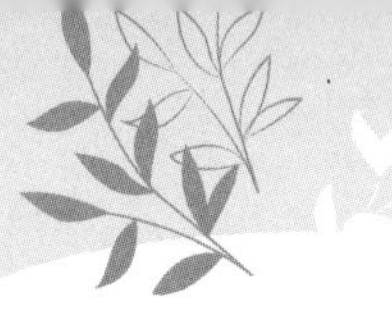

【治則】 清心瀉火，安神澀精。

【選方】 清心蓮子飲（《太平惠民和劑局方》卷五）合養心湯（《古今醫統大全》）加減

【處方】

藥材與份量	方解
蓮子 15g（去心，打碎）	清心火而交通心腎。
黃芩 10g	清心肺之熱。
地骨皮 10g	清虛熱。
麥冬 15g，生地黃 15g	清心養陰。
柏子仁 30g，茯神 12g	養心安神。
西洋參 10g，五味子 10g	益氣寧心，養陰清熱，安神定驚。
山茱萸 15g	滋腎填精，固攝精宮。
炙甘草 6g	益氣調中。

諸藥合用，使心火清寧、氣陰恢復、心腎交通，益腎斂精，諸症可癒。

【加減】

- 若遺精頻多，上方未見顯效者，在原方山茱萸固澀精宮的基礎上，加金櫻子、芡實、蓮鬚等固陰斂精藥，加強標本並治，可獲佳效。
- 若久病體虛，當配以當歸、熟地黃、白芍、製何首烏、阿膠等養陰補血之品。
- 若長期心神不安失眠者，加酸棗仁、合歡皮，以寧心神，解憂鬱，助安寢。

2 肝火亢盛型

【主證】 平素性情急躁，煩躁易怒，且有抑鬱，胸脅悶脹隱痛，面紅目赤，口苦咽乾，陰莖易舉，頻有夢遺，舌紅苔黃，脈弦數。

【治則】 清肝瀉火，固腎斂精。

【選方】 龍膽瀉肝湯（《醫方集解》）加減

【處方】 本方清肝降火之力甚強，凡屬肝膽實火上炎，體力充足者，均可用此方苦寒直折。

藥材與份量	方解
龍膽草 12g	大苦大寒，上瀉肝膽實火，下清下焦濕熱，除濕瀉火兩擅其長。
黃芩 10g，梔子 10g	苦寒瀉火，助龍膽草瀉肝膽經濕熱。
澤瀉 10g，木通 10g，車前子 10g	清利濕熱，使肝膽濕熱從小便而出。
生地黃 15g	滋養肝血，並防苦寒藥耗傷陰血。
柴胡 6g	疏暢肝膽之氣，並作為引經藥。
西洋參 10g	益氣養陰。
山茱萸 15g	滋腎填精，固攝精宮。
黃芪 30g	益氣斂精。
甘草 6g	調和諸藥。

【加減】
- 本方藥偏苦寒恐傷胃氣，凡脾胃虛寒，大便溏瀉者慎用，可加四君子湯甘溫益氣，健脾養胃。
- 胸脅悶脹疼痛者，加柴胡、枳殼、郁金、川芎、延胡索，以疏肝解鬱，行氣止痛。

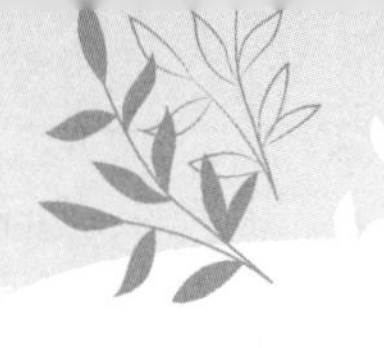

3 氣血虧虛型

本證多因用心過度，思慮積傷日久，暗耗心血，多發生於長期從事比較繁重的腦力工作者，並多有夢而遺。我們在臨證中體會，因思慮太過，心血則無以養其神，日久神不守舍，則志亦不固，而腎精為之下遺。

【主證】 夢遺頻頻，形體消瘦，困倦神疲，面色㿠白，動則氣短，心悸，失眠，健忘，唇淡口和，舌質淡白，脈細弱。

【治則】 補益氣血，寧神固精。

【選方】 妙香散（《太平惠民和劑局方》卷五）加減

【處方】 妙香散具有補益氣血，安神鎮心，固氣攝精的功效。

<table>
<tr><th>藥材與份量</th><th colspan="2">方解</th></tr>
<tr><td>山藥 15g</td><td colspan="2">益氣養陰，兼能澀精，為君藥。</td></tr>
<tr><td>人參 10g，黃芪 30g</td><td colspan="2">益氣固精。</td></tr>
<tr><td>柏子仁 15g，遠志 10g，
茯神 15g，茯苓 15g</td><td colspan="2">寧神固氣，則精自守。</td></tr>
<tr><td>朱砂 0.1g（沖服）</td><td>鎮心安神。</td><td rowspan="2">兩藥合用，安神利氣，治驚悸鬱結有佳效。</td></tr>
<tr><td>石菖蒲 10g</td><td>芳香開竅，
寧神通閉。</td></tr>
<tr><td>熟地黃 15g，當歸 10g</td><td colspan="2">滋補陰血。</td></tr>
<tr><td>甘草 6g</td><td colspan="2">益氣調中。</td></tr>
</table>

全方合用，可安神正氣，使精與神氣相依而精自固。

4 心腎兩虛型

本方證因心腎陰虧血少，虛火內動（心腎不交），導致腎臟精氣虧虛，難制夢遺精濁。

【主證】 夢遺頻繁，腰酸或痛，健忘怔忡，心煩少寐，心悸神疲，尿黃，便秘，舌紅少苔，脈細數。

【治則】 補心血，滋腎陰，填精固髓。

【選方】 天王補心丹（《攝生秘剖》）合潛陽填髓丸（《雜病源流犀燭》）加減

【處方】

<table>
<tr><th>藥材與份量</th><th colspan="2">方解</th></tr>
<tr><td>生地黃 30g</td><td colspan="2">滋陰清熱以安神。</td></tr>
<tr><td>玄參 10g，天冬 15g，麥冬 15g</td><td colspan="2">滋補腎陰，共助生地黃滋陰清熱。</td></tr>
<tr><td>人參 10g，茯苓 12g</td><td colspan="2">益氣以安神固精。</td></tr>
<tr><td>桔梗 10g</td><td colspan="2">載藥上浮。</td></tr>
<tr><td>柏子仁 15g，酸棗仁 15g，遠志 10g，五味子 10g</td><td colspan="2">養心寧心安神。</td></tr>
<tr><td>熟地黃 15g</td><td>補血養陰，益精填髓。</td><td rowspan="2">兩藥同用，可治心腎不交引起的心血虛損、心悸怔忡。</td></tr>
<tr><td>茯神 12g</td><td>安神。</td></tr>
<tr><td>石斛 10g，芡實 15g，蓮子 15g（去心，打碎）</td><td colspan="2">滋陰補腎，填精固髓。</td></tr>
</table>

【加減】
- 若腎虛遺精不固，加菟絲子、韭菜子、沙苑子，以加強補腎益精，固精止遺，以加強潛陽填髓丸的功效。
- 口舌生瘡者，加黃連、金銀花，以清熱解毒。

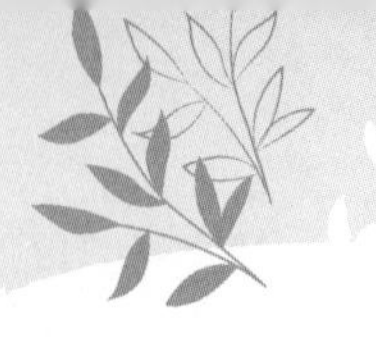

- 若大便秘塞，加枳實、厚朴、火麻仁，以行氣潤腸通便。
- 若思慮過度者，合逍遙散，以疏肝解鬱，養血柔肝，諸症自解。

5 腎氣不固型

本方所治之證是腎陽虧虛所致的遺精滑泄，由於腎虛封藏失司，精關不固所致。

【主證】 無夢而遺，或稍遇勞累則滑遺不禁，以至晝夜數次，形瘦神疲，頭暈耳鳴，身體困倦，腰膝酸軟無力，手足清冷，畏寒，倦臥，口鼻氣清，舌淡苔白，脈沉細或細弱。

【治則】 補腎益精，固腎澀精。

【選方】 金鎖固精丸（《醫方集解》）加味

【處方】

藥材與份量	方解
沙苑子 10~15g	補腎助陽，固精止遺。
芡實 30g	補脾固腎斂精。
煅龍骨 30g，煅牡蠣 30g	鎮心安神，收斂固澀。
蓮鬚 30g，蓮子 10~15g（去心，打碎）	清心固腎澀精。
人參 10g，黃芪 30g	益氣助陽。
肉蓯蓉 30g	補腎助陽益精。
甘草 6g	益氣調和諸藥。

全方合用，既可固外泄之精，又能補虧損之腎元，標本兼顧。

【加減】
- 若腎水不足，真陰虧損，則無故滑泄不禁、潮熱骨蒸、虛煩不眠、五心煩熱、骨痿無力、形體枯槁、腰酸腰痛、顴紅面赤、口燥咽痛、尿赤、便乾、舌紅少苔、脈細數無力者，治當滋陰補腎，降虛火，所謂壯水之主，以制陽光，方用六味地黃丸、知柏地黃丸等加減，重者用大補陰丸，以驟補真陰，承制相火，較之六味丸功效尤捷。

6 濕熱下注型

葉天士云：「遺滑之證，補澀無效者，大都由脾胃濕熱所乘」（引自《中醫臨床經驗介紹》），而樗根白皮丸是主治濕熱傷脾而遺精的要方。

【主證】 多有夢遺精，偶或無夢而滑精，時有煩熱，陰部潮濕或癢，小便黃赤，舌苔厚或黃，脈滑或數。

【治則】 清熱利濕，健脾固精止遺。

【選方】 樗根白皮丸（《古今醫鑒》卷八）加減

【處方】

藥材與份量	方解
椿皮 20g	清熱燥濕，善止遺精。
韭菜子 30g，牡蠣 15g	壯陽固精。
白芍 15g	健脾斂陰，固精止遺。
白朮 12g，茯苓 10g	健脾燥濕。
黃柏 10g，知母 10g	清熱利濕。
黃芪 30	益氣祛濕固精。
甘草 6g。	益氣調中。

【加減】
- 若濕滯中焦，脾失健運，而致脘腹脹悶，嘔噁食少，合併遺精者，應選用蒼白二陳湯與樗根白皮丸合方加減，以加強健脾燥濕，固精止遺的功效。
- 若合併會陰部濕癢甚，此類遺精多為肝經濕熱型，選方應為樗根白皮丸合用龍膽瀉肝湯，使之達到瀉肝清熱，除濕止癢，固精止遺的功效。

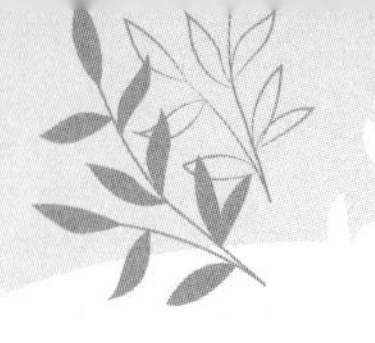

二. 臨床經驗心得

我們在香港臨證所見，遺精的病位多涉及心、肝、脾、腎；病性多見於虛、火、濕、瘀。特把臨證心得整理。

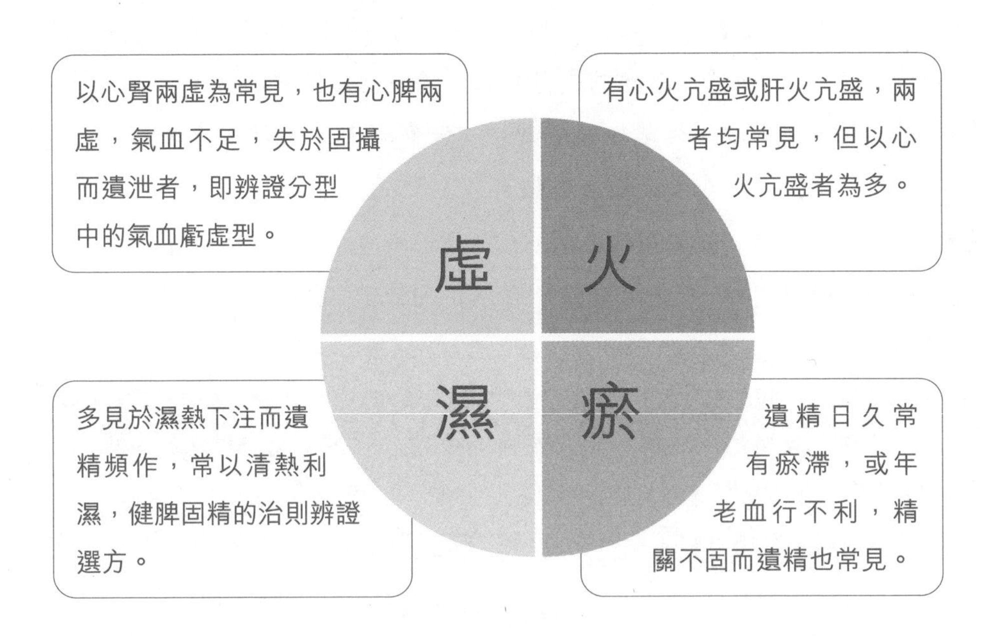

❶ **虛：**心腎兩虛為常見。因房事過度或頻犯手淫，致使腎精虧耗，陰虛火旺，擾動精室，腎失封藏；或腎氣虛弱，不能固攝而致。該病型患者多為糊思亂想，勞心過度，心陰內耗，則心火獨亢不能下交於腎，腎水不能上濟於心，導致心腎不交，水虧火旺，內擾精室而致精液內泄。所以，我們在辨證選方中應用天王補心丹合潛陽填髓丸或金鎖固精丸加減等。臨床經驗心得，若處方中，加上黃連、燈心草、蓮子心等清心之品，常可達到滋陰清火，交通心腎之功，從而提高療效。

❷ **火：**在香港以心火亢盛為多見。因思慕或妄想不遂，過思則傷心，使心經火熱焚燎，神不內守。晝則心神恍惚，心悸不寧，思欲不遂；夜則亂夢紛紜，夢遺精泄。或因妄想不遂，心神不寧，君火亢相火妄動而遺精

者，常表現心經火熱症狀，故治療宜清心瀉火，安神澀精。常用方劑有二陰煎、養心湯、清心蓮子飲等加減。若遺精多為性夢及失眠煩躁者，治宜養心安神，選用安神定志丸，常獲佳效。若久病者，當配以當歸、熟地黃、白芍、製何首烏、阿膠等養陰補血之品。這類患者心理因素往往對病情發展變化有重要影響，應給予適當的心理輔導治療，對緩解病情和提高療效均有幫助。

在香港臨證中，肝火偏盛患者也多見，常選用龍膽瀉肝湯治療。因本方是苦寒重劑，處方中的龍膽草用量不宜超過生地黃，更不能泛泛應用，臨床應注意病情變化，中病即止，因過分應用有化燥傷陰之弊。

❸ **濕：**指濕熱下注，因濕熱下注而遺精頻作，常選用樗根白皮丸加減，使之達到清熱利濕，健脾固精的功效。若上方臨床應用，斂精療效欠佳時，可選加斂精藥，如芡實、蓮子、金櫻子、龍骨、牡蠣等。對此類患者，歷來醫家認為，病初邪盛之時，當應禁用固澀藥，否則有斂邪之患。經我們在香港長期大量臨床實踐證明及國內許多臨床研究報道，此病型患者在治療時選用清熱利濕藥，再輔以固澀斂精藥，同時應用，常可達到標本同治，療效滿意的佳效。

❹ **瘀：**因久病必瘀，遺精日久常有瘀滯者，或年老體弱，血行不利，精室失養，精關不固而遺精。在臨床中，可見慢性前列腺炎、前列腺肥大等與本病有密切關係，應用有活血化瘀法之功的血府逐瘀湯加減常有明顯療效。若為前列腺肥大者，加黃芪以益氣祛瘀，三棱、莪朮以軟堅散結，可獲佳效。

總之，在臨床所見，遺精的病機多非單一，常可見虛中挾實為多，若實者多與火熱有關，或由陰虛而生內熱，或因濕生熱，或因鬱而化火，只要掌握辨證施治，四診合參可獲佳效。

第七章

精神及神經系統

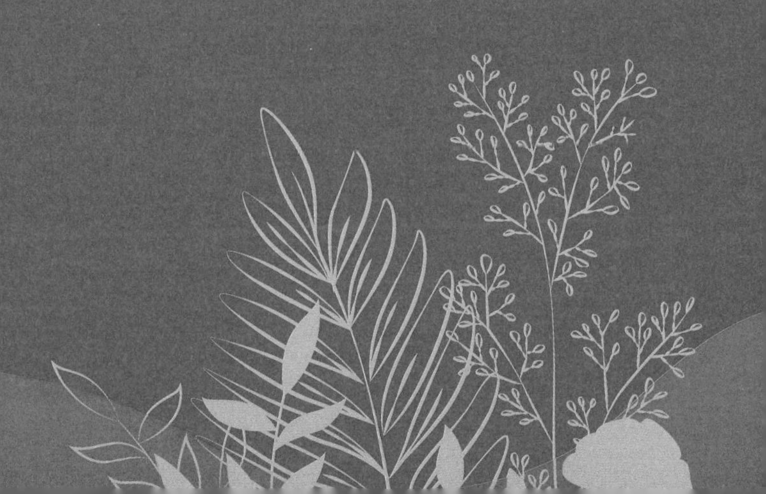

眩暈症

眩暈（Vertigo）為臨床常見病證，多見於中、老年人，亦可發於青年人，以頭暈、眼花為主要臨床病徵。「眩」即眼花，「暈」是頭暈，兩者常同時並見，故統稱為「眩暈」。香港中醫門診多見於內耳眩暈症，相當於西醫學的「美尼爾氏病」或「美尼爾氏綜合症」等。由於內耳淋巴分泌過多，或內耳淋巴分泌吸收障礙，導致內耳膜迷路積水，內耳淋巴系統膨脹高壓，內耳末梢器缺氧變性，內耳腔迷路功能障礙等病理變化。中醫學認為，本病多因臟腑功能不足，尤以腎、脾、肝三臟虧損，氣血不和，邪從內生，上犯耳竅。在過度勞累、煩惱、過食滋膩之品等誘因下，引起風、火、痰、瘀上擾清空或精虧血少，清竅失養為基本病機，主要由於腎氣、腎精虧虛，腦髓空虛，清竅失養；脾虛失運，水飲內停，痰濁滋生；肝鬱、痰阻化火，風陽內動等而導致眩暈。

一．辨證分型

眩暈症多為本虛標實，虛實夾雜之證。其中發作期多以邪實為主，治當重在祛邪；緩解期則以正虛為主，治當重在扶正。

發作期

1 脾胃虛弱，痰濁內阻型

本證型因痰飲中阻，清陽不升，治宜健脾化痰，升清降濁。

【主證】 頭目眩暈，頭重眼花，胸膈滿悶，噁心納少，嘔吐痰涎，身重倦怠，舌質淡，苔白膩，脈滑無力。

【治則】 健脾化痰，升清降濁。

【選方】 導痰湯（《校注婦人良方》）合澤瀉湯（《傷寒論》）加減

【處方】

藥材及份量	方解
法半夏 6g，白朮 12g，澤瀉 15g	燥濕祛痰，兼調氣機，降濁逆而定眩。
陳皮 6g，枳實 12g	行氣寬中，降逆化痰。
石菖蒲 12g	芳香辟穢，化濕豁痰，開竅定神。
黨參 30g，茯苓 15g，甘草 6g	健脾益氣。
生薑 10g，大棗 10g	調藥和中。

【加減】
- 若痰鬱日久化熱者，加黃芩，重用竹茹，以加強清熱化痰之力。
- 頭目昏蒙不清者，加升麻、桔梗、葛根，以升清陽。

2 肝膽內熱，痰濁內阻型

本證型因肝膽內熱，痰火夾肝火上逆，治宜平肝降逆，息風化痰。

【主證】頭暈目眩來勢急驟，耳鳴如潮如風，口苦煩躁，嘔噁胸悶，嘔吐痰涎，右脅不舒，納呆，夜寐多夢，舌紅苔黃膩，脈弦滑。

【治則】平肝瀉火，息風化痰。

【選方】天麻鈎藤飲（《中醫內科雜病證治新義》）合溫膽湯（《三因極——病證方論》）加減

【處方】

藥材及份量	方解
天麻 12g，鈎藤 12g，石決明 30g	平肝息風。
梔子 10g，黃芩 10g	清瀉肝火。
牛膝 15g	性善下走，引血下行，助降瀉肝火。

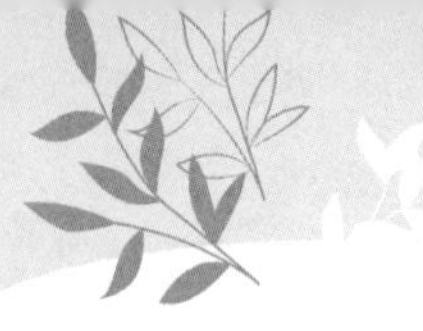

藥材及份量	方解
益母草 10g	活血通脈，通利水濕。
法半夏 6g，竹茹 12g，陳皮 6g，枳實 12g，茯苓 15g，甘草 6g	化痰熱。

【加減】
- 火旺者，加龍膽草，以清瀉肝火。
- 痰盛者，加膽南星，以清熱豁痰。
- 煩躁失眠者，加生龍骨、茯神，以平降肝陽，重鎮安神。

3 腎虛肝旺，內風上擾型

本證型以腎虛肝旺，內風上擾為主要病機，治宜滋養肝腎，息風降火。

【主證】 眩暈耳鳴，聽力下降，煩躁易怒，口苦咽乾，腰酸尿頻，舌質紅，苔黃膩，脈細弦滑。

【治則】 滋養肝腎，息風降火。

【選方】 滋養息風湯（《香港中醫雜誌》）加減

【處方】

藥材及份量	方解
天麻 12g，菊花 10g，蒺藜 12g	平肝息風。
枸杞子 12g，桑寄生 10g，石斛 10g	滋養肝腎，杜絕風起之源。
磁石 30g	益腎平肝潛陽，對肝腎陰虛，浮陽上越引起之眩暈、耳鳴有佳效。
葛根 30g	解肌舒筋，滋陰降火。
白薇 10g，地骨皮 10g	補虛清熱化痰。

【加減】
- 若耳鳴重者，加路路通、紅花、石菖蒲，以活血通竅，加強平肝潛陽，通竅安神之功。

- 若肝經風火上炎過盛，血壓高者，加龍膽草、梔子、黃芩，以瀉肝膽實火。
- 若猝然眩暈，耳鳴重聽，面色蒼白，冷汗淋漓，四肢厥冷，舌淡苔白，脈微細弱欲絕等危重表現，應急以回陽救逆為治則，以參附湯或獨參湯治之。

緩解期

1 肝腎陰虛，腦竅失榮型

本證型因肝腎陰虛，導致頭暈目眩，耳鳴耳聾，耳聾左慈丸加減是治療的驗效方。

【主證】 頭暈目眩，耳聾、耳鳴如蟬，神疲乏力，腰膝酸軟，五心煩熱，潮熱盜汗，失眠多夢，舌鮮紅少苔，脈細數。

【治則】 滋腎平肝，滋濡耳竅。

【選方】 耳聾左慈丸（《飼鶴亭集方》）加減

【處方】

<table>
<tr><th>藥材及份量</th><th colspan="2">方解</th></tr>
<tr><td>熟地黃 30g</td><td colspan="2">質潤甘補微溫，入肝腎經，滋陰養血，填精固本，使精血充足，耳聰目明，重用為君藥。</td></tr>
<tr><td>煅磁石 30g</td><td>辛寒而鹹，鎮潛兼補，善補腎益精，平肝潛陽，聽耳明目。</td><td rowspan="2">二者相伍，既增強君藥滋腎養肝之功，又平肝潛陽，故為臣藥。</td></tr>
<tr><td>山茱萸 15g</td><td>酸甘溫補固澀，善補肝腎之精血。</td></tr>
<tr><td>山藥 15g</td><td colspan="2">甘平補澀，既補腎陰，又補脾氣與脾陰。</td></tr>
<tr><td>牡丹皮 12g</td><td colspan="2">苦泄辛散微寒，善清熱涼血散瘀，既瀉相火，又制山茱萸之溫澀。</td></tr>
<tr><td>澤瀉 15g</td><td colspan="2">甘寒清利，善泄熱利濕，配熟地黃以瀉浮火、降濁。</td></tr>
</table>

藥材及份量	方解
茯苓 15g	平而淡滲脾濕，配山藥健運脾氣而益腎。
柴胡 6g，枳殼 12g，郁金 12g，川芎 10g	疏肝解鬱，因肝脈循耳，有引經入藥之效。

諸藥合用，滋補兼鎮潛，共奏滋陰平肝之功，故善治肝腎陰虛所致的耳鳴耳聾、頭暈目眩。

【加減】 上方的煅磁石能重鎮安神，潛陽納氣，主要用於腎虛肝旺證候。

- 若眩暈甚，眼目昏糊，耳鳴耳聾，失眠不寐者，煅磁石與龍骨、牡蠣等同用，以加強平肝潛陽，重鎮安神之效。
- 若腎虛目視不明，煅磁石加配朱砂、六神曲等，以加強養腎明目之功。

2 脾腎陽虛，濕濁內停型

【主證】 眩暈反覆發作，耳鳴，聽力明顯減退，腰酸乏力，女子白帶增多，舌淡苔膩，脈滑細。

【治則】 溫補脾腎，燥濕化痰，理氣和中。

【選方】 參芪二陳湯（《現代中醫內科學》）合金匱腎氣丸（《金匱要略》）加減

【處方】

藥材及份量	方解
黨參 15g，黃芪 30g	健脾益氣。
法半夏 6g，陳皮 6g	燥濕化痰，行氣和中，降逆止嘔。
茯苓 15g	健脾滲濕，助化痰濕。

藥材及份量	方解
熟地黃 15g，山藥 15g，山茱萸 12g	養腎陰以濟腎陽。
桂枝 10g，製附子 10g（先煎，久煎）	溫補腎陽，用量宜少，以小火生氣，協調陰陽。
生薑 10g，炙甘草 6g	和中暖胃，使脾胃氣機調和，助痰濕消而氣機暢。

【加減】
- 若腎精虧損較重，可配血肉有情之品，如鹿茸、紫河車、冬蟲夏草等，以補腎填精。
- 若腎陽虛甚，出現腎虛氣喘者，加有益腎潛納之功的磁石，以配合熟地黃、山茱萸養腎陰以濟腎陽，使之達到補腎納氣平喘之效。

3 中氣下陷，耳失所養型

五臟皆稟氣於脾胃，皆達於九竅，上走頭面而充空竅。若中氣下陷，沖和之氣不能上升，耳失所養，故目眩耳聾也。李東垣曰：「醫不理脾胃及養血安神，治標不治本，是不明理也。」，因此本證型治宜補益中氣，清利頭目，活血化瘀，使眩暈症癒。

【主證】耳聾，耳鳴，納呆，乏力，氣怯，大便溏，舌淡苔薄，脈細弱或沉弱。

【治則】補益中氣，清利頭目，活血化瘀。

【選方】益氣聰明湯（《東垣試效方》）加減

【處方】

藥材及份量	方解
黃芪 30g	重用以益氣補中，升清舉陷，益氣化瘀，耳竅得通。
人參 10g，炙甘草 6g	健脾益氣。

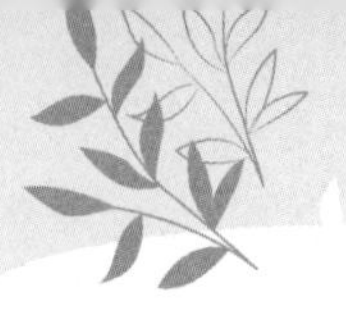

<table>
<tr><th>藥材及份量</th><th colspan="2">方解</th></tr>
<tr><td>升麻 10g</td><td>升發清陽。</td><td rowspan="2">三藥相合，輕揚升發，上行頭目，鼓舞胃氣，使中氣充足，清陽可升，則九竅通利，耳聰目明。</td></tr>
<tr><td>葛根 30g，蔓荊子 10g</td><td>清利頭目。</td></tr>
<tr><td>柴胡 6g</td><td colspan="2">疏暢氣機，治耳鳴耳聾。</td></tr>
<tr><td>白芍 15g</td><td colspan="2">養血斂陰。</td></tr>
<tr><td>黃柏 12g</td><td colspan="2">清熱祛濕。</td></tr>
<tr><td>當歸 10g，赤芍 12g，桃仁 6g，紅花 6g</td><td colspan="2">活血化瘀，瘀血得化，耳竅得充養。</td></tr>
</table>

【加減】

- 若眩暈難消者，加蒺藜、杭菊花等，性質輕柔以平肝祛風，和珍珠母以重鎮安神、潛鎮陽亢。
- 若中焦虛寒者，去黃柏，加乾薑、製附子、茯苓，以暖土滲濕。
- 若脾虛甚，加陳皮、法半夏、茯苓、白朮、澤瀉，此為二陳湯加味，以健脾和中，化痰祛濕。再加吳茱萸溫胃降逆，通陽泄濁。

二. 臨床經驗心得

1 天麻治眩暈的運用

天麻一藥，主要作用於治風，既能平息肝風，又能祛除風濕。現代臨床經驗證明，主要以平肝鎮痙居多，為治眩暈常用藥。正如《內經》云:「諸風掉眩，皆屬於肝」。但眩暈有虛實之分，天麻之運用，應視具體證候，辨證應用。

❶ 天麻入肝經，功能息風止痙，且甘潤不烈，作用平和。故可用於治療各

種病因之肝風內動、驚癇抽搐，不論寒熱虛實，皆可配伍應用。我們在香港長期臨床實踐中體會，天麻不宜濫用，因天麻平肝之功雖好，可用於肝風內動，驚癇抽搐，也適用於肝陽上亢所致的眩暈，但因其稍兼溫燥，對兼挾痰濕者，則不宜選用。因血虛肝旺化風，夾痰濁上擾竅絡，屬本虛標實之證，應改選半夏白朮天麻湯加減中去天麻，加蒺藜、菊花，其效更佳；至於陰虛液少、舌絳者，治宜滋腎養陰為主，一般不用天麻。

❷ 若血虛肝旺引至的眩暈，須配加養血柔肝之品，如當歸、枸杞子、白芍等，以提高療效。

❸ 根據《本經逢原》記載：「天麻性雖不燥，畢竟風劑，若血虛無風，火炎頭痛，口乾、便閉者，不可妄投。」所以，凡病人見津液衰少，血虛、陰虛等，均慎用天麻。

❹ 使用單味天麻或天麻製劑時，如出現頭暈、胸悶氣促、噁心嘔吐、心跳及呼吸加快、皮膚瘙癢等時，應立即停藥，症狀嚴重者應及時到醫院診治。

2「無痰不作眩」與「痰瘀同治」

漢代張仲景認為痰飲是眩暈發病的原因之一，為後世「無痰不作眩」的論述提供了理論基礎，並且用澤瀉湯及小半夏加茯苓湯治療眩暈。元代朱丹溪倡導「痰火致眩」學說，《丹溪心法 · 頭眩》記載：「頭眩，痰，挾氣虛併火。治痰為主，挾補氣藥及降火藥。無痰則不作眩，痰因火動。又有濕痰者，有火痰者。」我們在古人經驗的啟示下，應用二陳湯加味（陳皮 6g，法半夏 10g，茯苓 15g，白朮 12g，澤瀉 15g），以健脾和中，化痰祛濕。再加上應用川芎 6~10g / 牛膝 12~15g 作為「痰瘀同治」的有效對藥，與二陳湯加味相合，使之達到健脾化痰，祛風活血，上行巔頂，痰瘀同治，瘀化竅通，提高治療眩暈症的功效。

3 眩暈有效對藥

❶ **天麻 12g / 石菖蒲 12g：**天麻平肝息風，通絡利耳竅而定眩；石菖蒲開七竅，祛痰濁，通耳目，利咽喉，醒心神，益智慧。兩藥合用，有化痰降濁，平肝息風，開竅定眩的佳效。

❷ **黃芪 30g / 蔓荊子 10g，升麻 10g：**黃芪益氣補中，升清舉陷，益氣化瘀，通耳竅佐定眩；蔓荊子、升麻升清陽，清利頭目以佐定眩。三藥為伍，活血調氣，升清開竅，治眩暈有佳效。

4 頸性眩暈（椎基底動脈供血不足）驗效藥

根據《世界中醫藥》，2015，10（10）：1512-1514 報道，觀察應用天麻、葛根製成的定眩顆粒，對椎基底動脈供血不足頸性眩暈進行治療，常獲佳效。我們在此啟示下，於香港臨證治療頸性眩暈選藥中，常辨證應用天麻 12g / 葛根 30g 作對藥，可獲佳效。根據文獻報道，天麻具有擴張血管、改善微循環、降脂、抗凝、抗眩暈症、神經保護、抗炎等作用。通過現代技術證實，天麻具有改善椎基底動脈供血不足性眩暈的功效。葛根是現代醫家多作治療頸性疾病的要藥，具有解肌退熱、生津止渴、升陽透疹、止瀉、解酒、止嘔、止眩暈之功效。經現代研究證明，葛根具有擴張血管、改善微循環、抑制血小板聚集及腦保護作用，提示其對椎基底動脈供血不足性眩暈有改善作用。

偏頭痛

偏頭痛（Migraine）是一種常見的頑固性難治之病證，屬於腦血管疾患，一般認為本病是一種周期性發作的血管頭痛，由於一側頭顱動脈舒縮功能失調，擴張、搏動而致頭部偏側產生疼痛。本病屬中醫學的「偏頭風」、「額角上痛」、「頭角痛」等範疇。根據病因病機不同，可分為不同證型：

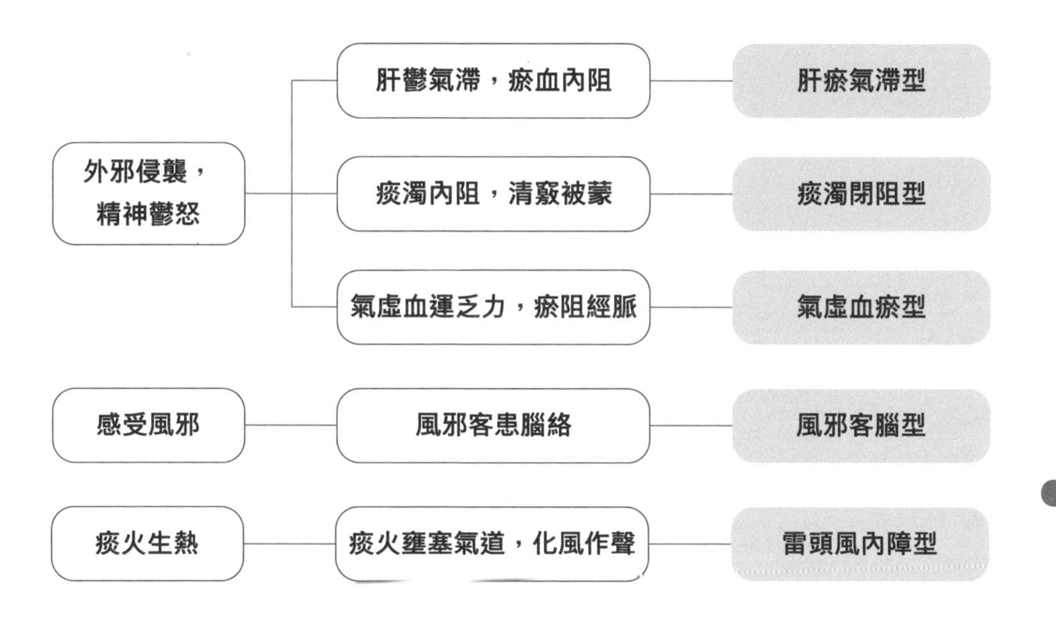

一．辨證分型

1 肝瘀氣滯型

本證因精神鬱怒導致肝鬱氣滯，瘀血內阻，產生肝瘀氣滯型偏頭痛，治當疏肝解鬱，行氣活血，祛瘀止痛。

【主證】 偏頭痛如錐刺，每次情志不暢引發劇痛，兩脅脹痛，女性可在經期前發作或加重，舌暗，脈弦細。

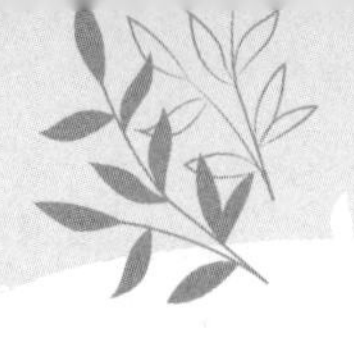

【治則】疏肝理氣，活血止痛。

【選方】散偏湯（《辨證錄》）加減

【處方】

<table>
<tr><th>藥材及份量</th><th colspan="2">方解</th></tr>
<tr><td>川芎 30g</td><td>為血中之氣藥，活血祛瘀，祛風止痛；可通達腦髓，搜肝氣，利九竅，通腦絡，為止偏頭痛之首選藥。</td><td rowspan="3">共為主藥。</td></tr>
<tr><td>白芷 12g</td><td>祛風止痛，與川芎相配，使止痛之效更顯益彰。</td></tr>
<tr><td>白芍 15g</td><td>養血柔肝止痛。</td></tr>
<tr><td>白芥子 10g</td><td colspan="2">祛痰利氣，與川芎同用，使痰瘀同治，增強祛痛之效。</td></tr>
<tr><td>柴胡 6g</td><td>疏肝理氣，解鬱上達腦竅，以通利腦部脈絡。</td><td rowspan="2">諸藥同用，能疏理肝膽，行氣解鬱止痛。</td></tr>
<tr><td>枳殼 12g，陳皮 6g，香附 6g，郁金 12g</td><td>行氣解鬱止痛。</td></tr>
<tr><td>郁李仁 3g</td><td colspan="2">通泄濁邪，使腑氣暢通，邪有出路。</td></tr>
<tr><td>甘草 3g</td><td colspan="2">調和諸藥。</td></tr>
</table>

全方可達疏肝理氣，祛瘀滌痰，祛風止痛之效。

【加減】
- 方中重用川芎，止痛效佳，但其性辛溫升散，走而不守，有助火升陽之弊，故應慎用。
- 若患者面赤易怒，肝火偏盛者，應少用或不用川芎，宜加牡丹皮、梔子治之。
- 若頭暈目眩，肝陽上亢者，不宜應用川芎，輕者可加菊花、鈎藤，重者加生石決明。
- 若血虛者亦不宜多用，血壓高者不在禁例。

2 痰濁閉阻型

本方證由於脾濕生痰，濕痰壅遏，引動肝風，風痰上擾清空所致。李東垣在《脾胃論》中說：「足太陰痰厥頭痛，非半夏不能療；眼黑頭眩，風虛內作，非天麻不能除。」，故天麻為治風痰眩暈頭痛之要藥。

【主證】 偏頭痛併眩暈，噁心嘔吐，胸膈痞悶，不思飲食，身重神疲，舌苔白膩，脈弦滑。

【治則】 祛痰降濁，祛風利腦止痛。

【選方】 半夏白朮天麻湯（《古今醫鑒》卷七）加減

【處方】

藥材及份量	方解
法半夏 10g，陳皮 6g	化痰濁。
白朮 12g，茯苓 15g	健脾益氣，脾氣旺則痰自化。
天麻 12g	息風祛痰，以防風陽挾痰上擾。
牛蒡子 30g	疏散風邪，滑利痰濁，使腑氣暢通，邪有出路。
蔓荊子 10g，蒺藜 10g	祛風止痛。
甘草 6g	益氣調中。

【加減】
- 若痰濁日久化熱，加膽南星、竹茹，以豁痰清熱。
- 脘悶納呆，噁心嘔吐者，加厚朴、旋覆花、竹茹，以寬中降逆化痰。

3 氣虛血瘀型

本證因氣虛推動無力，導致血行不暢，瘀血內留。

【主證】 偏頭痛拘急或昏暈，每因勞累可誘發與加重，短氣，心悸，乏力，面色蒼白，舌質暗淡有瘀點或瘀斑，脈弦細弱。

【治則】 益氣活血，溫經通脈，祛瘀止痛。

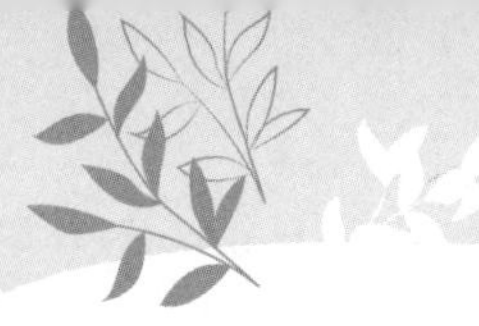

【選方】 通竅活血湯（《醫林改錯》）合四君子湯（《太平惠民和劑局方》）加減

【處方】

藥材及份量	方解
川芎 30g，赤芍 15g，紅花 6g，桃仁 6g	活血消瘀。當中川芎辛溫香竄，走而不守，為血中之氣藥，功專上達頭巔，引諸藥上行，增強活血祛瘀、止頭痛之效。
黨參 30g，白朮 12g，茯苓 15g，甘草 6g	益氣健脾，使氣旺血行。
細辛 3g，吳茱萸 12g，當歸 10g	溫通經脈，通則痛止。

臨證體會

頭為精明之府，腦髓之所，五臟精華之血，六腑清陽之氣，皆匯聚於頭，以滋養腦髓，以行生理之常。反之，氣虛血瘀必致經絡氣血運行不暢，無論因實致瘀，或因虛致瘀，久痛入絡，不通則痛。對高巔之上頑固瘀痛，川芎、赤芍、紅花、桃仁等活血祛瘀作為基礎藥固然重要，但通竅活血湯配有通陽開竅的麝香、老葱、生薑等作為辛香通竅作用的也不應缺。若頭痛持續太長，可加黃芪、桂枝益氣溫經通脈，以增強療效。

4 風邪客腦型

風為百病之長，高巔之上唯風可到。根據《醫宗必讀》記載：頭痛自有多因，長期因「高巔之上，惟風可達，味之薄者，陽中之陽，自地升天也。」，故古方多用風藥治偏頭痛。

【主證】 偏頭痛而脹，甚則頭痛如裂，常因感受風邪誘發或加重，微惡風寒，面紅目赤，周身不適，舌紅苔黃，脈浮或浮數。

【治則】 疏風祛邪，解表止痛，清利頭目。

【選方】 芎芷散（《仁齋直指》）加味

【處方】

藥材及份量	方解
川芎 30g	活血祛瘀，祛風止痛。
白芷 12g	祛風解表止痛，與川芎相配，增強止痛之效。
蔓荊子 10g	功擅搜風平肝，疏散頭面風熱，清利頭目，善治頭痛、腦脹腦鳴，為孫思邈治頭風之首選藥。
藁本 10g，羌活 10g	祛風解表，勝濕止痛。
白芥子 10g	祛痰利氣，與川芎同用，使痰瘀同治，增強祛痛之效。
甘草 6g	調和諸藥。

【加減】
- 若熱重，加菊花、蘆根，以辛涼清熱。
- 若濕重，加蒼朮、香薷，以勝濕。
- 若寒邪明顯，加桂枝、細辛，以散寒止痛。

5 雷頭風內障型

本病頭痛如雷鳴，風動作聲。正如李東垣曰：「病在三陽，不可過用寒藥重劑，誅伐無過處，清震湯治之。」

【主證】 偏頭痛難忍，發作時腦內如風如鳴，輕則如蟬鳴聲，重則如雷鳴響，可見頭面疙瘩腫痛，身熱目痛，大便不通，小便赤澀，狀如傷寒，舌質紅，脈弦細。

【治則】 疏散頭面風熱，祛風勝濕止痛。

【選方】 清震湯（《醫方集解》）加味

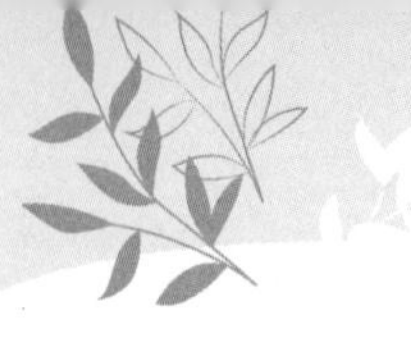

【處方】

<table>
<tr><th>藥材及份量</th><th colspan="2">方解</th></tr>
<tr><td>升麻 30g</td><td>升舉陽氣，清熱解毒。</td><td rowspan="3">三藥合用，輕揚發越，散風化濕，善治雷頭風內障。</td></tr>
<tr><td>蒼朮 15g</td><td>辛烈，燥濕強脾，能辟瘴癘。</td></tr>
<tr><td>乾荷葉 1 張</td><td>色青氣香，形仰像震卦，能助胃中清陽上行，用甘溫辛散藥以升發之，使其邪從上越，且固胃氣，使邪不傳裏。</td></tr>
<tr><td>蔓荊子 10g</td><td colspan="2">疏散頭面風熱，清利頭目。</td></tr>
<tr><td>吳茱萸 6g，藁本 6g，羌活 10g</td><td colspan="2">溫經祛風，勝濕止痛。</td></tr>
<tr><td>蒺藜 10g</td><td colspan="2">開散肝肺鬱結，止病久入絡之疼痛。</td></tr>
<tr><td>石決明 30g</td><td colspan="2">涼肝泄熱，養肝陰，潛肝陽，重鎮平肝。</td></tr>
<tr><td>甘草 6g</td><td colspan="2">調和諸藥。</td></tr>
</table>

臨證體會

雷頭風的病因屬痰火者，蓋痰生熱，熱生風，痰火上升，壅於氣道，兼於風化，則自然有聲，輕則或如蟬之鳴，重則或如雷之響，故以聲如雷而為名也。若治療盡作風熱治之，恐認標而忘其本。所以，若辨證屬風熱者，宜用清震湯、荊防敗毒散等方；若屬痰熱者，應用祛痰丸，常加清熱化痰藥，浙貝母 15g，前胡 12g；燥濕化痰藥，陳皮 6g，法半夏 10g，常獲佳效。

二.臨床經驗心得

1 重用風藥、血藥

風性輕揚上越，易犯巔頂，故「祛風」勢在必須；痛之產生，多有脈絡痺阻，血藥有活血通絡之功。川芎為血中之氣藥，有祛風活血通絡之效，常需重用。根據國醫大師焦樹德治頑固性偏頭痛經驗（選自《醫學集成》卷三）：頭痛一證，痛因複雜，宜分經用藥，對證立方，但不得已時可選用川芎、白芷、藁本三藥胡亂瞎撞，亦有佳效。古人雖有「風藥才能上達」之説，但我們在焦老的啟示下，結合在香港數十年以上的臨床經驗心得，深深感受到白芷、川芎、羌活、防風、細辛之類風藥，不可過用，應適可而止。以川芎為例，許多臨床醫家治療頭面部劇痛常強調重用川芎 30~60g，可顯著提高療效。但川芎辛溫香竄，用得不當，反多流弊，尤以血虛肝陽易升的患者不可用，用後往往引起眩暈；陰虛火旺者，應慎用川芎、白芷，改重用白芍、延胡索滋陰解痙緩急，行氣活絡止痛為佳。

2 通瀉腑滯，使邪有出路

因偏頭痛患者腑氣不通，積滯內困，蘊而化熱，蒸騰上擾，可增風陽痰火之勢，又使濁邪無路排出。若及時選用通泄藥，使腑氣暢通，邪有出路，病勢從下而走。牛蒡子性寒滑利，袪痰降濁，本品疏散之中又有清泄之功，故有疏散風邪，滑利痰濁之效。我們在香港長期臨證中體會，一些中西醫久治不癒的頑固性偏頭痛患者，在重用袪風止痛、行氣袪瘀止痛的風藥基礎上，加上牛蒡子 30g 以滑利通腑，使積滯內阻之風陽痰火泄下排出，邪有出路，病勢從下而走可癒。

3 用藥應隨證加減

- 若見肝鬱火熱頭痛，可以川芎配柴胡、郁李仁、黃芩。
- 風陽偏盛者，應平肝息風，加僵蠶、天麻、石決明等。

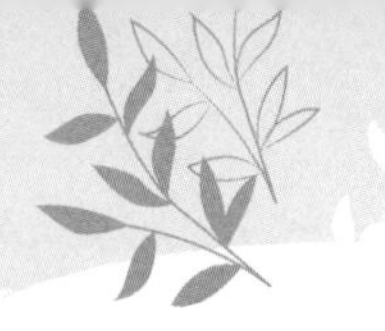

- 痛甚夾瘀者，應通絡止痛，加赤芍、丹參、紅花、桃仁、延胡索。
- 兼有痰濁者，宜加黃芩、黃連、竹茹、法半夏等清火化痰之品。
- 大便秘結者，應通腑泄濁，加火麻仁、全瓜蔞等。

4 按頭痛部位選藥

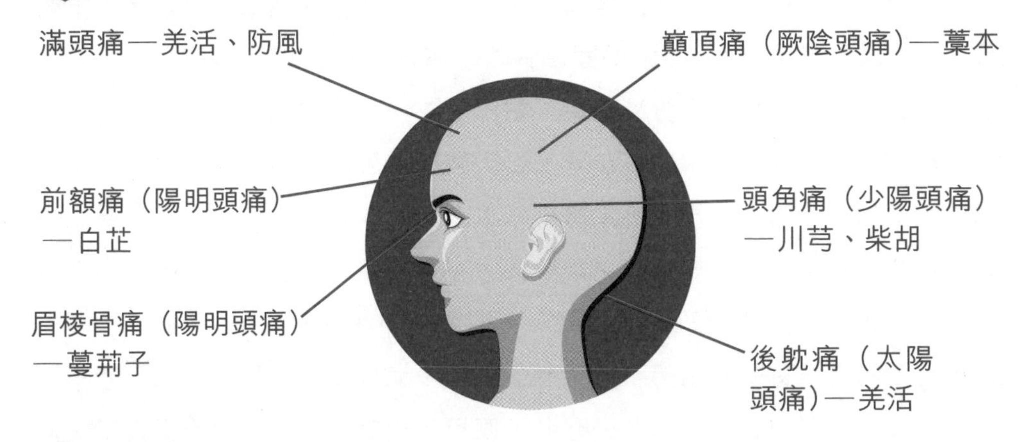

5 偏頭痛的有效對藥

❶ **川芎 15~30g / 當歸 10~20g：**此對藥是施今墨的經驗方。是當歸、川芎伍用，名曰佛手散，又名芎歸散，出自《普濟本事方》，其用法與用量雖與當代名醫不同，經後世醫家「古為今用」，並發展和增強療效的經驗。施今墨認為，偏頭痛的病位不離肝膽，為少陽膽經循行之所。川芎入肝膽經，辛溫香竄，走而不守，能上行巔頂（厥陰、少陽），有活血行氣，祛風止痛的功效；當歸養血活血，又能柔肝止痛，入肝經。兩藥均為血中之氣藥，當歸性柔而潤，雖有活血行氣止痛之功，但以養血為主；川芎以行氣為要，二藥伍用，互制其短而展其長，氣血兼顧，行氣活血，散瘀止痛之力加強。二藥重用，治頭痛劇烈者有效。現今臨床醫家在施今墨的經驗對藥啟發下，上海臨床醫家尤喜用於治療頑固性三叉神經痛。

❷ **川芎 30g / 白芍 15-30g：**川芎為陰中之陽藥，血中之氣藥，走而不守，故有「陰虛忌川芎」之說。若配上酸甘化陰之白芍，不僅行氣活血不傷陰，反能補陰而不滯。

失眠症

失眠症（Insomnia）在古代醫籍中又稱「不寐」、「不寢」、「不得眠」、「不得卧」、「目不瞑」，本病是以經常不易入睡為特徵的一種病症。中醫學認為，腦為元神之府，當臟腑機能紊亂，邪氣阻滯，氣血陰陽相對平衡失調，神志不寧是發生失眠的基本病機。失眠病因很多，如思慮勞倦，內傷心脾，血液耗損，不能奉養於心，以致心神不安而失眠。正如張景岳云：「勞倦思慮太過者，必致血液耗亡，神魂無主，所以不寐」。另外，素體虛弱，或久病之人，腎陰耗傷，不能上承於心，出現陽不入陰，心腎不交，則心火獨亢而神志不寧。失眠有虛實之分，證候表現也各有不同，治療應審辨邪正虛實，分型施治。我們在香港常見的辨證分型，屬虛症者有心脾血虧型、陰虛火旺型、陽虛火衰型、心虛膽怯型；實症者有瘀血阻絡型、心肝火旺型，或因食滯痰濁，壅滯胃腑所引起的胃氣不和型失眠。

一. 辨證分型

1 心脾血虧型

本證多因思慮過度，勞傷心脾，氣血日耗所致。心脾氣血暗耗，神無所主，意無所藏，故見心悸怔忡，健忘失眠。

【主證】 體質素弱或病後思慮過多，心虛驚悸不眠，面色憔悴，多夢易醒，四肢倦怠，食慾不振，舌質淡，苔薄，脈細弱。

【治則】 補養心脾，以生氣血，養心安神。

【選方】 養心湯（《古今醫統大全》）合養脾湯（《校注婦人良方》）加減

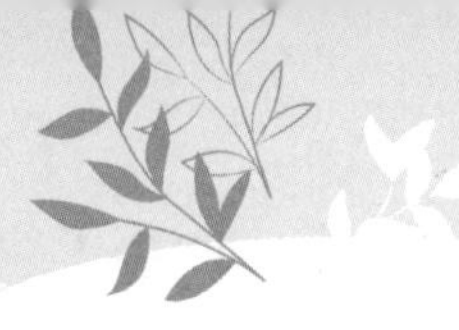

【處方】

藥材及份量	方解
人參 10g，五味子 10g，炙甘草 3g	補心氣。
當歸 10g，熟地黃 15g	補心血。
柏子仁 15~30g，酸棗仁 15~30g，茯神 10g	養心寧神。
黃芪 30g	甘溫，益氣健脾，以資氣血生化之源。
茯苓 15g	與人參合用，益氣健脾，養心安神。
遠志 10g	寧神益智。
大棗 10g	益氣健脾，堅志除煩，潤燥緩急，治心脾之虛。

本方心脾同治，重點在脾，使脾旺則氣血生化有源，故方名「歸脾」，意在於此。本處方氣血並補，但重在補氣，意即氣為血之帥，氣旺血自生，血足則心有所養，從而達到養心安神之功效。諸藥合用，心脾得補，氣血得養，諸症自除。

【加減】 • 症見精神恍惚，悲傷欲哭，不能自主，心中煩亂，睡眠不安，甚則言行失常者，可加甘麥大棗湯，甘潤平補，養心調肝，使心氣充，陰液足，肝氣和，則諸症自可解除。

2 陰虛火旺型

本證以腎陰虧虛，心火亢盛，心腎不得相交為主要病機，治應瀉心火、滋腎陰、交通心腎。

【主證】 心煩難以入睡，心悸怔忡，神疲健忘，頭暈耳鳴，口乾津少，五心煩熱，腰酸肢倦，舌紅少苔，脈細數。

【治則】 瀉心火，滋腎陰，交通心腎，養心安神。

【選方】 黃連阿膠湯（《傷寒論》）加減

【處方】

<table>
<tr><th>藥材及份量</th><th colspan="2">方解</th></tr>
<tr><td>黃連 12g，黃芩 10g</td><td>瀉心火，使心氣下交於腎。</td><td rowspan="3">四藥相伍，心腎交合，水升火降，共奏滋陰瀉火，交通心腎之功，則心煩自除，夜寐自安，共為君藥。</td></tr>
<tr><td>阿膠 10g</td><td>滋補腎水。</td></tr>
<tr><td>白芍 10g</td><td>酸甘，養血滋陰。</td></tr>
<tr><td>生地黃 15~30g</td><td>重用，性甘寒，滋陰養血，壯水以制虛火。</td><td rowspan="4">共助生地滋陰補血，養心安神，俱為臣藥。</td></tr>
<tr><td>天冬 12g，麥冬 12g</td><td>滋陰清熱。</td></tr>
<tr><td>酸棗仁 15g，
柏子仁 15g</td><td>養心安神。</td></tr>
<tr><td>當歸 10g</td><td>補血潤燥。</td></tr>
<tr><td>玄參 12g</td><td>滋陰降火。</td><td rowspan="4">共為佐藥。</td></tr>
<tr><td>茯苓 15g，遠志 10g</td><td>養心安神。</td></tr>
<tr><td>人參 10g</td><td>補氣以生血，並能安神益智。</td></tr>
<tr><td>丹參 10g</td><td>清心活血，合補血藥使補而不滯，則心血易生。</td></tr>
<tr><td>桔梗 10g</td><td colspan="2">為舟楫，載藥上行以使藥力緩留於上部心經。</td></tr>
<tr><td>炙甘草 3g</td><td colspan="2">養心益氣，甘緩和中。</td></tr>
</table>

本方滋陰之品較多，對脾胃虛弱、納食欠佳、大便不實或脾虛便溏者，不宜長期服用。

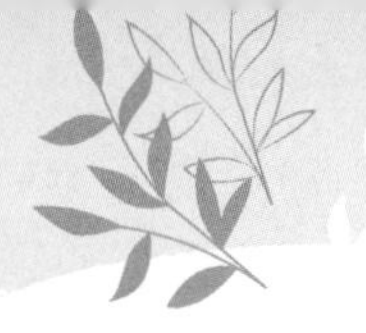

【加減】
- 心火旺，心中懊憹者，加梔子、蓮子心等，以清瀉心火。
- 入眠後驚醒難再入眠者，加龍骨、珍珠母等，以鎮心安神。
- 心悸不寧者，加茯神、百合、知母，以養心定悸，寧心安神。
- 口舌生瘡者，加黃連、牡丹皮，以清心瀉火。
- 大便秘結者，加枳實、厚朴、大黃，以瀉火導滯通便。

3 陽虛火衰型

本證型為腎陽虧虛，命門火衰，不能上濟於心，導致心腎不交而失眠。應用《景岳全書》的右歸丸加減，有溫陽益腎，填精補血，以收補腎中元陽之效。

【主證】 難眠易醒，精神萎靡不振，面色晄白，畏寒肢冷，舌淡苔白，脈沉細。

【治則】 溫補腎陽，交通心腎，養心安神。

【選方】 右歸丸（《景岳全書》）加減

【處方】

<table>
<tr><th>藥材及份量</th><th colspan="2">方解</th></tr>
<tr><td>熟地黃 15g，山茱萸 12g，山藥 15g</td><td>填補三陰，以陰中求陽。</td><td rowspan="4">諸藥合用，溫陽益腎，填精補血，以收補腎中元陽之效。</td></tr>
<tr><td>製附子 10g（先煎、久煎），肉桂 3g，鹿角膠 10g</td><td>溫補腎中之元陽，意在微微生火，鼓舞腎氣。</td></tr>
<tr><td>菟絲子 12g，杜仲 15g</td><td>強腰益精。</td></tr>
<tr><td>當歸 10g</td><td>養血補虛。</td></tr>
<tr><td>牡丹皮 12g</td><td colspan="2">清瀉肝火，使全方補中寓瀉，補而不膩。</td></tr>
<tr><td>柏子仁 15g，遠志 10g</td><td colspan="2">交通心腎，養心安神，定志。</td></tr>
</table>

諸藥合用，陰陽並補，陽得陰助，生化無窮，培補腎中元陽，心腎可交，心神可寧，難眠可癒。

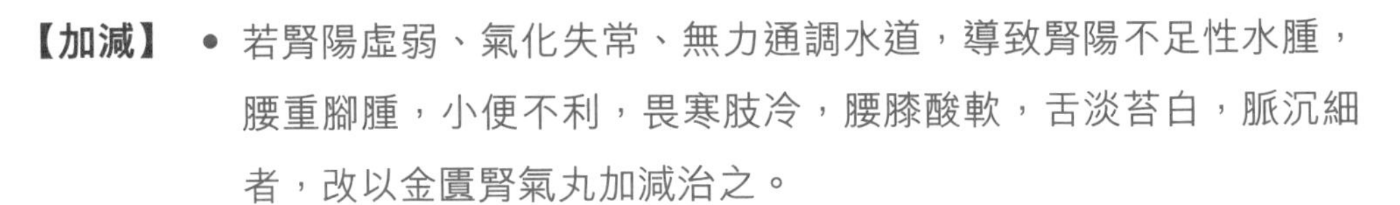

【加減】

- 若腎陽虛弱、氣化失常、無力通調水道，導致腎陽不足性水腫，腰重腳腫，小便不利，畏寒肢冷，腰膝酸軟，舌淡苔白，脈沉細者，改以金匱腎氣丸加減治之。
- 若兼氣虛者，加人參、白朮、黃芪。
- 陽虛滑精或帶濁便溏者，加補骨脂。
- 五更泄瀉者，加五味子、肉豆蔻。
- 脾胃虛寒者，加乾薑、吳茱萸。

4 心虛膽怯型

【主證】 驚恐而失眠，夜寐不寧，夢中驚跳怵惕，心悸多夢，時易驚醒，舌質淡，脈弦細。

【治則】 安神定志，清熱除煩，益氣鎮驚。

【選方】 安神定志丸（《醫學心悟》）合酸棗仁湯（《金匱要略》）加減

【處方】

藥材及份量	方解	
人參 10g，茯苓 15g，茯神 15g，遠志 10g	養心安神。	共奏安神定志，益氣鎮驚之功。
石菖蒲 12g，龍齒 15g（先煎）	鎮驚安神，補中有降。	
酸棗仁 15~30g	養血補肝，寧心安神，養肝以補膽之不足。	
川芎 6g	調暢氣機，疏達肝氣，加強酸棗仁養血調肝安神。	
知母 10g	滋陰清熱除煩，清膽而寧神，可緩川芎之辛燥，使之無傷陰之弊。	
甘草 6g	清熱和藥。	

諸藥合用，養肝血以寧心神，清內熱以除虛煩，則睡眠自寧。本方中含有人參，故不宜與五靈脂、藜蘆同服。

【加減】
- 驚悸甚者，加龍骨、牡蠣。
- 煩熱不眠者，加牡丹皮、梔子、淡竹葉。
- 偏陰虛有熱者，加生地黃、百合、白芍。
- 盜汗甚者，加五味子、浮小麥。

5 瘀血阻絡型

本證型因肝鬱氣滯，血瘀不暢，導致腦氣凝滯，神明受擾，失眠煩躁。

【主證】 徹夜難眠，久治不癒，平素頭痛、胸痛，可痛如針刺且痛有定處，急躁易怒，舌質黯紅，舌邊有瘀斑或舌面有瘀點，唇暗或兩目暗黑，脈澀或弦緊。

【治則】 疏肝理氣，活血化瘀，鎮驚安神。

【選方】 血府逐瘀湯（《醫林改錯》）加味

【處方】

<table>
<tr><th>藥材及份量</th><th colspan="2">方解</th></tr>
<tr><td>桃仁 6g，紅花 6g，赤芍 15g，當歸 10g，生地黃 15g</td><td colspan="2">行血消瘀，涼血養血。</td></tr>
<tr><td>柴胡 6g，枳殼 12g</td><td colspan="2">疏肝行氣，開胸散結。</td></tr>
<tr><td>川芎 10g，牛膝 12g</td><td>活血行血，引瘀血下行。</td><td rowspan="2">一升一降，促使氣血更易運行。</td></tr>
<tr><td>桔梗 10g</td><td>引藥上行，宣通壅滯。</td></tr>
<tr><td>琥珀 1.5g（沖服），地龍 12g</td><td colspan="2">活血化瘀，鎮驚安神。</td></tr>
<tr><td>甘草 6g</td><td colspan="2">調和諸藥。</td></tr>
</table>

全方不僅行血分之瘀滯，又能解氣分之鬱結，活血而不耗血，祛瘀又能生新，達到疏肝理氣，活血化瘀、鎮驚安神之效。

臨證體會

本方既能疏肝理氣，又能活血祛瘀，重在調整氣血平衡，可使陰陽平通而治頑固性失眠。正如《醫林改錯》記載：「夜不能睡，用安神養血治之不效者，此方若神。」根據國內臨床研究文獻報道，「凡久治難癒之失眠，不管有否瘀血病徵，改用血府逐瘀湯加味，均有顯效。」我們在此啟發下，臨證中對3例經辨證施治，應用養心安神法長期醫治無效者，改用血府逐瘀湯加味，6~12服中藥水煎劑，均有顯效。

【加減】
- 若患者不寐，伴有肢體麻木不仁時，可加首烏藤9g，使之在安神的同時，可以疏通經絡。
- 若長期不寐，伴有健忘、記憶力減退者，可加用遠志12g，以安神益智，提高記憶力。
- 若睡眠時間短，易做噩夢者，可加煅龍骨、煅牡蠣各30g，重鎮安神，以減輕做噩夢的症狀。
- 若瘀血阻絡型患者出現血瘀經閉、痛經者，可用本方去桔梗，加香附15g、益母草10g、澤蘭12g等，以活血調經止痛。

6 心肝火旺型

心肝火旺型失眠多因情志激動過度，或因工作生活長期緊張與不規律，心情積鬱導致肝失疏泄，氣鬱化火所致。龍膽瀉肝湯是疏肝泄熱、鎮心安神，最常用的代表藥方。

【主證】 突受情緒刺激，心神不安，鬱怒煩躁，驚悸難眠，甚至徹夜不眠，伴有頭暈、頭脹、目赤、耳鳴，口乾而苦，大便秘結，小便短赤，舌質紅，舌苔黃膩，脈弦而數。

【治則】 清瀉心肝之火，鎮心定驚安神。

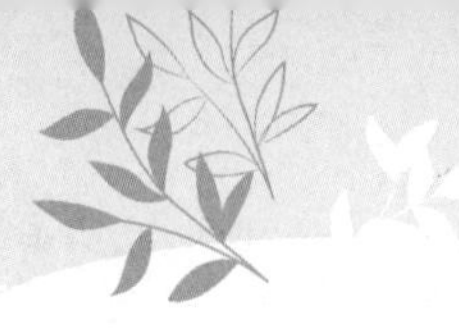

【選方】 龍膽瀉肝湯（《醫方集解》）加味

【處方】

藥材及份量	方解
龍膽草 12g	大苦大寒，上瀉肝膽實火，下清下焦濕熱，除濕瀉火。
黃芩 10g，梔子 10g	苦寒瀉火，增強龍膽草瀉肝膽之火的功效。
澤瀉 12g，木通 10g，車前子 10g	清利濕熱，助龍膽草導下焦濕熱從尿排出。
生地黃 12g，當歸 10g	滋養肝血，防苦寒藥耗傷陰血。
柴胡 6g	疏暢條達，引藥入肝膽。
朱砂 1g（沖服），珍珠 1g（沖服）	清心火熱毒，鎮心定驚安神。
甘草 3g	調和諸藥。

諸藥合用，瀉中有補，疏中有養，邪去而不傷正，使全方達到清瀉心肝之火，鎮心定驚安神之功效。本方藥偏苦寒恐傷胃氣，凡脾胃虛寒，大便溏瀉者慎用。

【加減】
- 若頭痛眩暈，加菊花、天麻。
- 若帶下黃臭，加黃柏、薏苡仁。
- 若目赤腫痛，加川芎、菊花。
- 泌尿系感染者，加萹蓄、瞿麥、白茅根、連翹。
- 若由五志鬱火，灼津為痰，痰結鬱心，瘀阻心脈引至頑固性失眠，加石菖蒲、遠志、郁金、苦杏仁、丹參，以痰瘀並治，清心安神。
- 若眩暈，加菊花、黃芩。
- 若內熱心煩，加梔子、淡豆豉。

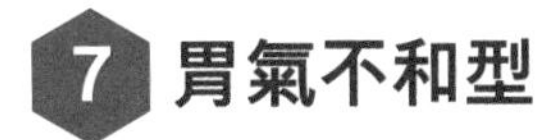

7 胃氣不和型

本證多因思慮過度，勞傷心脾，氣血日耗所致。心脾氣血暗耗，神無所主，意無所藏，故見心悸怔忡，健忘失眠。

【主證】 失眠多夢，脘腹不舒，脘悶噯氣，胃滯納呆，舌淡苔膩，脈滑數。

【治則】 消食導滯，和胃安神。

【選方】 半夏秫米湯（《黃帝內經》）合保和丸（《丹溪心法》）加減

【處方】

藥材及份量	方解
法半夏 10g	解鬱散結化滯，健脾和胃，燥濕制痰化生之源。
秫米 10~15g	和胃安眠。
山楂 10g，神曲 10g	消食化積，健脾導滯。
萊菔子 12g	下氣消食，消宿食痰氣之積。
陳皮 6g	行氣化滯，燥濕化痰。
茯苓 15g	健脾和中。
連翹 10g	清熱散結，可消食積內蘊之熱。

臨證體會

《張氏醫通》云：「脈數滑有力不眠者，中有宿食痰火，此為胃不和，則卧不安也。」半夏秫米湯為《黃帝內經》十三方之一，為古代治失眠第一方，善於治療因痰濕內盛、胃氣不和所引起的失眠。半夏與秫米合用，一溫一涼，相輔相行，黏滑滋燥和胃。胃氣以降為順，脾胃為升降樞紐、斡旋之州，胃氣降則脾氣升，清陽得升，濁陰得降，痰濕得祛，則上下陰陽和也。正如《黃帝內經》曰：「此所謂決瀆壅塞，經絡大通，陰陽和得者也。」近代醫家張錫純在《醫學衷中參西錄》也提到：「半夏秫米湯

> 原甚效驗，誠以胃居中焦，胃中之氣化若能息息下行，上焦之氣化皆可因之下行。半夏善於降胃，秫米善於和胃，半夏與秫米並用，脾胃氣調和順適，不失下行之常，是以能令人瞑目安睡。」

【加減】
- 胃氣不和導致宿食停滯，胃脘脹痛者，加木香、枳實、厚朴、延胡索。
- 食積化熱者，加黃芩、黃連。
- 大便秘結者，加大黃、檳榔。

二. 臨床經驗心得

1 古代名方治療失眠

（1）若不寐久治不癒，酸棗仁湯的基礎上合用半夏秫米湯

不寐的病因多種多樣，有外邪、情志、飲食、體虛等多種因素，中醫學認為，人之不寐與魂魄有關，因心藏魂，肝藏魄。從《黃帝內經》出發，以「人卧血歸於肝」立論，重視血和肝膽對治療不寐的重要性。臨床上常以酸棗仁湯化裁加減，若不寐久治不癒，則合用《內經》十三方中的半夏秫米湯共同作為底方化裁加減，屢建奇功。

酸棗仁湯來源於《金匱要略》，由酸棗仁為君藥，甘草、茯苓、知母、川芎共同組成。歷代醫家均喜用酸棗仁湯治療肝血虛、煩躁不得眠的不寐。我們在香港臨證中體會，虛勞虛煩，是心腎不交之病證，腎水不能上交心火，心火無所制約，故煩而不得眠，不得眠本是因火所致，心火之亢盛，實由肝氣鬱滯而使得魂不安，則木能生火。因其「肝藏魂」，而此時氣亦不順，然而「人卧血歸於肝」，「肝者，罷極之本」，「陽氣者，煩勞則張，精絕」，故罷極必傷肝體，煩勞則精氣絕，肝傷、精絕則虛勞虛煩不得安卧。

酸棗仁酸平，應少陽之氣，治其宜收宜補，以生心血，以養肝血，此就是以酸收之，以酸補之之法。肝氣鬱而欲散之，散則以川芎之辛散，使輔助酸棗仁舒肝調血，所謂以辛補之。肝急欲緩，緩之以甘草之甘緩，以防川芎之疏肝太過而泄氣。知母涼肺胃之氣，以助清熱之力，茯苓導氣歸下焦，共奏安眠之功。在臨床中我們在使用酸棗仁湯時，考慮到古代和現代中藥有效成分的變化，使用劑量往往是原方的一倍：

酸棗仁 30g，知母 12g，茯苓 12g，川芎 12g，甘草 9g。

以酸棗仁湯為底方，臨床根據患者舌脈及兼症，隨症加減。

半夏秫米湯出自《黃帝內經》，是《內經》十三方之一。方中僅半夏和秫米兩味藥，但卻常能顯奇效。方中法半夏並非化痰之用，而是有其他深意，因法半夏生於夏至左右，夏至之前天地乃純陽之氣，夏至之後天地乃有一縷陰氣出現，故半夏主陰陽開闔之半，半欲開，半欲闔，此乃人體由清醒進入睡眠的關鍵節點，半夏則可在此節點發揮作用使人體進入睡眠狀態。方中秫米現代常用高粱米代替，若無高粱米亦可使用薏苡仁，均能發揮很好療效。我們在運用半夏秫米湯時亦會加用夏枯草，因夏枯草夏至後即枯，蓋稟天地純陽之氣，得陰氣則枯萎。因此，夏枯草乃至陰之體，得純陽之氣方可生長，夏至之後，陰氣日漸隆盛，陰不得陽助，而致其枯萎。故夏枯草也具有交通陰陽之用。對於難治性失眠運用酸棗仁湯合半夏秫米湯加夏枯草，常可有意外收穫。

總之，中醫治療不寐，回歸經典，從古方中探索新的出路，古為今用，取其精華，是中醫人不斷前進的方向。

（2）陰陽失調不寐證——半夏秫米湯

《靈樞・口問》云：「陽氣盡，陰氣盛，則目瞑；陰氣盡而陽氣盛，盛則寤矣。」《靈樞・邪客》記載：「今厥氣客於五藏六府，則衛氣獨衛其外，行於陽，不得入於陰，行於陽則陽氣盛，陽氣盛則陽蹻陷，不得入於陰，陰虛，故目不瞑。……飲以半夏（秫米）湯一劑，陰陽已通，其卧立至。」我們在臨床實踐中，常以法半夏 10g，秫米 10~15g 組方，主要是調和陰陽的作用。因為法半夏味辛，直驅少陰厥逆之氣，使其上通於陽明；秫米甘寒，能泄陽補陰，致使陰陽和調，故能治不眠之證。兩藥合用，使陰陽相通，流水千里，揚之萬遍，取其流暢而無阻滯，以加強穩定睡眠的藥效。

(3) 熱擾胸膈不寐證 ——梔子豉湯

梔子豉湯出自《傷寒論》，具有清熱除煩，宣發鬱熱之功效，主治熱鬱胸膈不寐證；症見身熱心煩，虛煩不得眠，或心中懊憹，反覆顛倒，或心中窒，或心中結痛，舌紅苔微黃，脈數。本方由梔子 10g，淡豆豉 10g 組成，方中梔子清透鬱熱，可通瀉三焦鬱熱，導火下行；淡豆豉清輕上行，清表宣熱，清熱除煩。全方合用，有清宣鬱熱之效，能使鬱熱得宣得散，心神自寧，則失眠自除。若加黃連 3~6g，可瀉心火，使安神的功效倍增。

(4) 胃火擾動不寐證 ——飲水自救

根據《傷寒論》第 71 條：「太陽病，發汗後，大汗出，胃中乾，煩躁不得眠，欲得飲水者，少少與飲之，令胃氣和則愈。」此為表證雖解，卻損傷了津液，導致胃中津液不足，陽明燥熱，上擾心神，故不得眠，即《素問》之「胃不和則卧不安。」我們在香港臨證中，在《傷寒論》的啟示下，對於本證，仲景雖未提出方藥治療，但指出渴欲飲水，為飲水自救之故，只要少少與飲之，令其胃氣調和。故臨證仿效之，確有功效；也可與白虎湯或白虎加人參湯治之，同獲佳效。

(5) 心腎不交致不寐證 ——黃連阿膠湯

根據《傷寒論》第 303 條：「少陰病，得之二三日以上，心中煩，不得卧，黃連阿膠湯主之。」因邪入少陰，熱化傷陰，腎水不能上濟於心，致心火亢盛，心腎不交，則不能安寐。黃連阿膠湯為治療心腎不交的始祖方，方中的黃連、黃芩清心火；白芍、阿膠、雞子黃滋陰養血，交通心腎。諸藥合用，使心腎得交，水火相濟，養陰清心，則「心中煩、不得卧」自癒。

(6) 經久不癒的不寐證 ——柴胡加龍骨牡蠣湯

鑒於失眠症情不一，有些失眠很難分清虛實，或為虛中挾實，故當權衡虛實，隨機應變。對於這類經久難癒的失眠，我們在臨證中的經驗體會，若用柴胡加龍骨牡蠣湯，多能取效。本方出自《傷寒論》第 107 條，是由小柴胡湯去甘草，加桂枝、龍骨、牡蠣、大黃、茯苓、鉛丹組成。因鉛丹有毒，故改生赭石代之。柴胡、黃芩、法半夏、人參、生薑、大棗、桂枝為小柴胡湯，加桂枝，有疏解泄熱，使內陷之邪從外而解；桂枝配龍骨、牡蠣、生赭石通心陽，止驚安神；大黃瀉火攻積，行瘀通絡；茯苓利水化痰，寧心安神。我們有 6 例久治無效病例，經在上方基礎上，加靈芝 30g，炒酸棗仁 15~30g，連服 3~5 劑，均能見效。

2 失眠與夜尿頻數

（1）腎陽（氣）虛→失眠與夜尿頻數

選用石菖蒲 10g，遠志 10g，在其開竅醒神，交通心腎的基礎上，再加固澀縮尿的益智仁 12g，桑螵蛸 12g，覆盆子 10g，補骨脂 12g，可使腎陽（氣）虛所致的失眠與夜尿頻數治癒。

（2）腎陰虧虛→失眠與夜尿頻數

金櫻芡實丸，原名水陸二仙丹，治遺精縮尿有佳效。方中由芡實 30g，金櫻子 10g 組成，有益腎健脾，能固下元，澀精縮尿的功效；再加上五味子 10g，滋腎斂汗，止尿頻數；石菖蒲 10g，遠志 10g，開竅醒神，交通心腎，使全方達到治癒腎陰虧虛所致的失眠與夜尿頻數。

3「交通心腎，開竅寧神」的驗效對藥

❶ **遠志 6~10g / 石菖蒲 3~10g：**施今墨交通心腎，寧心安神有效對藥。遠志芳香行散，寧心安神；石菖蒲辛散溫通，利氣通竅，辟濁化濕，理氣化痰。因遠志通於腎交於心，石菖蒲開竅啟閉寧神。二藥伍用，交通心腎，益腎健腦聰智，開竅啟閉寧神之力增強。

❷ **五味子 2~6g / 磁石 10~30g：**五味子既入心經，也入腎經，性溫而潤，上能養心氣，下能滋腎陰，有寧心安神，滋腎生津，納氣斂汗的功效；磁石偏走腎經，有重鎮安神，益腎納氣的功效。兩藥共用，具有交通心腎，鎮靜躁動的心神，開竅寧神的功效。

❸ **龍骨 15~30g / 牡蠣 15~30g：**人身陽之精為「魂」，龍骨能安「魂」；

陰之精為「魄」，牡蠣能安「魄」。魂魄安強，精神自足；魂魄安定，重鎮安神，斂汗固精，化痰斂帶，軟堅散結。

❹ **石決明 6~12g / 磁石 10~30g：**石決明入肝經，磁石入腎經，兩藥合用，為木水相生之妙，對肝腎陰虛，水不涵木，以致肝陽上擾，症見眩暈，耳鳴耳聾，失眠多夢與高血壓等有治療之效。

4「寧心安神」的有效對藥

❶ **酸棗仁 10~15g / 柏子仁 10~15g：**酸棗仁養心陰，益肝血，清肝膽虛熱而寧心安神；柏子仁養心氣，潤腎燥，安魂定魄，益智寧神。二藥為伍，相得益彰，寧心安神，治療失眠甚佳。

❷ **百合 10~30g / 知母 6~10g：**百合偏於補，甘寒清潤而不膩，有寧心安神，潤肺止咳之功；知母偏於瀉，甘寒降火而不燥，清熱瀉火，滋陰潤燥。二藥伍用，一潤一清、一補一瀉，共奏潤肺清熱，寧心安神之效。

5 腎陽虛「懈怠思臥，步行艱難無力」的有效對藥

肉蓯蓉 15~30g / 巴戟天 12~15g：此為施今墨之常用對藥。肉蓯蓉補陽益陰，性溫而柔潤，溫而不燥，補而不峻，有益髓壯陽強筋骨，養陰益精氣動活力的功效；巴戟天補腎助陽強筋骨，祛風除寒濕痺痛，柔潤而不燥，補中增志益氣，對五勞七傷有佳效。兩藥合用，補腎益精髓，壯陽強筋健骨，益精氣，強活力。

老年痴呆症

失老年痴呆症（Dementia）是一種老年期慢性進行性智力缺損，大多為腦組織瀰漫性萎縮和退行性改變所引起的一種認知障礙症或腦退化症。本病屬於中醫學的「痴呆」、「愚痴」、「呆痴」、「痴症」、「呆病」或「智能減退」等範疇。早在明代張景岳的《景岳全書・雜證謨》中有「癲狂痴呆」專論記載，清代醫家陳士鐸《辨證錄》亦有「呆病」的記載，王清任在《醫林改錯》中詳細論述了老年痴呆的機理，並進一步指出「腦氣虛，腦髓小……高年無記性者，腦髓漸空」的理論，與現代醫學對腦發育及衰老的認識頗相一致。

老年痴呆症在香港患者中，多為 65 歲以上之長者，年齡愈大，患病的機會也愈高。根據數字統計，本港每 10 名 65 歲以上之老人之中，便有一名患上老年痴呆症。現今患上老年痴呆症的患者約有 6 萬人，根據推算到 2050 年時，香港的老年痴呆人口將有可能達到 33 萬人。本病主要臨床特徵為記憶障礙；認知及語言功能障礙；人格、心理及情感障礙；飲食、睡眠及行為障礙。

現代中醫學對老年痴呆症的認識：

（1）腦髓空虛是老年痴呆症發病的病理基礎：因為腦為髓之海，腦髓是智能和記憶的物質基礎。隨着年齡增長，正氣衰退，腎精虧損，氣不化精，精不生髓，導致腦髓漸空，記憶和智能逐漸減退。

（2）痰濁蒙竅是老年痴呆症發病的病理關鍵：痰濁蒙竅致呆理論源於清代，老年痴呆患者早期表現的記憶、智能減退等，多屬中醫的「痰」證，並提出「痰氣最盛，呆氣最深」，「治呆無奇法，治痰即治呆」，此理論對中醫辨證施治起到重大啟蒙作用。

（3）髓空痰濁是老年痴呆症發病的核心病機：中醫學認為，腎為先天之本，腎主骨生髓，腦為髓之海。遺傳因素所致的痴呆，責之在腎。本病的病機以腎虛為中心，也涉及心、脾與肝三臟，因心氣虛、心陰虛、心火盛可導致心不寧神，心腎不交等；脾虛可致氣虛、痰滯、絡瘀；肝可致陽亢、風動、竅閉等，這些理論在辨證施治中尤應重視。

一 . 辨證分型

我們在香港常見的老年痴呆症病例，多為髓海空虛，痰瘀互結型；心脾兩虛，痰瘀阻竅型；心肝血虛，痰瘀互結型；肝腎陰虛，痰瘀阻竅化風型；肝鬱氣滯，痰瘀互結型。這些病例中多以虛為主，兼有痰瘀互結。西醫學中論析的腦血管性痴呆，則以痰瘀為主，伴有肝風，也有虛夾痰瘀者，現作如下分述。

1 髓海空虛，痰瘀互結型

本證型因心腎兩虛，心腎不交，導致髓海空虛，痰瘀互結。

【主證】 癡呆，兼見頭暈耳鳴，懈怠思臥，心煩心悸，步行艱難，痰涎稀多，夜間尿多，舌淡苔膩，舌邊瘀點，脈弦細滑。

【治則】 填精補髓，化痰祛瘀，開竅醒腦。

【選方】 龜鹿二仙湯（《現代中醫內科學》）加減

【處方】

藥材及份量	方解
龜甲 30g，熟地黃 15g，山茱萸 12g，枸杞子 12g	滋補腎陰，填精補髓。
鹿角膠 12g（烊化），淫羊藿 12g，菟絲子 12g	益陽補腎，補而不膩。
人參 10g，石菖蒲 12g，遠志 10g	益舒心氣，交通心腎，開竅，醒暢心神。
法半夏 10g，陳皮 6g	祛痰化濁，開宣腦竅。
丹參 12g，川芎 6g	化瘀通絡，開竅醒神。

【加減】
- 若頭暈目眩，乃清陽不升，痰濁不降而化風之象，可加天麻、葛根、澤瀉，以升清降濁，息風化痰。

- 若肢體震心顫，乃痰瘀滞絡化風，加全蠍、僵蠶、蟬蜕、地龍等蟲類藥物，以搜剔通絡，化瘀息風。
- 若見忽哭忽笑，乃兼心氣不足，氣陰受損，可用甘麥大棗湯加百合、知母，以養心寧神。

2 心脾兩虛，痰瘀阻竅型

【主證】 癡呆，面色萎黃，伴表情呆鈍，心神不定，心悸失眠，食少倦怠，腹脹便溏，氣短神怯，舌質淡嫩，苔白，脈細弱。

【治則】 健脾養心醒腦，滌痰祛瘀開竅。

【選方】 洗心湯（《辨證錄》）加減

【處方】 洗心湯是清代名醫陳士鐸的「治呆名方」。

藥材及份量	方解
人參 10g	補氣養心生精，使氣旺以化生水穀精微，充養腦髓。
法半夏 10g，陳皮 6g，石菖蒲 12g	祛痰化濁，開宣腦竅。
神曲 10g	助二陳湯健脾通氣。
丹參 12g，川芎 10g，當歸 10g	活血通絡祛瘀。
酸棗仁 30g，茯苓 15g，大棗 10g	養心腦，安心神。
甘草 3g	調和諸藥。

全方合用，使上氣足，腦髓滿，痰瘀化，有補氣化精，養心健脾，化痰降濁，祛瘀通絡開竅之功效。

【加減】
- 若病延日久，痰鬱化熱，痴呆加重，舌質紅，苔黃膩，此為痰熱閉竅，當先清熱化痰，可選溫膽湯加味，即黃芩、枳實、竹茹、陳皮、法半夏、生薑、石菖蒲、膽南星、黃連。
- 失眠重者，加酸棗仁、五味子，待痰熱去後，再治其本虛。

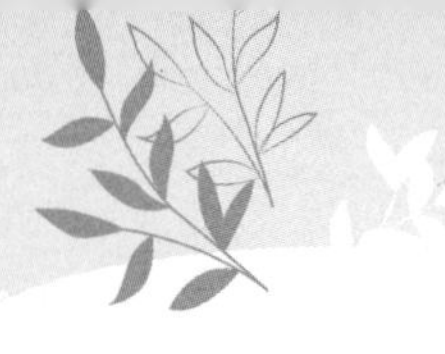

3 心肝血虛，痰瘀互結型

【主證】 癡呆，伴情緒激動易怒，暴發性哭笑，兩目無神，視物昏花，面色淡白無華，心悸怔忡，手足震顫麻木，雙目暗晦，舌質暗或有瘀斑（點），脈弦細。

【治則】 益氣滋陰生血，滌痰祛瘀開竅，養心解鬱安神。

【選方】 聖癒湯（《蘭室秘藏》）合養脾湯（《校注婦人良方》）加減

【處方】

藥材及份量	方解
黃芪 30g，人參 10g，當歸 10g，川芎 6g，白芍 15g	補心氣以生血，滋肝陰以養血，益氣祛瘀通絡。
柴胡 6g	與白芍合用，加強疏肝解鬱，養血柔肝之效。
五味子 10g，石菖蒲 12g	滋陰通竅，與白芍合用，加強柔肝養血，解痙通竅之效。
柏子仁 15g，遠志 10g	養心安神，開竅益智。
合歡花 12g	解鬱安神。
枳實 12g，膽南星 10g	與石菖蒲共奏瀉痰除痞，滌痰開竅之效。

加減研討

若衰老明顯，如皮膚老人斑、角膜老年環、步態不穩、重聽等表現突出；或雖痰瘀甚，已服上述方劑雖痰瘀已大減，但腎虛衰老病徵尚突出者，應轉用側重補腎生髓，健腦抗衰老的還少丹。本方能大補心、腎、脾、胃四經虛損，尤以偏重於腎陽虛者。

【治則】 養心安神，健運脾胃，醒腦寧神。

【選方】 還少丹（《仁齋直指》）加減

【處方】

藥材及份量	方解
肉蓯蓉 30g，巴戟天 12g，杜仲 15g，牛膝 15g	補腎助陽，壯腰補腦，強筋壯骨。
熟地黃 30g，山藥 15g	滋陰益腎以求陽，滋陰以健腦。
茯苓 15g，大棗 10g，小茴香 10g	溫胃健脾，先天後天俱補。
遠志 10g，五味子 10g，石菖蒲 12g	交通心腎，安神定志。
山茱萸 15 g	固腎澀精。

諸藥合用，陰陽俱補，補而不膩，久服能延年益壽，去老還少，故得方名。

4 肝腎陰虛，痰瘀阻竅化風型

本證因肝腎陰不足，虛火上炎，兼有痰瘀阻竅化風，故應用滋養肝腎陰，補腎益精，以治其本；再加化痰祛瘀通竅，治其標。根據我們在香港的臨床經驗，本病證多見於西醫學的血管性痴呆（Vascular Dementia, VD）。

【主證】 癡呆，視物昏花，筋脈拘急，麻木，抽搐，脅痛，眩暈耳鳴，腰膝酸軟，齒搖髮脱，五心煩熱，午後潮熱，虛煩不寐，舌紅少苔或無苔，脈沉弦細數。

【治則】 滋腎柔肝，化痰祛瘀息風。

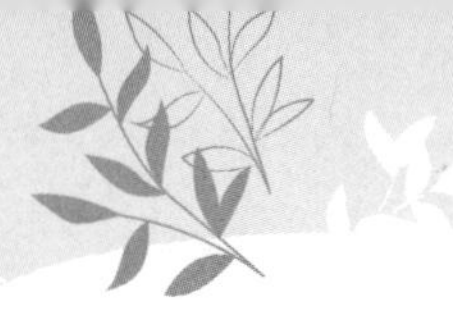

【選方】 知柏地黃丸（《筆花醫鏡》）加減

【處方】

藥材及份量	方解
知母 12g，黃柏 12g	滋腎水，瀉虛火。
熟地黃 15g	滋補腎陰，壯水制火。
山茱萸 12g	養肝補腎，固澀精氣。
山藥 15g	健脾益腎，養陰固澀。
澤瀉 12g	瀉腎火，引火下行。
牡丹皮 12g	清肝瀉火，涼血，除骨蒸。
黃芩 10g，全瓜蔞 12g，膽南星 10g	清化痰熱。
赤芍 15g，桃仁 10g，川芎 6g	活血祛瘀通竅。
甘草 3g	益氣調中。

【加減】
- 若手足麻木者，加黃芪、紅花，以益氣通絡活血。
- 若肢體運動障礙，如步態不穩，肢末震顫，加全蠍、地龍、僵蠶，以通絡息風。
- 若患者雙耳重聽或耳鳴如蟬者，加五味子、石菖蒲、磁石，以滋腎通竅，充耳寧神。
- 若陰虛較甚，舌紅少苔者，加生地黃、玄參、麥冬、龜板、白芍等，以滋腎養肝。

5 肝鬱氣滯，痰瘀互結型

【主證】 癡呆，常有感情創傷，氣鬱傷肝病史。表情鬱悶呆滯，終日閉戶獨居，頻頻嘆氣，口中喃喃，多不可解；時而心煩燥動，語言顛三倒四，或哭笑不休，虛煩不眠。舌質紅，苔黃膩，脈弦細或弦數。

【治則】 疏肝解鬱，化瘀滌痰，安神定志，開竅醒神。

【選方】 柴胡疏肝散（《景岳全書》）合轉呆丹（《辨證錄》卷四）加減

【處方】

<table>
<tr><th>藥材及份量</th><th colspan="2">方解</th></tr>
<tr><td>柴胡 6g，枳殼 12g，香附 12g</td><td colspan="2">疏肝理氣解鬱。</td></tr>
<tr><td>川芎 10g</td><td colspan="2">血中之氣藥，活血行氣。</td></tr>
<tr><td>人參 10~15g</td><td colspan="2">大補元氣，復脈固脫，益智安神，生津健脾。</td></tr>
<tr><td>炒酸棗仁 30g，柏子仁 30g</td><td colspan="2">養心安神，寧心定志。</td></tr>
<tr><td>白芍 10g</td><td colspan="2">養血柔肝，解痙緩急。</td></tr>
<tr><td>當歸 10g</td><td>養血活血。</td><td rowspan="2">兩藥相合，有化瘀滌痰之功。</td></tr>
<tr><td>法半夏 10g</td><td>燥濕祛痰。</td></tr>
<tr><td>石菖蒲 12g</td><td colspan="2">開竅醒神，化痰散結。</td></tr>
<tr><td>茯神 15g</td><td colspan="2">寧心安神，健脾益氣。</td></tr>
<tr><td>甘草 6g</td><td colspan="2">益氣調中。</td></tr>
</table>

【加減】

- 若心煩懊憹，心下痞悶，憂鬱驚悸失眠者，在原方基礎上，加黃連、合歡皮，以清心火，除煩熱，寧心解鬱，促進憂鬱驚悸失眠改善。
- 若心悸驚恐，肝虛目眩者，加珍珠母平肝潛陽，定驚明目。
- 若食慾減退與食納呆滯者，加神曲、麥芽，以健脾和胃，消食化積。

二.「提高療效」的臨床經驗心得

1 重視補腎填精益髓治法

本病臨床主要表現為進行性認知功能障礙和記憶力減退，腎精虧虛，是本病

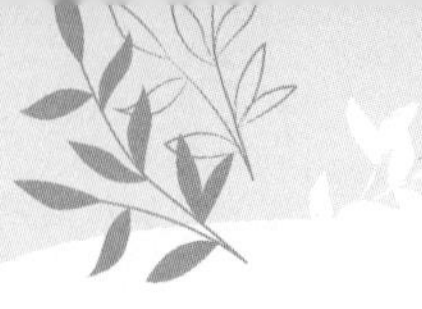

發展的根本。所以，本病的主要病機是腎氣不足，腦髓不充，重視補腎填精益髓治法應貫穿本病的始終。我們常用的補腎填精益髓中藥：

- **肉蓯蓉：**善補腎陽、腎陰，補而不燥，是補腎益精，補腎健腦髓之佳品；
- **淫羊藿、黃芪：**益氣扶陽，補腎填精，是令腦髓充實的佳效藥；
- **熟地黃、山茱萸、枸杞子、製何首烏：**陰柔膩重之養陰補腎藥；
- **鹿角膠、龜甲膠、紫河車：**補腎填精之血肉有情之品，故很常用。

上述 10 種中藥經研究證實，可保護海馬 CA1 區神經元、突觸結構，促進腦部中樞神經功能康復。

2 「補腎祛痰化瘀」是治療本病的大法

本病的主要病機是腎氣不足，腦髓不充，但痰濁、瘀阻可蒙蔽清竅，使神明被阻而失用，形成癡呆健忘。因氣血屬精神活動的物質基礎，血氣不和，則神明失用可生癡呆健忘。因此，中醫常用逐痰祛瘀列為治療癡呆的重要治法。大量臨床研究證明，腎虧髓虛，血瘀痰阻是本病的病理基礎，應用補腎祛痰化瘀是治療本病的大法。

- **石菖蒲：**始載於《神農本草經》，本藥氣芳香，具有開七竅、祛痰濁、通耳目、利咽喉、醒心神之功效，常用以治療痰濁蒙蔽心竅之老年性癡呆症。尤以其通竅豁痰、醒腦安神之效，常加陳皮、法半夏，行氣化滯，燥濕滌痰；枳實、膽南星，瀉痰除痞，滌痰開竅，常有驗效。
- **黃芪：**益氣祛瘀，因氣為血帥，氣行則血行，常與桃仁、川芎相合，加強理氣調血，益氣祛瘀開竅之效。

3 「健脾助運」促進痴呆症康復

張景岳於《景岳全書》指出脾胃強弱對痴呆症的預後起關鍵作用。因為脾為後天之本，氣血生化之源，藥物的吸收及精、氣、血、津液的化生和對各臟腑的充養，皆賴以脾運化水穀的功能正常。所以，臨床治療痴呆健忘方藥多使用益氣健脾中藥。我們在香港臨床實踐中常用人參、黨參、黃芪、茯苓、白朮、山藥、炙甘草等益氣健脾中藥，以促進痴呆症的康復。

4 重視「交通心腎」，使智生慧長，恢復記憶

因為心主火，藏神；腎主水，藏志，心腎相交，則能水火互濟，神志通明。故治療痴呆健忘諸方，我們多重視加石菖蒲、遠志等藥，以交通心腎，使智生慧長，恢復記憶。

- **石菖蒲 6~10g / 遠志 6~10g：**此為施今墨應用於交通心腎的有效對藥。施今墨認為：遠志通於腎，交於心，有寧心安神，散鬱化痰之功；石菖蒲利氣通竅，辟濁化濕，理氣化痰，活血止痛，是開竅啟閉寧神之佳效藥。兩藥為伍，通心竅，交心腎，益腎健腦充智，開竅啟閉寧神之力強。

5「行滯開鬱，開竅醒神」不可忽略

❶ 癡呆多起於情志抑鬱，氣機鬱滯不舒，故古代醫家治療多注重行滯開鬱。常用柴胡之辛散通隧開鬱，並重視運用香附、梔子，以開解情志氣機之鬱滯。常用柴胡 10g，香附 30g，梔子 10g，疏肝解鬱，以開解情志氣機之鬱滯。

❷ 癡呆健忘以清竅不通，神機失用為其特點；或因虛損失養，故古代治療方藥中多佐用冰片、麝香，石菖蒲、郁金等芳香走竄、醒腦開竅之品。

6 銀杏葉防治老年性痴呆

國外把銀杏葉製成保健品（如：糖、酒、飲料等），認為有防治老年性痴呆的功效。德國學者以銀杏葉提取物 LH370 治療腦血管性痴呆，可使症狀改善。

7 海蛇是益智健腦佳品

日本研究及報道認為，海蛇含有豐富的 DHA（Docosahexaenoic Acid，二十二碳六烯酸），它是腦磷脂的主要成分，對腦神經傳導和軸突的生長發育有重要作用，是益智健腦的佳品，有助防治老年性痴呆症。

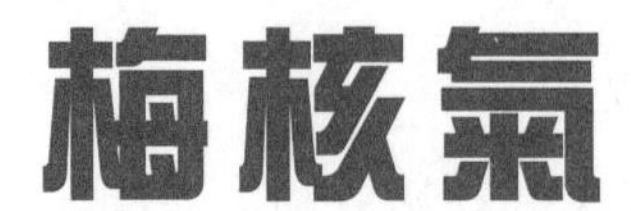

梅核氣

梅核氣是指咽喉中有異常感覺，主要症狀有如梅核塞於咽喉，咯之不出，咽之不下，時發時止為特徵的咽喉疾病；相當於西醫的咽部神經官能症，或稱咽癔症、癔球症（臆球症）、喉球症等（Globus Hystericus, Globus Sensation）。該病多發於壯年人，以女性居多。正如《金匱要略・婦人雜病脈證並治》所載述「咽中如有炙臠」，當屬此病。《古今醫鑒・梅核氣》云：「梅核氣者，窒礙於咽喉之間，咯之不出，咽之不下，有如梅核之狀是也。始因喜怒太過，積熱蘊隆，乃成厲痰鬱結，致斯疾耳。」說明本病主要因情志不暢，肝氣鬱結，循經上逆，結於咽喉或乘脾犯胃，運化失司，津液不得輸佈，凝結成痰，痰氣結於咽喉而引起。

一．辨證分型

1 肝氣鬱結，痰氣壅滯型

【主證】 咽喉部有異物阻塞感，咽之不下，咯之不出，胸脅脹悶，或食後泛酸、飽脹，噯氣，舌質淡，苔白膩，脈弦滑。

【治則】 疏肝理氣，化痰散結。

【選方】 半夏厚朴湯（《金匱要略》）加減

【處方】

藥材及份量	方解	
法半夏 10g	化痰開結，降逆和胃，重在降逆。	二者相伍，一化痰結，一行氣滯，痰氣並治，使痰降則氣行，鬱開則痰降，共為君藥。
厚朴 12g	下氣除滿，以散胸中滯氣，重在行氣。	

藥材及份量	方解	
茯苓 15g	滲濕健脾，助法半夏祛濕化痰。	共為臣藥。
紫蘇葉 10g	芳香宣肺，順氣寬胸，宣通胸中之鬱結之氣，助厚朴順氣寬胸。	
生薑 10g	和胃降逆止嘔，且制法半夏之毒。	共為佐藥。
柴胡 6g，郁金 12g	疏肝解鬱，行氣散痰結。	
旋覆花 12g	消痰降逆下氣。	

半夏厚朴湯為治療痰氣互結之梅核氣的代表方。全方合用辛以開結，苦能降逆，行中有宣，降中有散，溫以化痰，痰氣並治，共奏行氣散結，降逆化痰之功效。

【加減】 • 本方藥物多苦溫辛燥，適宜於痰氣互結偏於寒性者；若見顴紅口苦，舌紅少苔，陰傷津少者，為氣鬱化火，痰火互結所致，雖有梅核氣症狀，亦不宜使用。

2 氣鬱化火，痰火互結型

本證為痰熱結胸之證，常因邪熱內陷，溫熱之邪氣煎熬津液而成痰，以致痰熱互結者，應以清熱化痰，下氣消痞治之。

【主證】 咽喉部自覺不舒暢，有異物感，痰黃稠難咯，顴紅口苦，心胸悶痛不適，噯氣，腹脹便乾，舌質紅，苔黃膩，脈滑數。

【治則】 清熱化痰，降逆下氣消痞。

【選方】 小陷胸湯（《傷寒論》）加味

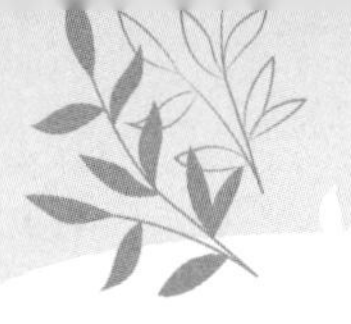

【處方】

藥材及份量	方解
全瓜蔞 15g	清熱化痰，宣通胸膈之痺。
黃連 6g	清熱降火，以除心下之痞。
法半夏 10g	降逆消痞，以散心下之結。
枳實 12g	破氣除痞。
膽南星 10g，苦杏仁 10g，浙貝母 10g	清潤化痰，針對咳痰黃稠難咯。
甘草 3g	調和諸藥。

小陷胸湯為治療痰熱結胸的常用方。本方為治痰熱結胸之證，具清熱化痰，下氣消痞的功效，屬清熱方劑。若梅核氣患者經四診合參後，屬寒證者，不宜應用本方。

【加減】
- 若心胸有壓迫感，或心胸悶痛者，加柴胡、桔梗等，以行氣活血，解鬱止痛治之。
- 若煩熱難眠者，加香附、梔子、酸棗仁，以清熱除煩，養心安神。

3 肺胃津傷，虛火上炎型

【主證】咽部有異物感，吞吐不出，咳唾涎沫，氣逆而喘，咽乾口燥，胃氣上逆，舌紅苔少，脈細無力。

【治則】滋養胃陰，消痰降氣。

【選方】麥門冬湯（《金匱要略》）加減

【處方】

藥材及份量	方解	
麥冬 15g，北沙參 15g	滋養肺胃，清降虛火。	為君藥。
人參 10g	益氣生津。	為臣藥。

藥材及份量	方解	
法半夏 10g	降逆化痰。	為佐藥。
甘草 6g，大棗 10g	益胃氣，生津液。	為使藥。
白芍 15g，川楝子 12g	養胃陰，理氣止痛。	

諸藥合用，使肺胃氣陰得復，則虛火平，逆氣降，痰涎清，咽喉利，梅核氣自癒。

【加減】
- 肺痿陰虛甚者，加天冬、玉竹。
- 虛熱甚者，加銀柴胡、地骨皮。
- 胃陰虛甚者，加山藥、阿膠、天冬、當歸、麥芽。
- 胃脘部疼痛者，加石斛。
- 咳嗽甚者，加百合、桔梗、川貝母。
- 心煩躁渴者，加石膏、知母。

二.臨床經驗心得

梅核氣以情志失暢為主要病因，在治療上應重視情緒鼓勵，特別要向患者說明本病並非器質病變，更非癌症，且預後良好。在香港的臨床經驗告知我們，若患者放下顧慮，充滿信心，精神愉快，常收到事半功倍的佳效。

大量臨床經驗顯示，梅核氣病例大抵初起時多見肝氣鬱滯，痰氣壅滯型；若病久則因情志抑鬱化火，可進為痰熱結胸，痰火互結，產生咽喉異物感為痰黃稠難咯之證候，此時若濫用名家專方介紹的疏肝理氣，化痰散結的半夏厚朴湯加減，多為香燥傷陰之品，易導致陰虛挾痰之證。由於此類患者病久邪熱內陷，溫熱之邪氣煎熬津液，導致痰熱互結，故應選用清熱化痰，下氣消痞之處方（小陷胸湯加味）治之，才獲佳效。小陷胸湯出自《傷寒論》，由全瓜蔞 20g，黃連 6g，法半夏 12g 組成，有清熱滌痰，寬胸散結之效。方中若加入破氣除痞之枳實，可提高療效。

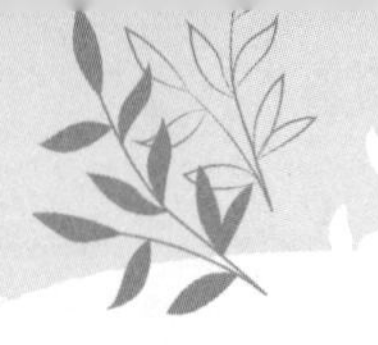

全瓜蔞

- 甘寒，清熱滌痰，寬胸散結
- 用時先煮，意在以緩治上，通胸膈之痺

↕ 潤燥相得，是為清熱化痰，散結開痞的常用組合

法半夏

- 辛溫，化痰散結

↕ 兩者合用，一苦一辛，體現辛開苦降之法

黃連

- 苦寒，泄熱除痞

【加減】

- 心胸悶痛者，加柴胡、桔梗、郁金、赤芍等，以行氣活血止痛。
- 咳痰黃稠難咯者，可減法半夏用量至 6g，加膽南星、苦杏仁、浙貝母等以清熱利咽，化稠黃痰與散痰結，病者可癒。

重症肌無力症

重症肌無力症（Myasthenia Gravis）是一種慢性自身免疫性疾病，由於神經肌肉接點異常，導致骨骼肌無力和極易疲勞。女性多於男性，任何年齡均可發病，但 20~40 歲的女性和 50~70 歲以上的男性最多見。這種疾病大多不是先天遺傳，而與自身免疫相關，也就是機體免疫系統出現異常，對正常組織發起攻擊，導致一系列損傷。

重症肌無力症的主要症狀是容易疲勞，肌肉會在活動期間逐漸變得軟弱，經過一段時間的休息後便能恢復。本病一般起病緩慢，受累肌肉的分佈因人而異。根據香港神經肌肉疾病學會的資料，此病主要症狀是易疲勞性肌肉無力，症狀輕重一天之內常有波動，亦即肌肉易疲倦以至很難發力，休息後會有短暫改善，而且傍晚或晚上症狀通常會變得更糟。它可能會導致眼皮下垂；視力模糊或雙重視力；咀嚼食物困難，在進食時下頷肌肉可能會感到疲倦；吞嚥困難。病者可能會比平時低聲說話，或者出現很重鼻音；臉部表情減少；頭部感覺沉重或向前傾跌；呼吸困難，病者可能會感到呼吸不暢，需要額外呼吸，或覺得呼吸需要很大力氣；自覺虛弱無力，可能很難舉起手臂或抬起腳來。根據學術文獻報道，少數患者呈暴怒型，病情迅速惡化，在幾天至幾週內死亡。若出現呼吸困難，吞嚥困難，咳痰或排痰無力，此為「肌無力危象」，為延髓肌和呼吸肌進行性無力導致危象，應予以警覺與重視。

重症肌無力症屬中醫學的「痿證」、「瞼廢」等範疇。中醫學認為，脾胃虛損為痿證的發病關鍵，並創立了治療痿證的名方——補中益氣湯，被後世醫家沿用至今。國醫大師鄧鐵濤亦認為，重症肌無力症的主要病機為脾胃虛損，與他臟密切相關，並以重補脾胃，益氣升陷，兼治五臟為治療大法。根據「脾主肌肉四肢」的理論，若脾功能正常，則肌肉豐潤堅實；若脾失健運，則肌肉不豐，舉動無力。又因腎藏精，精為人體生命的物質基礎，化陰則可益精生血，營潤肌膚四

肢；化陽則可生氣旺精，使精力充足，如腎虛則精氣匱乏，無以充實形體。肌力充實與氣血充足相關，氣力足則肌強力壯。因肺主氣，土生金，脾為肺母；又因肝藏血，開竅於目，肝受血而能視。所以本病的病機主責於脾、腎，與肝、肺亦密切相關。

在香港臨床所見，本病初起多見脾肺氣虛型為主，病久在氣虛基礎上，呈現脾腎陽虛型和肝腎陰虛型，病情進一步惡化為陰陽俱虛型，特作以下分述。

一．辨證分型

1 脾肺氣虛型

【主證】 眼瞼下垂，早輕晚重，常伴有複視，最後眼球肌可完全固定，說話太久可致聲音低啞，語音不清並有鼻音，吞嚥困難，咀嚼乏力，抬頭無力，倦怠自汗，少氣懶言，抬頭無力，四肢無力，尿頻而量多，便溏，舌淡紅，苔薄白，脈細弱。

【治則】 益氣健脾，提升中氣。

【選方】 補中益氣湯（《內外傷辨惑論》）加減

【處方】

藥材及份量	方解
黃芪 30~120g，人參 10~15g	補中益氣。
白朮 12g	補脾益氣，固表止汗；與黃芪合用，增強益氣健脾，燥濕斂汗的功效。
當歸 10g	補血生肌，活血通絡。
陳皮 6g	理氣化滯，醒脾和胃，使補而不滯。

藥材及份量	方解
升麻 12g，柴胡 6g	升陽舉陷，助參、芪升提下陷之中氣。
巴戟天 15g，淫羊藿 15g	溫補腎陽，補益精血，強壯筋骨。
大棗 10g，甘草 6g	益氣調中，調和脾胃。

本證主要表現為中氣不足，治以益氣健脾，提升中氣，使脾氣盛則運化陰精上輸於肺。肺氣旺則四臟之氣皆旺，使精自生而形自盛。諸藥合用，益氣健脾，中氣充足，清陽得升，氣陷得舉，則諸症漸癒。

【加減】
- 若眼球固定，複視者，加枸杞子、穀精草、菟絲子，以益腎養肝，使精血上注而明目。
- 若病情初起出現脾虛濕熱症，患者噁心、厭食、腹脹、大便黏溏，舌苔黃膩者，先用溫膽湯合藿朴夏苓湯加減，以清化濕熱，使濕熱退後，再用補中益氣湯加減，以益氣健脾，使中氣充足，脾肺氣虛改善，諸症漸癒。

2 脾腎陽虛型

眼瞼下垂，複視或斜視，或吞嚥咀嚼乏力，甚或飲水從鼻孔流出，食慾減退，大便溏薄，畏寒肢冷，舌質淡暗，苔薄白，脈沉細無力。

【主證】 補中益氣，溫補脾腎。

【治則】 清熱化痰，降逆下氣消痞。

【選方】 補中益氣湯（《內外傷辨惑論》）合金匱腎氣丸（《金匱要略》）

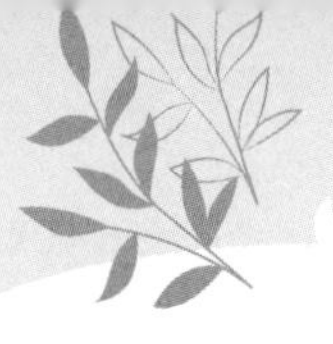

【處方】

藥材及份量	方解
黃芪 30~120g，人參 10~15g，白朮 12g，當歸 10g，陳皮 6g，升麻 10g，柴胡 6g	益氣升陽舉陷，調補脾胃。
熟地黃 15g	滋補腎陰。
山茱萸 12g，山藥 15g	滋補肝脾，輔助滋補腎中之陰。
桂枝 10g，製附子 10g（久煎）	溫補腎中之陽，微生少火以生腎氣，陽得陰助，使補腎壯陽的功效增強。
甘草 6g	益氣調和諸藥。

【加減】
- 若挾瘀者，加丹參、雞血藤，以活血祛瘀，舒筋通絡。
- 若挾痰，伴嘔噁者，加法半夏、茯苓，以燥濕化痰，降逆止嘔，消痞散結。
- 若眼球固定，複視、斜視者，加枸杞子、穀精草、菟絲子，以益腎養肝，使精血上注而明目。

3 肝腎陰虛型

【主證】 眼瞼下垂，目乾澀，視力模糊與複視，常早輕晚重，並有眼球固定，吞嚥困難，咀嚼乏力，發音不清，耳鳴，心煩易怒，腰膝酸軟，四肢乏力，舌質紅，少苔，脈細數。

【治則】 滋腎養肝，滋補氣血，養肝明目。

【選方】 杞菊地黃丸（《醫級》）加味

【處方】

<table>
<tr><th>藥材及份量</th><th colspan="2">方解</th></tr>
<tr><td>熟地黃 30g，山茱萸 12g，牡丹皮 10g，山藥 15g，茯苓 15g，澤瀉 15g</td><td>為六味地黃丸，可滋補肝腎，是治肝腎陰虛之要藥。</td><td rowspan="3">共奏滋補腎陰，養肝明目之效。</td></tr>
<tr><td>枸杞子 15g</td><td>入肝腎二經，補益肝腎，養肝明目。</td></tr>
<tr><td>菊花 10g</td><td>善清利頭目，宣散肝經之熱。</td></tr>
<tr><td>肉蓯蓉 30g</td><td colspan="2">入腎經血分，補命門相火，滋潤五臟，益精髓強筋骨，是調治肌無力的佳效藥。</td></tr>
<tr><td>黃芪 30~120g</td><td colspan="2">益氣升陽，扶正壯筋骨。</td></tr>
<tr><td>人參 10~15g</td><td colspan="2">大補元氣，補虛扶正。</td></tr>
</table>

【加減】
- 若視物不清者，上方合益氣聰明湯。
- 若目視昏暗者，加菟絲子、白芍、當歸、黃芪。
- 若眼目覺脹者，加梔子、夏枯草。
- 若迎風流淚者，加升麻、葛根、車前子。
- 若眩暈兼血壓偏高者，加製何首烏、天麻、鈎藤、石決明。

4 陰陽俱虛型

此型患者因脈微欲絕，應在醫院搶救。中醫應用右歸丸是溫補腎陽，滋陰益精生津的代表方，體現善補陽者必於陰中求陽之法。

【主證】病久不癒，全身無力，倦怠嗜卧，語聲低微，胸悶憋氣，呼吸困難，動則喘促，氣短不足以息，舌淡苔薄，脈微欲絕。

【治則】溫補腎陽，益氣養陰。

【選方】右歸丸（《景岳全書》）合生脈散（《內外傷辨惑論》）加減

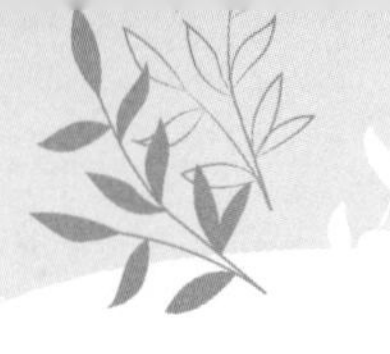

【處方】

藥材及份量	方解	
熟地黃 30g，山藥 12g，山茱萸 10g	填補三陰，以陰中求陽。	溫陽益腎，填精補血，以收培補腎中元陽之效。
炮附子 10g（先煎），肉桂 5g，鹿角膠 10g	溫補腎中之元陽。	
菟絲子 10g，杜仲 10g，巴戟天 10g	強腰益精。	
當歸 10g	養血補虛。	
枸杞子 10g	補益肝腎。	
人參 10g，麥冬 12g，五味子 6g	為生脈散，以益氣養陰生津。	

【加減】
- 若出現脈微欲絕之象，患者在醫院搶救的同時，可加用高麗參，以振奮陽氣，與製附子同用，即參附湯，以加強益氣固脫、回陽救逆之功。
- 若倦怠、語聲低微明顯者，可重加黃芪、紫河車，以益氣養陰健脾。
- 若胸悶喘促明顯者，加人參、蛤蚧尾研末口服，以補腎納氣平喘。
- 若兼有痰涎壅盛，嗆水嗆食明顯，加枇杷葉、旋覆花，以降逆化痰。

二．臨床經驗心得

1 久治難以見效者，加用「益氣養血通絡」之法，常能提高療效

因本病以肌無力為病理特徵，「瞼廢」又稱「上胞下垂」，以上胞瞼垂閉，不能開啟為本病常見病徵。中醫學認為，上胞屬脾，脾主肌肉，脾氣下陷不

能升提，用補中益氣湯應為對證之方劑，但臨床應用不一定見效。我們在香港臨床所見，對久治難以見效者，加用益氣養血通絡之法，即在補中益氣湯中重用黃芪 30~120g，人參 10~15g 的基礎上，加用桃紅四物湯常能提高療效。因為氣血是人體運動的物質基礎，肌力充實與氣血充足相關，氣力足則肌強力壯。若血行障礙和經絡阻滯是本病的病理基礎，根據《素問．五臟生成篇》記載：「肝受血而能視，足受血而能步，掌受血而能握，指受血而能攝。」説明血在人體運動中的重要性；又因「氣為血帥，氣行則血行。」所以，對難治的重症肌無力症患者，加用益氣養血通絡之法，常能提高療效。桃紅四物湯是養血活血，通絡袪瘀的驗效方劑。方中當歸、熟地黃是補血聖藥，尤以當歸在養血中補中有動，行中有補，是血中之氣藥，故能活血通絡；川芎入血分理血中之氣；白芍斂陰養血；桃仁、紅花入血分，逐瘀行血。因此，運用益氣養血通絡法，有提高治療重症肌無力症的佳效。

2 重用大劑量黃芪可提高療效

我們在香港臨證中，體會到重用大劑量黃芪可提高療效。在國內，對於治療重症肌無力症的黃芪劑量有大量的臨床研究。多數研究將黃芪劑量定在 30~120g ，劑量愈高則治療效果愈理想。又根據現代藥理學研究證明，黃芪大劑量具有抗自由基損傷作用，且劑量愈大其效應愈強，小劑量則無抗自由基損傷作用。因重症肌無力症病勢纏綿、病程漫長，本病以臟器虧虛為本，久虛不復而致損，屬於沉痾痼疾，益氣扶正升提藥黃芪不能用尋常劑量，必須下猛藥，用峻劑才能奏效。因為虛損猶如溝壑，修復不易，故重用黃芪以補之才有佳效 。因此，對於脾胃氣虛型的重症肌無力症患者，採用大劑量黃芪的加味補中益氣湯才能提高療效。

3 重症肌無力症隨症加減的經驗

傳統名方補中益氣湯加減，方中以黃芪為君藥，應用重劑黃芪培補元氣，補中益氣，升舉陽氣；臣藥人參、白朮、炙甘草健脾益氣；佐藥當歸補血養

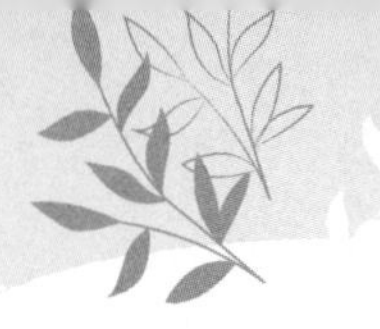

血；使藥升麻、柴胡升陽舉陷；配以陳皮使全方補而不滯。諸藥合用可以升陽舉陷，大補元氣，祛濕化濁。

【加減】
- 若長期應用西藥激素者，容易水濕內生，加茯苓、澤瀉，以化濁祛濕。
- 若伴複視、眼澀、畏光不適者，加枸杞子、菊花、密蒙花，以清肝明目。
- 若眼外肌活動受限嚴重者，加全蠍、蜈蚣、地龍，以通經活絡。
- 若咀嚼無力、吞嚥困難、飲水嗆咳者，加法半夏、枇杷葉、浙貝母，以降逆化痰。
- 若口乾口渴者，加麥冬、石斛，以養陰增液。
- 若失眠、心煩者，加石菖蒲、遠志、酸棗仁、首烏藤等，以清熱養心安神。

4 症狀緩解後期的注意要點

重症肌無力症屬於難治性自身免疫性疾病，病程較長，病情易反覆，臨床治療時醫生與患者均要有耐心和信心，在症狀緩解後還需堅持服用中藥鞏固療效。根據病情需要，可酌情適量使用紫河車，以補腎益精，益氣養血。

另外，在西藥減量問題上，切忌服用中藥期間立即停藥，應該在症狀明顯好轉、能進行日常活動、對減藥能耐受的情況下逐量遞減至停藥，最後再逐漸減少中藥劑量至停藥，達到臨床治癒的目的。

震顫麻痺

震顫麻痺又稱帕金森病（Parkinson's Disease），屬於中樞神經系統變性疾病，為錐體外系疾病的一種。它是一種影響中樞神經系統的慢性神經退化性疾病，主要影響運動神經系統，症狀通常隨時間緩慢出現，早期最明顯的症狀為震顫、肢體僵硬、運動功能減退和步態異常，也可能有認知和行為問題；失智症在病情嚴重的患者中相當常見，超過三分之一的病例也會發生重性抑鬱障礙和焦慮症。本病多發於中年以上人群，隨着人口老化，本病的發病率有上升的趨勢。目前世界未有特效或理想療法，西方醫學主要應用藥物和手術治療，左旋多巴是最有效的藥物。但 90% 的患者經過西藥治療 9~15 年後，療效減退，症狀波動，會出現諸多比帕金森病本身症狀更難控制的併發症，故更顯示中醫療法的優勢。

本病屬中醫的「顫證」或「震顫」、「振掉」、「痙」等病證範疇，現代中醫學稱之震顫麻痺。由於本病的突出症狀是震顫，此為風氣內動之象，分析其病機實質是本虛標實。由於肝腎陰虛，陰虛風動，精血虧損引至筋脈失於濡養，陰虛風動；或因氣血雙虧，肝腎虧虛，引至血虛不能柔筋而生風，虛風內擾而顫動；或因年老體虛，肝鬱氣滯、氣滯血瘀引至筋脈失養、阻閉脈絡而致；或因脾虛痰聚，引至痰瘀化熱，熱盛動風而致。由於本病虛實之間及標本之間有密切聯繫，風、痰、瘀、火可因風而生，並可互相轉化，因此臨床辨證論治時，絕不應忽視這個特點，而機械地拘泥於幾個證型。

一. 辨證分型

1 肝腎陰虛，陰虛風動型

【主證】 四肢震顫，肌肉強直，動作笨拙，頭暈目眩，耳鳴，腰酸膝軟，急躁易怒，口乾，五心煩熱，舌質紅，少苔，脈弦細或沉細數。

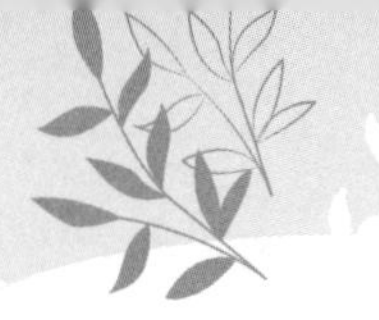

【治則】滋養肝腎，育陰息風

【選方】大補陰丸（《丹溪心法》）加減

【處方】

藥材及份量	方解
熟地黃 30g，龜甲 30g	滋養肝腎，益陰潛陽。
知母 10g，黃柏 12g	苦寒瀉火以保真陰。
製何首烏 10g，白芍 15g	補肝腎，益精血。
麥冬 12g	滋陰補腎。
蒺藜 10g，鉤藤 10g，珍珠母 30g（先煎）	平肝息風。
僵蠶 10g	搜風祛痰，息風解痙。
丹參 15g，川芎 10g	活血化瘀通絡。
甘草 6g	益氣調中，調和脾胃。

【加減】
- 若震顫重者，在方中珍珠母基礎上，加龍骨、牡蠣，以鎮肝平肝息風。
- 若失眠多夢者，加柏子仁、炒酸棗仁，以養心安神。
- 若肢體痙攣，瘀血較重者，合通竅活血湯，方中用桃仁、紅花、赤芍、川芎等活血消瘀之品，且川芎一味，辛溫香竄，走而不守，為血中之氣藥，活血通絡；麝香芳香開竅，活血通絡；薑、棗既能調營和衛，又能促進脾胃吸收；老葱辛散溫通，能宣通上下，通達表裏，通陽入絡。諸藥配合，皆以通為用，通則瘀化血活，使震顫之症有所改善與控制。

2 氣血雙虧，血虛風動型

【主證】手足震顫較重，項背僵直或肢體拘攣，活動減少，行動不便，神呆懶言，頭暈眼花，面色蒼白，氣虛乏力，舌質淡，苔白薄或白膩，脈沉細無力。

【治則】 補氣養血，活血通絡，柔肝息風，祛風定振。

【選方】 定振丸（《證治準繩》）加減

【處方】

藥材及份量	方解
黃芪 30g，白朮 15g，白芍 15g，當歸 10g，熟地黃 30g	益氣升陽舉陷，調補脾胃。
肉蓯蓉 15g，山茱萸 12g	補益肝腎，滋養精血。
鉤藤 10g，蒺藜 10g	平肝息風。
天麻 10g	平抑肝陽，祛風通絡，息風止痙。
全蠍 2~5g	祛風通絡，息風祛痰定顫。
丹參 15g，川芎 10g	活血化瘀，行氣通絡。
甘草 6g	調和諸藥。

本證屬肝腎虧虛，氣血不足，虛風內擾，風痰阻絡而致病。多見於老年體弱，病程較長患者，故忌用重鎮息風之法。故應忌用溫陽化氣的巴戟天、製附子，加用鉤藤、白蒺藜以平肝息風。

【加減】
- 若肢體震顫，項背僵直，或肢體拘攣難以緩解，舌質絳，苔少，脈虛弱者，改用大定風珠（《溫病條辨》）加減，以平息內風。方中包括白芍 18g，阿膠 9g，生龜甲 12g，生地黃 18g，五味子 6g，牡蠣 15g，麥冬 15g（連心），炙甘草 12g，雞子黃 2 枚，鱉甲 15g，黃芪 30g，人參 10g。本方滋陰養液，柔肝息風。經現代醫學研究證明，本方有鎮靜作用，能抑制神經與肌肉的興奮性，尤對骨骼肌的顫搐反應有明顯的抑制。

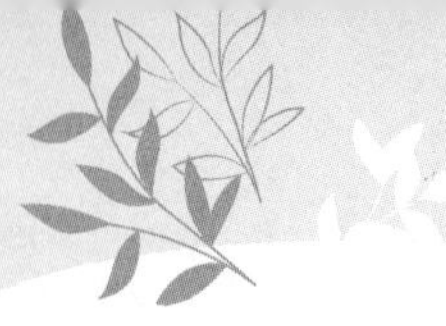

3 肝鬱氣滯，瘀血阻絡型

【主證】 肢體震顫但以肌肉強直，動作遲緩明顯，肢體屈伸不利，呈鉛管狀、齒輪樣強直，舌質暗，或有瘀斑，苔薄，脈沉細澀。

【治則】 疏肝理氣，通竅袪瘀，息風通絡止痙。

【選方】 通竅活血湯（《醫林改錯》）加減

【處方】

藥材及份量	方解
桃仁 10g，紅花 10g，赤芍 10g，川芎 10g	活血消瘀，行氣通絡。
老葱 10g（切碎）	辛散溫通，能宣通上下，通達表裏，通陽入絡。
柴胡 6g，香附 12g	疏肝理氣，氣行則血行。
牛膝 12g，地龍 12g	息風通絡行瘀。
天麻 12g，全蠍 2~5g	息風通絡止痙。
黃芪 30g	益氣袪瘀通絡。
甘草 6g	益氣調中。

【加減】
- 若固定不移的頭痛、肢痛，舌暗或舌上有瘀點、瘀斑等，加丹參、赤芍、雞血藤、當歸等，以加強血行風自滅之效。
- 若風氣稍減，震顫尚不停者，酌加鈎藤、羚羊角粉、蜈蚣等，以平肝息風。

4 陰虛陽亢，風陽挾痰型

【主證】 肢體震顫，頭胸前傾，活動緩慢，精神呆滯，胸脘滯滿，頭暈頭痛。舌質略紅苔薄黃，脈弦細或弦滑。

【治則】 補益肝腎，滋陰潛陽，息風化痰定振。

【選方】 息風化痰定顫湯（《中醫內科辨病治療學》）加減

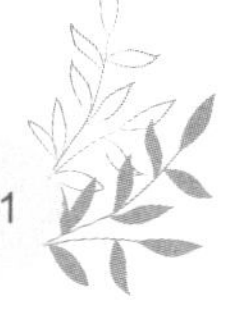

【處方】

藥材及份量	方解
白芍 30g，桑寄生 10g，當歸 10g	滋補肝腎，柔養肝體。
柴胡 6g，香附 12g	疏肝理氣以順肝性。
天麻 12g，鈎藤 10g	平肝息風。
首烏藤 12g	養心安神，通絡袪風。
陳皮 6g，法半夏 10g，膽南星 10g，石菖蒲 12g	下氣滌痰化痰。
僵蠶 10g，全蠍 2~5g	搜剔經絡風痰，息風通絡止痙。

【加減】
- 若痰濕化熱，痰火動風而顫抖加重，可選用摧肝丸（《赤水玄珠》卷十四），以清化痰熱，息風通絡，鎮火平肝，消痰定顫。
- 若痰濕內盛，痰多流涎，阻滯經絡，肢體震顫兼頸背拘急者，方選導痰湯（《校注婦人良方》卷六），以豁痰通絡，息風定顫。

5 脾虛痰聚，痰熱動風型

【主證】形體素盛，神呆懶動，頭胸前傾，頭或肢體震顫，肌肉僵直，胸悶脘痞，行動遲緩，邁步困難，身體沉重，痰多色黃，小便短赤，大便乾結，舌質紅或暗紅，舌體胖大有齒痕，苔厚膩，脈弦滑數。

【治則】益氣健脾，清熱活血，搜剔風痰，息風定痙。

【選方】六君子湯（《醫學正傳》）合天麻鈎藤飲（《中醫內科雜病證治新義》加減

【處方】

藥材及份量	方解
人參 10g，茯苓 15g，白朮 15g，甘草 3g，法半夏 10g，陳皮 6g	益氣健脾，燥濕化痰。

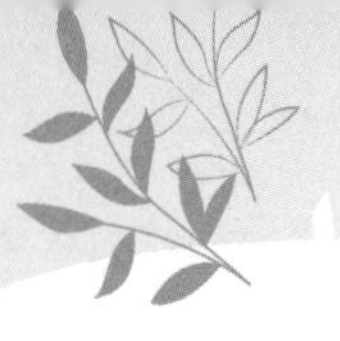

藥材及份量	方解
膽南星 10g，遠志 10g	清熱化痰，助健脾燥濕化痰。
天麻 12g，鈎藤 10g，石決明 30g，梔子 10g，川牛膝 15g	平肝息風，止痙，清熱活血。
僵蠶 10g	搜剔經絡風痰。

【加減】
- 若因脾虛合併濕痰證，以反覆嘔吐痰涎為主症，此由濕痰中阻，胃氣不降所致，治宜和胃降逆，燥濕化痰，方選小半夏湯（《金匱要略》）或二陳湯化裁。
- 若固定不移的頭痛，肢痛，舌暗或舌上有瘀點、瘀斑等，加丹參、赤芍、雞血藤、當歸等，以加強「血行風自滅」之效。

6 肝鬱化火，陽升風動型

【主證】眩暈頭脹，面赤易怒，腰酸膝軟，頭搖及身體震顫，不能自主，每於情緒激動、夜臥不安時加重。舌紅，口苦，苔薄黃，脈弦緊。

【治則】鎮火平肝，消痰定顫。

【選方】摧肝丸（《赤水玄珠》）合天麻鈎藤飲（《中醫內科雜病證治新義》）加減

【處方】

藥材及份量	方解
天麻 12g，鈎藤 10g	平肝息風。
膽南星 10g，僵蠶 10g，青黛 1.5~6g（沖服）	清熱化痰，祛風定顫。
石決明 30g	鎮火平肝，除熱明目，加強天麻、鈎藤平肝息風之力。
梔子 10g，黃芩 10g	清熱瀉火，使肝經之火不致偏亢。
薄荷 10g（後下），菊花 10g	清肝明目解鬱。
茯苓 15g，首烏藤 20g	安神定志。

【加減】 • 若頭搖及身體震顫不能自主，神疲乏力，舌質絳，苔少，脈虛弱者，改用大定風珠（《溫病條辨》）加減，以滋陰養液，平息內風。因熱邪久羈，吸爍真陰，神倦欲脱。方用雞子黃、阿膠滋陰養液以息內風；地黃、麥冬、白芍養陰柔肝；龜甲、鱉甲、牡蠣育陰潛陽；火麻仁養陰潤燥；五味子、甘草酸甘化陰。諸藥合用共奏滋陰養液，柔肝息風之功。

二．臨床經驗心得

1 以「鎮肝潛陽，平肝息風」為治療之大法

根據《素問・至真要大論》記載「諸風掉眩，皆屬於肝」，並指出「言風之於肝者」，主要指內風，其症狀主要表現為掉和眩。「掉」字即指震顫，強調治療必須施以大量潛鎮劑以重鎮潛降。所以，我們選方用藥中常重用生龍骨，伍鱉甲、僵蠶、天麻、木瓜、防風等平肝潛陽，鎮肝息風之藥；並加川芎，以活血通經，袪風通痺；加丹參，以活血化瘀，養神定志。

2 重視調和氣血，益氣生血

因為人體生理活動來源於氣血的正常運行，若氣血不和，則百病叢生。所以，本病的選方用藥中，重用黃芪、甘草兩藥很有必要。因黃芪為重要的補氣藥，其補氣之功最優，是補藥之長；甘草性味溫平，炙用則氣微溫，善能補胃氣，益心氣。根據《本經》，甘草「主治五臟六腑寒熱邪氣，堅筋骨，長肌肉，倍力」。臨床實踐證明，黃芪與甘草相合重用，可大補元氣，收到氣旺血生之效。

3 加強「甘潤補虛，滋陰補血」之效

本病多因肝陰不足，肝不養筋，虛實錯雜。因為肝藏血主筋，若陰血不足，陰虛不能制陽，虛陽外浮，則虛風內動，導致身體四肢震顫無以自持。所

以，在辨證用藥時加用白朮、麥冬、桑寄生、當歸，以加強甘潤補虛，滋陰補血作用。配白芍、山茱萸酸甘化陰，柔肝緩急，以解肝之筋急拘攣。

4 重視老年患者體虛的特點辨治

本病多見於中老年人，或負重勞傷，氣血運行失和，經絡流行失暢者，逐漸累及或同時兼及肝脾腎諸臟，病情由輕轉重，終致氣血兩虛，陰陽俱傷。因此軀幹活動不能自如，身體抖動，四肢顫動等症狀。我們治療本病多從發病者為「老年體虛」這一特點着眼，並注意其發病規律，依病情以調和氣血為主，益氣健脾，平肝息風，兼以滋腎養腦，散瘀通絡。在用藥期間，適時配合針刺，療效滿意。

5 黃連解毒湯驗治的論析

我們在香港臨床實踐中，有一位 72 歲男性患者，經中、西醫長期治療無效，轉我診所也久治療效不顯著。《國外醫學中醫中藥分冊》（1992，4（6）：33）中介紹日本伊藤實喜對應用西藥無效患者，改用黃連解毒湯治療，用藥後臨床症狀、精神症狀明顯改善；根據論文介紹，黃連解毒湯經研究證明有較強的精神鎮靜和中樞性肌肉鬆弛作用。根據日本東洋醫學臨床家的論析，因火升動而化風，風盛動搖而震顫；應用黃連解毒湯，方中黃連瀉心胃之火、黃芩瀉上焦肺火、黃柏瀉下焦腎火、梔子瀉三焦之火，火熄則風止，風停則震止。我們在臨證中體會，因本病病機為本虛標實，常以肝腎兩虛和氣血兩虛為主，黃連解毒湯為瀉火解毒方劑，若加上龜甲、熟地黃滋養肝腎，益陰潛陽；黃芪、人參、當歸、白芍補益氣血；天麻、僵蠶平肝息風，搜剔經絡，使之標本兼治，其效更佳。

第八章

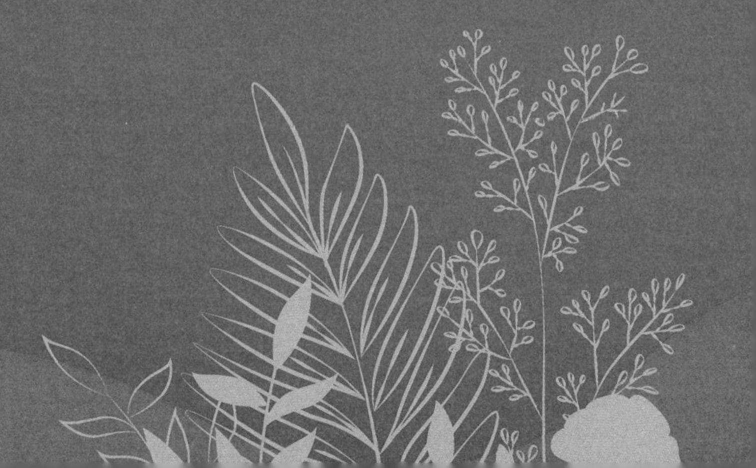

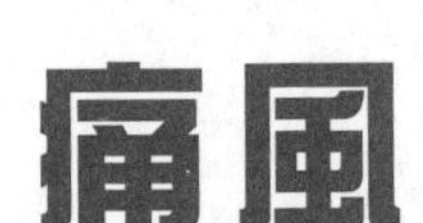

痛風

痛風（Gout）又稱代謝性關節炎（Metabolic Arthritis），也稱高尿酸血症(Hyperuricemia)。它是一種嘌呤（Purine）代謝失調的疾病，臨床特點是血尿酸升高，當病變在蹠趾關節時也稱為足痛風（Podagra）。本病為週期性發作的刺激性關節炎，造成關節紅、腫、痛、熱等臨床病徵。劇烈疼痛通常在 12 小時內就發作。大約一半的病例會影響到蹠趾關節。痛風也會導致痛風石、腎結石，或者急性尿酸腎病。導致痛風的病因與日常飲食和遺傳因素有關，通常較容易發生在平素多食肉類，也多飲啤酒或超重的人身上。潛在機制包含血液中尿酸水平的升高，當尿酸結晶沉澱在關節、肌腱和周圍組織時，即形成痛風。

中醫學認為，由於先天稟賦異常，素體脾胃虛弱，或年邁臟腑功能衰退，因飲食不節，沉醉酒酪與高粱厚味，導致脾失健運，升清無權，水穀不歸正化，使濕濁釀生，滯留臟腑。若濕熱濁毒外注皮肉關節，可引發痛風性關節炎、痛風石；若濕熱濁邪久蘊化熱入血，在血中濕熱濁毒稽留，即發生痛風性腎病（尿石、尿血），可危害生命。

一. 辨證分型

1 濕熱蘊結型

【主證】 發病急驟，局部關節紅腫熱痛，多兼有發熱、惡風、口渴、煩悶不安或頭痛汗出，小便短赤，舌質紅，苔黃膩，脈弦滑數。

【治則】 清熱利濕，通絡消腫，宣痺止痛。

【選方】 四妙丸（《成方便讀》）合當歸拈痛湯（《醫學啟源》）加減

【處方】

藥材及份量	方解
黃柏 10g，川牛膝 15g，薏苡仁 12g	清熱利濕，舒筋活絡。
當歸 10g	活血通絡止痛。
黃芩 10g	清熱燥濕。
羌活 10g	祛風勝濕，通透關節，宣痺止痛。
苦參 10g	清熱燥濕。
蒼朮 10g	運脾燥濕，合黃芩使濕從內消。
茵陳 10g，澤瀉 15g，豬苓 15g	滲濕利水，三藥使濕從小便出，促進利濕消腫。
防風 10g，升麻 10g，葛根 15g	配羌活祛風勝濕，使濕從外散，宣痺止痛。
黃芪 30g	益氣祛瘀消腫。

【加減】
- 若腳蹠趾關節甚腫，加防己、木瓜，以祛濕消腫。
- 若裏熱熾盛兼有表證者，加桂枝、知母、生石膏，助衛解表。
- 若濕熱留伏，紅腫熱痛者，在原方蒼朮、黃柏的基礎上，加梔子以加強清熱燥濕，瀉火解毒之功效。

2 脾虛濕阻型

【主證】 無症狀，或僅有輕微的關節症狀，或確診為高尿酸血症，或見身困乏力，頭暈眼花，食慾不振，脘腹脹悶，腰膝酸痛，舌質淡胖，苔黃膩，脈細滑。

【治則】 健脾利濕，益氣通絡。

【選方】 防己黃芪湯（《傷寒論》）加減

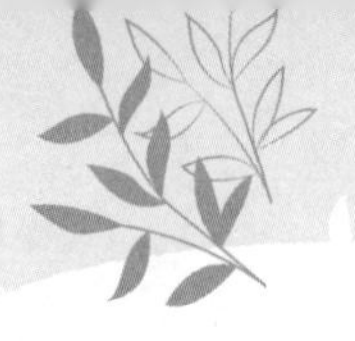

【處方】

藥材及份量	方解	
黃芪 30g	益氣健脾，行水消腫。	二藥合用，利水而不傷正，為君藥。
防己 12g	祛風行水。	
白朮 15g	補氣健脾祛濕，助黃芪益氣消腫，為臣藥。	
羌活 10g，川牛膝 15g	祛風勝濕，通透關節，宣痺止痛。	
甘草 6g	益氣培土和中。	

諸藥合用，使脾氣健運，水道通利，則諸症自解。

【加減】
- 若頭暈眼花者，為氣虛清陽不升，則頭暈喜臥，倦怠懶言，少氣無力，治宜補中益氣，方用補中益氣湯主之。
- 若因脾失健運，水穀精微運化失常，濕聚生痰，痰濕中阻，清陽不升，濁陰不降，故頭暈嗜睡，治宜祛痰化濕，方以半夏白朮天麻湯為主。

3 寒濕痺阻型

本方證乃因寒濕之邪痺阻關節所致。

【主證】 畏寒喜熱，關節疼痛，輕微腫脹，局部不熱，痛有定處，屈伸不利，或見皮下結節或痛風石，肌膚麻木不仁，舌苔白膩，脈沉弦或濡緩。

【治則】 溫經散寒，除濕通絡，緩急止痛。

【選方】 烏頭湯（《金匱要略》）加減。

【處方】

藥材及份量	方解
製川烏 6g（先與蜂蜜共煎，只取淨蜜）	大辛大熱，散寒逐濕，祛風止痛，為君藥。
麻黃 10g	祛風散寒，溫通經脈，助烏頭散寒止痛，為臣藥。
白芍 15g	養血通脈，緩急止痛。
黃芪 30g	益氣祛瘀，利水消腫。
秦艽 12g，獨活 10g	祛風除濕，止痺痛。
蜂蜜 60g，炙甘草 6g	解烏頭毒，與白芍相配，酸甘化陰，緩急止痛。

本處方中烏頭為峻猛有毒之品，需經炮製後方能使用。根據《金匱要略》記載：「烏頭（五枚㕮咀以蜜二升煎取一升即出烏頭）」，說明要求川烏 5 枚（約 6g），需切成粗粒，先與蜂蜜共煎後，取出烏頭，將所得之蜜，與其餘藥味所得的淨藥液再共煎。烏頭與蜂蜜同煎，可減其毒性，同時煎取蜜糖後需取出烏頭，避免烏頭中的毒性成分繼續煎出，以減低中毒風險。

【加減】
- 若病久兼有瘀血者，加乳香、沒藥、延胡索、紅花、全蠍、蜈蚣、烏梢蛇。
- 若兼氣血兩虧者，加人參、當歸。

4 痰瘀痺阻型

【主證】關節疼痛反覆發作，日久不癒，時輕時重，或呈刺痛，固定不移，關節腫大，甚至強直畸形，屈伸不利，皮下結節或皮色紫暗，舌質暗紅，脈弦或沉澀。

【治則】活血化瘀，化痰散結，宣痺止痛。

【選方】當歸拈痛湯（《醫學啟源》）加減

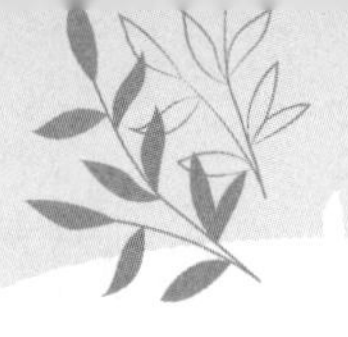

【處方】

<table>
<tr><th>藥材及份量</th><th colspan="2">方解</th></tr>
<tr><td>當歸 10g</td><td>養血活血，祛瘀止痛。</td><td rowspan="3">共為君藥。</td></tr>
<tr><td>黃芩 10g</td><td>清熱燥濕。</td></tr>
<tr><td>羌活 10g</td><td>祛風勝濕，宣痺止痛。</td></tr>
<tr><td>苦參 10g</td><td colspan="2">清熱燥濕。</td></tr>
<tr><td>蒼朮 10g</td><td colspan="2">運脾燥濕，治濕痰留飲及脾濕下流，合黃芩使痰濕從內消。</td></tr>
<tr><td>茵陳 10g</td><td>清熱利濕。</td><td rowspan="2">三藥合用，使濕從小便出而消腫。</td></tr>
<tr><td>澤瀉 15g，豬苓 15g</td><td>滲濕利水。</td></tr>
<tr><td>防風 10g，升麻 10g，葛根 20g</td><td colspan="2">配羌活祛風勝濕，使濕從外散，並可宣痺止痛。</td></tr>
<tr><td>黃芪 30g</td><td colspan="2">重用，益氣祛瘀，合當歸以調養氣血，使氣血和而疼痛止。</td></tr>
</table>

【加減】
- 關節疼痛者，加桂枝、白芍。
- 紅腫熱痛者，加黃連、石膏。
- 濕熱腫痛者，合黃連解毒湯。

二. 臨床經驗心得

痛風是系統性的代謝性疾病，其病因病機比較複雜，而且往往會合併不同的併發症。因此，中醫診治時應靈活辨證，具體問題具體分析，不拘泥於成法，方見顯效。

1 急性期痛風

本期常在夜間急性發作，主要臨床表現為下肢關節紅腫灼熱，多見於第一蹠趾關節，可同時伴有頭痛、發熱、畏寒，口乾煩躁，舌質紅，苔薄黃或黃膩，脈弦數。我們常給予清熱通絡，祛風除濕的治則，常用白虎加桂枝湯加減。方中石膏辛甘大寒，能清泄邪熱；知母性味辛苦而寒，助石膏清泄實熱；二藥配伍，相須為用，清熱除煩之力尤強；黃連清熱燥濕，瀉火解毒，與石膏為伍，加強消除關節紅腫痛熱的佳效；防己、木瓜祛濕消腫；甘草益氣調中，使大寒之劑無傷胃之虞。全方運用，有清熱通絡，祛風除濕，消腫止痛的功效。

2 慢性期痛風

慢性期常由急性期發展而來，多關節疼痛較劇，持續時間長，間歇期縮短，可導致關節腫大畸形與屈伸不利，在耳廓、關節周圍有痛風石，潰破後可流出尿酸鹽結晶，此類患者多為寒濕痺阻型，常以溫經散寒，除濕祛瘀，通絡止痛為大法。我們常選用烏頭湯（《金匱要略》）加減為大法：

- 若病情重者，加製草烏、乾薑；
- 若腫脹顯著者，加薏苡仁或防己；
- 病久體虛者，加黃芪；
- 坐骨神經痛者，加白朮、威靈仙、桂枝、桑寄生等。

如果痛風沒有進行有效治療或控制，尿酸結晶會在關節和組織中不斷累積，進而導致慢性痛風。患者可能經歷反覆的急性關節炎發作，關節受損變得更嚴重，出現關節變形、痛風石和慢性關節疼痛，還可能引起尿酸腎結石和腎功能受損，常見於痰瘀痺阻型。若選用當歸拈痛湯加減無顯效，我們常改用炒白芥子 10g，僵蠶 10g，膽南星 10g，以利氣豁痰，温中散寒，通絡止痛；威靈仙 15g，土茯苓 15g，萆薢 12g，以利濕去濁，祛風除濕；皂角刺 10g，以活血消腫，排毒通絡；重用黃芪 30~60g，以益氣祛瘀，通絡消腫。全方合用常獲佳效。

我們受到北京中醫藥大學基礎醫學院於《世界中醫藥》發表就消石利尿化瘀法降低尿酸鹽結晶含量機理研究論文的啟示，對於出現尿酸鹽結晶難消除者，應用金錢草 30g，以消石化堅散結，清熱利尿，解毒消腫；土茯苓 15g，黃柏 12g，防己 12g，萆薢 10g，以清熱除濕，利尿瀉濁；川牛膝 15g，三七 10g，赤芍 15g，以化瘀定痛，利尿消腫；青風藤 12g，以通絡止痛，利尿消腫。全方運用，有消石化堅散結，利尿除濕瀉濁，化瘀通絡止痛的功效。經研究證明，上述中藥複方有抑制黃嘌呤氧化酶的活性，從而抑制尿酸鹽結晶的生成，並可利尿，促進尿酸排泄，標本兼治，諸症消失而癒。

3 飲食注意事項

痛風的病因為嘌呤代謝紊亂所致，有遺傳性。所以，治療關鍵在於早期及時明確診斷，除去病因，平素應注意消除寒冷、疲勞、感染、創傷及精神刺激等誘因。因為痛風通常較容易發生在吃很多肉、喝很多啤酒或超重的人身上。各類酒之酒精可升高血乳酸水平，抑制尿酸鹽排泄，誘發痛風性關節炎，尤以啤酒最為嚴重。潛在機制包括飲食中嘌呤含量增高，使血液中尿酸水平升高，患者的關節液中能看見典型的尿酸結晶等，故飲食應注意以下事項：

(1) 服用低嘌呤食品，有助防治痛風病

類別	低嘌呤食品（嘌呤含量）
水果類	石榴（0.8mg/100g）、葡萄（0.9mg/100g）、菠蘿（0.9mg/100g）、梨（1.1mg/100g）、西瓜（1.1mg/100g）、香蕉（1.2mg/100g）、蘋果（1.3mg/100g）、桃（1.3mg/100g）、枇杷（1.3mg/100g）、楊桃（1.4mg/100g）、木瓜（1.6mg/100g）、芒果（2.0mg/100g）、橘（2.2mg/100g）、橙（3.0mg/100g）、檸檬（3.4mg/100g）、哈密瓜（4mg/100g）、紅棗（6mg/100g）。

類別	低嘌呤食品（嘌呤含量）
主食類	番薯（2.6mg/100g）、小米（7.3mg/100g）、粟米（9.4mg/100g）、小麥（12.1mg/100g）、大麥（17.7mg/100g）、糯米（17.7mg/100g）、大米（18.4mg/100g）、麵包（22.5mg/100g）、藕粉（25.0mg/100g）。
蔬菜類	冬瓜（2.8mg/100g）、洋葱（3.5mg/100g）、馬鈴薯（3.6mg/100g）、山藥（3.6mg/100g）、番茄（4.6mg/100g）、萵苣（7.2mg/100g）、白蘿蔔（7.5mg/100g）、芹菜（8.7mg/100g）、青椒（8.7mg/100g）、胡蘿蔔（8.9mg/100g）、木耳（8.8mg/100g）、大白菜（9.7mg/100g）、椰菜（9.7mg/100g）、芋頭（10.1mg/100g）、水瓜（11.3mg/100g）、苦瓜（11.3mg/100g）、芥菜（12.4mg/100g）、菠菜（13.3mg/100g）、茄子（14.3mg/100g）、通菜（17.5mg/100g）、莧菜（23.5mg/100g）、椰菜花（25mg/100g）、茼蒿（33.4mg/100g）。

(2) 禁食高嘌呤食品，避免加重病情

類別	高嘌呤食品（嘌呤含量）
魚類	魚乾（1538.9mg/100g）、帶魚（391.6mg/100g）、乾貝（390mg/100g）、沙丁魚（345mg/100g）、蜆（316mg/100g）、三文魚（250mg/100g）、蠔（239mg/100g）、鰱魚（202.4/100g）、蝦（162.2mg/100g）、淡菜（150mg/100g）、鯉魚（137.1mg/100g）、鯽魚（137.0mg/100g）。

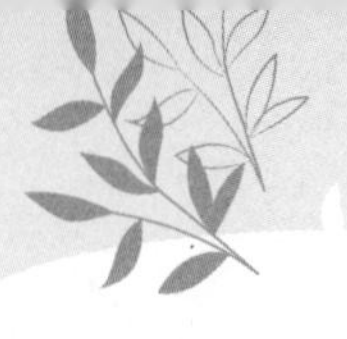

類別	高嘌呤食品（嘌呤含量）
肉類	豬肺（434mg/100g）、豬肝（229.1mg/100g）、豬腸（262.2mg/100g）、豬肉（132.6mg/100g）、羊肉（111.5mg/100g）、鴨肉（138.4mg/100g）、鵪鶉肉（138.4mg/100g）、雞肉（138mg/100g）、鵝肉（135mg/100g）、羊肉（111.5mg/100g）。
蔬菜類	芽菜（500mg/100g）、蘆筍（500mg/100g）、紫菜（274mg/100g）、香菇（214mg/100g）。
豆類	青豆（229.1mg/100g）、白扁豆（150.0mg/100g）、芸豆（137.4mg/100g）、黑豆（137.4mg/100g）、黃豆（116.5mg/100g）、蠶豆（100-150mg/100g）。
酒類	啤酒（326mg/100g）、葡萄酒（229.1mg/100g）。
其他	雞湯（500mg 以上 /100g）。 因不少肉類屬高嘌呤，煮成老火湯後，嘌呤遠高於肉類本身，尤以痛風患者既要控制肉食，更要禁食老火湯。

(3) 部分低嘌呤食物也要慎重服用

菠菜、韭菜嘌呤含量雖然不高，但草酸鈣含量很高，易引起腎結石，故要慎服。

(4) 部分強鹼性高嘌呤食物，不宜多吃

海帶與竹筍均是強鹼性、高鉀食物，有利於尿酸鹽的排泄，竹筍更有降脂減肥、降血壓的功效；但因二者均屬高嘌呤食物，故不宜多吃。

骨關節疾病

骨關節疾病屬於中醫學的「痺證」範疇，痺證是指正氣不足，風、寒、濕、熱等外邪侵襲人體，痺阻經絡，氣血運行不暢所導致的以肌肉、筋骨、關節發生疼痛、麻木、重着、屈伸不利，甚至關節腫大灼熱為主要臨床表現的病證。本病最早見於《內經》，如《素問．痺論》:「風寒濕三氣雜至，合而為痺也」。

風寒濕三氣之中，

行痺者，風邪偏盛所致；治以疏風為主，輔以散寒祛濕，佐以活血通絡。

痛痺者，寒邪偏盛所致；治以散寒為主，輔以疏風祛濕，佐以溫壯腎陽。

着痺者，濕邪偏盛所致；治以祛濕為主，輔以疏風散寒，佐以健脾益氣。

熱痺者，風寒濕三氣均可從陽化熱或鬱而化熱所致；治以疏風、清熱、通絡、宣痺。

尪痺者，寒濕邪勝，久鬱不解，關節變形；治以補腎祛寒為主，輔以化濕散風，佐以養肝榮筋，壯骨利節，活血通絡。

風濕性關節炎、類風濕性關節炎等疾病是西醫學的病名，均可歸屬中醫學的「痺證」範疇，臨床症狀皆有關節疼痛。

風濕性關節炎：以游走性、對稱性大關節疼痛為主，急性期關節局部可呈紅、腫、熱、痛，但不會產生關節畸形。本病皮膚以滲出性改變為主，可見環形紅斑或結節性紅斑，也可累及心臟，引起風濕性心臟病。

類風濕性關節炎：以關節晨僵、紅腫熱痛、功能障礙為主要臨床表現。病變先多見於手指、足趾等小關節，繼之發展至各大關節，並可引至關節變形。

「晨僵」是類風濕性關節炎常見的早期病徵，指患處關節於早上感到僵硬不適，可能維持數小時。類風濕關節炎通常為對稱性的關節疼痛，即左右兩邊的關節同時出現病徵和感到痛楚。常見受影響的關節部位包括：手指、手腕和膝蓋關節腫脹，活動機能受影響，甚至關節僵硬變形。

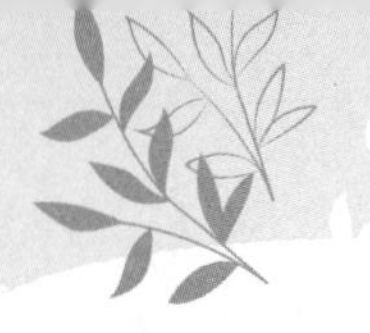

一．辨證分型

1 急性期——風濕熱毒型

【主證】 發熱，乏力，出汗，面色蒼白，煩躁，關節紅、腫、熱、痛，可呈游走性關節炎，炎症消退後關節正常，舌質紅或絳，脈滑數。

【治則】 清熱解毒，祛風除濕。

【選方】 白虎加桂枝湯（《金匱要略》）加減

【處方】

<table>
<tr><th>藥材及份量</th><th colspan="2">方解</th></tr>
<tr><td>石膏 10~20g</td><td>辛甘大寒，清泄實熱，解肌透熱，使實熱內外分消。</td><td rowspan="2">二藥配伍，相須為用，清熱除煩之力尤強。</td></tr>
<tr><td>知母 10g</td><td>助石膏清泄實熱，味辛苦性寒，質潤而無化燥之弊。</td></tr>
<tr><td>桂枝 10g</td><td colspan="2">散風和營，溫經止痛。</td></tr>
<tr><td>蒼朮 10g，黃柏 12g，防己 10g，薏苡仁 10g</td><td colspan="2">清熱祛濕。</td></tr>
<tr><td>忍冬藤 10g，桑枝 10g</td><td colspan="2">通絡止痛。</td></tr>
<tr><td>黃芪 30g</td><td colspan="2">益氣祛瘀除濕。</td></tr>
<tr><td>甘草 6g</td><td colspan="2">益氣調和諸藥。</td></tr>
</table>

【加減】

- 因本期病勢急，熱象重，因此不宜妄投羌活、獨活等辛燥之品，以防引邪入裏，反覆發作，轉為慢性。
- 上肢關節腫痛者，重用桂枝。
- 下肢關節腫痛者，加牛膝、地龍。
- 若腫痛甚者，加路路通、秦艽、松節、地龍。

- 若曾長期經西醫應用激素治療，必須撤減激素者，重加黃芪、生地黃、白芍，以調節陰陽，對抗激素撤減。

2 慢性期——風寒濕痺型

本方之適應證，乃風濕流注於筋脈關節，氣血通行不暢，病久正虛邪實，寒濕留駐。

【主證】 關節遇寒劇痛，得熱痛減，舌淡苔白，脈弦緊或弦緩。

【治則】 祛風散寒，化濕通絡。

【選方】 桂枝芍藥知母湯（《金匱要略》）加減

【處方】

藥材及份量	方解
麻黃 6g，桂枝 10g，生薑 12g	祛風散寒而通陽，發汗解表，緩解風寒外邪所致的諸症。
製附子 10g（先煎）	溫經散寒，通絡止痛，緩解關節疼痛、風毒腫痛等症狀。
白朮 12g，防風 10g	祛風除濕。
知母 10g，白芍 15g	養陰清熱。
防己 12g，羌活 10g，獨活 10g	祛風除濕，利水消腫，止痺痛。
黃芪 30g	益氣扶正，祛瘀通絡祛濕。
甘草 6g	益氣調中。

【加減】

- 病程久、腰酸肢冷者，加鹿角、牛膝或合右歸丸。
- 筋肉痿軟、潮熱盜汗者，加龜甲、熟地黃、山茱萸或合左歸丸。
- 疼痛甚、關節變形者，加蜈蚣、地龍。
- 關節紅腫熱痛者，加薏苡仁、黃柏。

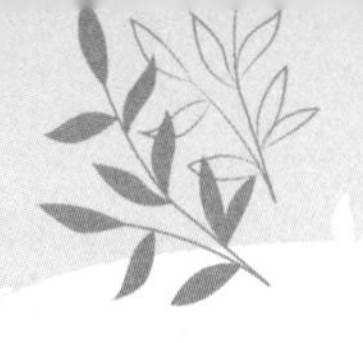

3 慢性期——痰瘀阻絡型

【主證】 關節刺痛，入夜加劇；關節腫脹，按之較硬，舌質紫暗或有瘀斑，脈沉滑或澀。

【治則】 活血祛瘀，化痰通絡。

【選方】 身痛逐瘀湯（《醫林改錯》）加減

【處方】

藥材及份量	方解
當歸 10g，川芎 6g，桃仁 10g，紅花 3g，沒藥 10g	活血化瘀止痛。
五靈脂 10g，地龍 12g	祛瘀通絡。
秦艽 10g，羌活 10g	祛風除濕。
牛膝 12g	強壯筋骨。
香附 10g	理氣止痛。
黃芪 30g	益氣活絡祛濕。
甘草 6g	調和諸藥。

痺痛經久不癒，氣血運行不暢，最易引起瘀血凝滯。諸藥合用，可活血祛瘀，化痰通絡，宣通氣血痺阻，使久痛入絡之痺證可癒。

【加減】

- 偏濕着痛微腫者，加防己、薏苡仁、蒼朮。
- 挾濕熱關節紅腫者，加蒼朮、黃柏、防己。
- 偏寒掣痛甚者，加桂枝、細辛。
- 偏於上肢腫痛者，加薑黃、防風、桂枝。
- 偏於腰腿痺痛者，加獨活、續斷、牛膝、桑寄生。
- 偏風痛呈游走性者，加防風。
- 關節拘急、屈伸不利者，加伸筋草、全蠍、蜈蚣。

4 慢性期——骨關節變形型

【主證】 發熱，關節疼痛、晨僵、紅腫熱痛、屈伸不利、瘦削或僵硬，畸形的頑痺，舌質淡紅或暗紅，脈弦滑或弦細。

【治則】 益腎培本，搜風通絡，痰瘀同治。

【選方】 益腎蠲痺丸（《朱良春經驗方》）加減

【處方】 益腎蠲痺丸是溫補腎陽，益腎壯督，搜風剔邪，蠲痺通絡，標本兼治的方劑。

藥材及份量	方解
淫羊藿 10g，補骨脂 10g	溫補腎陽，強壯筋骨，祛風除濕。
熟地黃 15g，當歸 10g，雞血藤 12g	養血活血。
獨活 10g，威靈仙 15g	祛風濕，通經絡，軟堅化骨。
桃仁 10g，紅花 3g	活血祛瘀。
白芥子 6g	辛溫走散，利氣機，通經絡，化痰逐邪。
全蠍 3g，蜂房 3g，僵蠶 10g	活血化瘀，搜邪通絡，息風止痙。僵蠶尚能協助白芥子化痰散結，加強搜風通絡，痰瘀同治的功效。
甘草 6g	益氣調和諸藥。

【加減】
- 若關節變形嚴重，可參考應用全國著名蟲類專家朱良春國醫大師的經驗，集中應用全蠍、蜈蚣、烏梢蛇、蜂房、土鱉蟲、蜣螂、僵蠶等 7 味蟲類及動物類藥，以活血化瘀，搜邪通絡。
- 若疼痛重者，加製川烏、製草烏各 5g，以散寒止痛。
- 若偏熱者，去熟地黃、桂枝，改用生地黃、桑枝，並加秦艽。

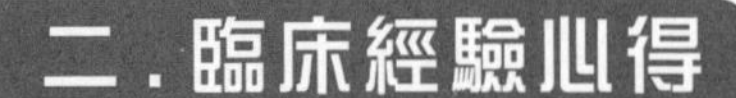

二．臨床經驗心得

1 治風先治血，血行風自滅；疏風勿燥血，化濕勿劫陰

我們治痺證的心得，根據骨關節炎的特色，深感治風先治血，血行風自滅的理論很重要。當歸、丹參、雞血藤有活血養血，通經活絡之功效，可使膠結於關節的痰瘀祛除，從而促進搜風剔痺之效。所以，當歸養血活血，不宜去掉；甚或改炒白朮為生白朮。另外，疏風勿燥血，化濕勿劫陰的理論很必要，尤其在以西醫為主流的香港，許多病人經大量激素治療後療效不佳而轉中醫治療。針對這類病人，特別強調重加白芍，以養陰抗炎，對抗激素戒斷綜合症的必要性。

2 慢性期選用大量黃芪、生地黃可提高療效

古代名醫葉天士應用活血化瘀法治癒痺久不癒的驗例，給後人很大啟發。我們在臨證中體會，並經大量臨床經驗證明，在選用活血化瘀、通絡散結的同時，大量應用黃芪與生地黃，可明顯提高療效。因為臨床研究證明，黃芪可擴張外周血管，改善微循環；生地黃可擴張毛細血管，使纖維蛋白溶解系功能加強，從而改善血流量，故兩藥均有促進活血化瘀的功效。

3 骨關節疾病應用大量激素後的中醫證治

香港常見骨關節疾病患者，長期應用大量激素後，突然撤減激素，轉用中醫藥治療，往往產生激素戒斷綜合症，使病情加重。因為激素是一種類似中醫的純陽壯火之品，最易劫陰傷津耗氣，最終引起機體陰陽失衡，氣血失調，氣機升降失司。應用大量激素，可使下丘腦—垂體—腎上腺（HPA）軸功能紊亂。若突然激素撤減，可導致腎陰虛，並有陰虛火旺，陰陽失衡、腎陽虧虛，出現激素戒斷綜合症並造成戒斷困難的局面。

(1) 益氣溫腎藥有助激素的撤減

溫補腎陽藥可作用於下丘腦—垂體—腎上腺軸系統，並提高興奮性，減少外源性激素的負反饋作用。於 1999 年 6 月，第 2 屆國際中醫風濕病學術研討會在香港召開，國家著名中醫朱良春在香港傳授經驗，提出應用益氣溫腎，化瘀通絡藥，包括黃芪、黨參、淫羊藿、肉蓯蓉、雞血藤等，並注意調節陰陽。若陰虛偏重者，加生地黃 30~100g，淫羊藿 10~15g；若陽虛偏重者，加生地黃 10~15g，淫羊藿 20~40g，可改善激素撤減的副作用。我們在朱老的啟示下，經在香港大量臨床實踐證明，根據辨證用藥，在應用益氣溫腎藥的基礎上，除應注意重用黃芪外，並應加生地黃配淫羊藿，以陰中求陽，陽中求陰，對調節免疫功能，防止停用激素導致病情「反跳」頗為有療效。

（2）益氣滋陰藥可防治激素戒斷綜合症

我們在臨床實踐中體會，患者先經西醫長期應用激素可致肝腎陰虛。若加入大量益氣滋陰藥，如黃芪 60~120g、生地黃 60~150g、白芍 15~30g 等，常可減少或避免庫欣氏症候群的全身性症狀和防治激素戒斷綜合症，並可提高治療痺證的功效。

香港常見內科病
中醫臨床經驗精匯

主編
陳抗生

副主編
陳蕾、吳婉婷

責任編輯
周芝苡、周嘉晴

裝幀設計
鍾啟善

排版
辛紅梅、陳章力

出版者
萬里機構出版有限公司
香港北角英皇道 499 號北角工業大廈 20 樓
電話：2564 7511　　傳真：2565 5539
電郵：info@wanlibk.com
網址：http://www.wanlibk.com
http://www.facebook.com/wanlibk

發行者
香港聯合書刊物流有限公司
香港荃灣德士古道 220-248 號荃灣工業中心 16 樓
電話：2150 2100　　傳真：2407 3062
電郵：info@suplogistics.com.hk
網址：http://www.suplogistics.com.hk

承印者
寶華數碼印刷有限公司
香港柴灣吉勝街 45 號勝景工業大廈 4 樓 A 室

出版日期
二〇二四年三月第一次印刷

規格
特 16 開（240 mm × 170 mm）

Published and printed in Hong Kong, China.
ISBN 978-692-14-7534-3